人体解剖标本图谱

李向春　梁栋阳　主编

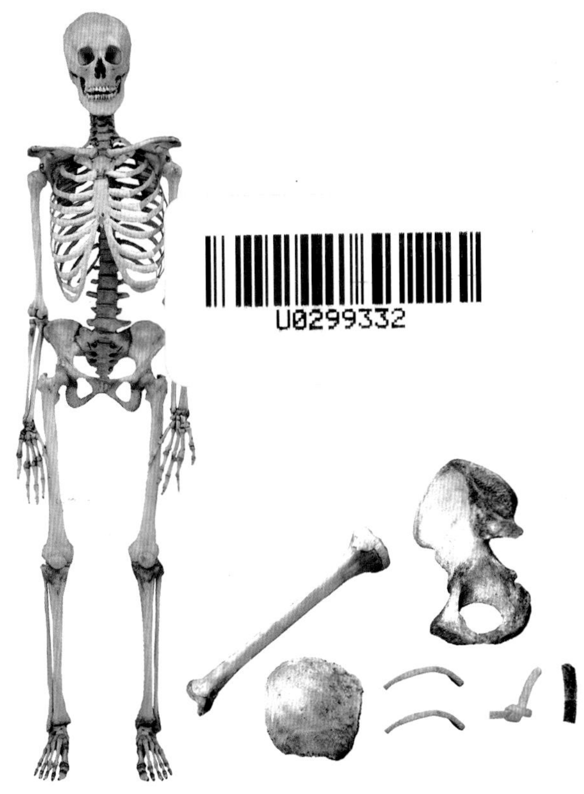

中国中医药出版社
·北 京·

图书在版编目（CIP）数据

人体解剖标本图谱 / 李向春，梁栋阳主编 .— 北京：中国中医药出版社，2009.5（2010.5重印）

ISBN 978－7－80231－633－1

Ⅰ. 人… Ⅱ. ①李… ②梁… Ⅲ. 人体解剖学—标本—图谱 Ⅳ. R322－64

中国版本图书馆 CIP 数据核字（2009）第053046号

中国中医药出版社出版

北京市朝阳区北三环东路28号易亨大厦16层

邮政编码 100013

传真 010 64405750

北京印刷集团有限责任公司印刷二厂印刷

各地新华书店经销

*

开本 880×1230 1/32 印张 11 字数 305千字

2009年6月第1版 2010年5月第2次印刷

书号 ISBN 978－7－80231－633－1

*

定价：46.00元

网址：www.cptcm.com

如有质量问题请与本社出版部调换

社长热线：010－64405720

读者服务部电话：010－64065415 010－84042153

书店网址： csln.net/qksd/

《人体解剖标本图谱》

编委会

主　审　石　岩

主　编　李向春　梁栋阳

副主编　任　平　金春峰　张连洪　刘海兴

编　委　（按姓氏笔画排序）

马铁明　王　旭　王守岩　王效杰　韦昭文
田　伟　田　辉　任　路　孙艳秋　李　宁
李斯宁　杨　芳　杨　畅　杨　毅　冷　辉
陈士玉　张　晔　张丽红　张志杰　张　颖
周郦楠　赵文海　茹东风　唐　莹　崔　勇
褚春梅

摄　影　秦延斌

翻　译　杨　芳　陈士玉　金春峰　朴正茂

绘　图　任　平

校　对　张柯欣

前言

《人体解剖标本图谱》是依据辽宁中医药大学生命科学馆中的部分人体标本，采用摄影技术记录为主，并适当加以处理和加工，编写的一系列图谱中的一部。该校生命科学馆已列入沈阳市科普基地、辽宁省科普基地。根据参观者及广大学员的要求，编者历三年编写而成，同时本书也是献给该校50周年大庆的厚礼。

本图谱遵循国内高、中等医学院校教学大纲的要求，按系统解剖学教学程序，分为运动系统、消化系统、呼吸系统、泌尿与生殖系统、循环系统、感觉器、内分泌系统、神经系统、血管铸型九大部分，收入了300余幅精心设计、加工制作的新鲜标本照片。同时收录了少量适应影像诊断学需要的CT、MRI图像和活体照片。图谱中的解剖学结构名称以全国自然科学名词审定委员会公布的《人体解剖学名词》为标准，以中文、英文、韩文、日文四种语言进行标注。标本制作精良，图像清晰，直观性强，便于记忆。本图谱涵盖解剖学内容较广，既可供医药卫生院校各个层次学生学习时参考，也是解剖学教师和临床医务工作者一本不可多得的案头常备参考书。

本书在编写过程中，得到了辽宁中医药大学各级领导的关心和支持，得到了中国医科大学、沈阳医学院大力协助，在此深表谢意。

由于时间仓促，水平有限，缺点和错误在所难免，望读者和同仁提出宝贵意见，以便再版时修订提高。

编　者

2009年4月于辽宁中医药大学

目 录

第二章 消化系统 129

第一章 运动系统

Locomotor system
운동계
運動系

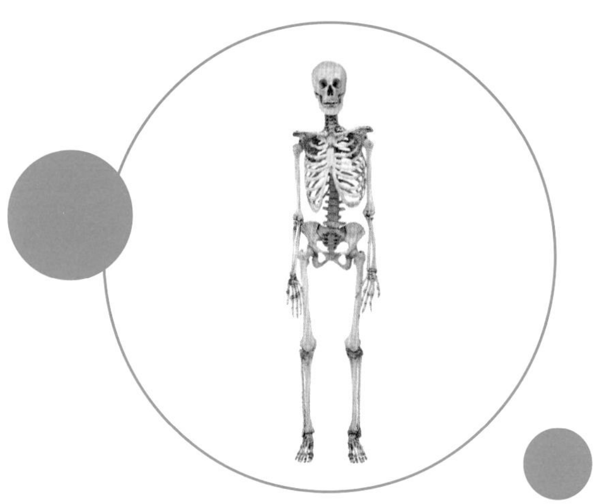

1 全身骨骼（前面观）

The skeleton （anterior aspect）

신골격 (앞면)

全身の骨格（前面）

1 趾骨 phalanges of toes 발가락뼈 足の指骨
2 跖骨 metatarsal bone 발허리뼈 中足骨
3 跗骨 tarsal bone 발목뼈 足根骨
4 胫骨 tibia 정강뼈 脛骨
5 腓骨 fibula 종아리뼈 腓骨
6 髌骨 patella 무릎뼈 膝蓋骨
7 股骨 femur 넙다리뼈 大腿骨
8 指骨 phalange 손가락뼈 指骨
9 掌骨 metacarpal bone 손허리뼈 中手骨
10 腕骨 carpal bone 손목뼈 手根骨
11 尺骨 ulna 자뼈 尺骨
12 闭孔 obturator foramen 닫개 閉鎖孔
13 耻骨 pubic bone 두덩뼈 恥骨
14 桡骨 radius 노뼈 橈骨
15 骶骨 sacrum 엉치뼈 仙骨
16 髂骨 ilium 엉덩뼈 腸骨
17 腰椎 lumbar vertebra 허리뼈 腰椎
18 胸椎 vertebrae thoracicae 등뼈 胸椎
19 肋弓 costal arch 갈비뼈활 肋骨弓
20 肱骨 humerus 위팔뼈 上腕骨
21 肋骨 rib 갈비뼈 肋骨
22 剑突 xiphoid process 칼돌기 剣状突起
23 肋软骨 costal cartilage
갈비뼈연골 肋軟骨
24 胸骨体 body of sternum
복장뼈몸통 胸骨体
25 胸骨角 sternal angle 복장뼈각 胸骨角
26 锁骨 clavicle 빗장뼈 鎖骨
27 肩胛骨 scapula 어깨뼈 肩甲骨
28 颈椎 cervical vertebra 목뼈 頸椎
29 下颌骨 mandible 아래턱뼈 下顎骨

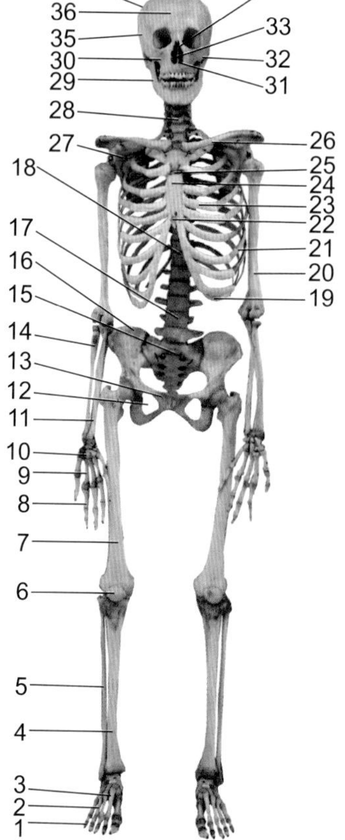

30 上颌骨 maxilla 위턱뼈 上顎骨
31 犁骨 vomer 보습뼈 鋤骨
32 颧骨 zygomatic bone 광대뼈 頬骨
33 下鼻甲 inferior nasal concha 아래코선반 下鼻甲介
34 筛骨垂直板 vertical plate of ethmoid bone
벌집뼈수직판 篩骨垂直板
35 颞骨 temporal bone 관자뼈 側頭骨
36 额骨 frontal bone 이마뼈 前頭骨
37 顶骨 parietal bone 마루뼈 頭頂骨

2 全身骨骼（后面观）

The skeleton （posterior aspect）

전신골격(뒷면)

全身の骨格（后面）

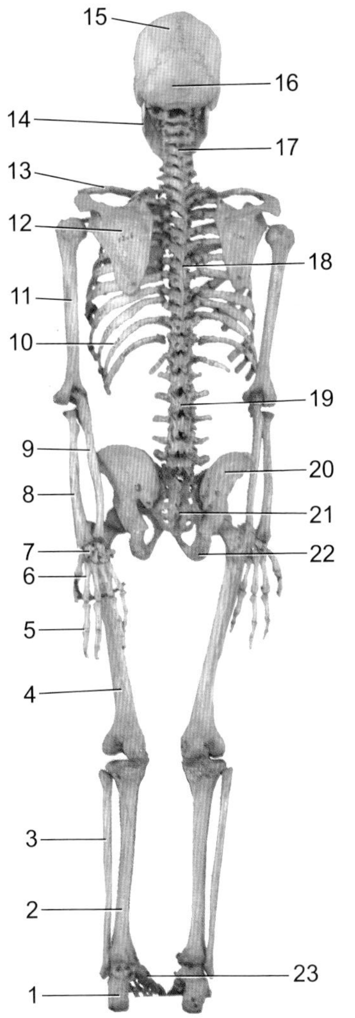

1 跟骨 calcaneus 발목뼈 足根骨
2 胫骨 tibia 정강뼈 脛骨
3 腓骨 fibula 종아리뼈 腓骨
4 股骨 femur 넙다리뼈 大腿骨
5 指骨 phalange 손가락뼈 指骨
6 掌骨 metacarpal bone 손허리뼈 中手骨
7 腕骨 carpal bone 손목뼈 手根骨
8 桡骨 radius 노뼈 橈骨
9 尺骨 ulna 자뼈 尺骨
10 肋骨 rib 갈비뼈 肋骨
11 肱骨 humerus 위팔뼈 上腕骨
12 肩胛骨 scapula 어깨뼈 肩甲骨
13 锁骨 clavicle 빗장뼈 鎖骨
14 下颌骨 mandible 아래턱뼈 下顎骨
15 顶骨 parietal bone 마루뼈 頭頂骨
16 枕骨 occipital bone 뒤통수뼈 後頭骨
17 颈椎 cervical vertebra 목뼈 頚椎
18 胸椎 thoracic vertebra 등뼈 胸椎
19 腰椎 lumbar vertebra 허리뼈 腰椎
20 髂骨 ilium 엉덩뼈 腸骨
21 骶骨 sacrum 엉치뼈 仙骨
22 坐骨 ischium 궁둥뼈 坐骨
23 跖骨 metatarsal bone 발허리뼈 中足骨

3 骨的形态和构造

The shape and structure of bone

뼈의 형태와 구조

骨の形態と構造

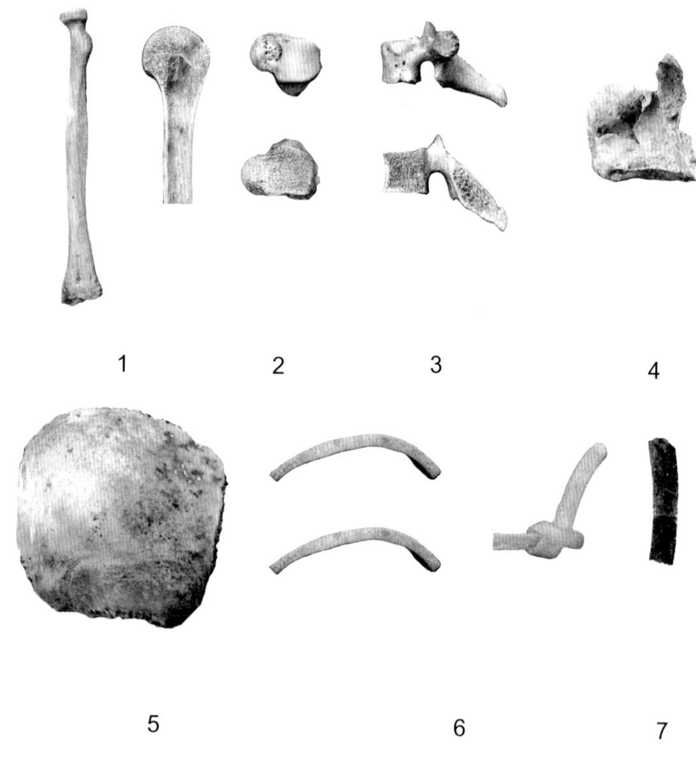

1 长骨 long bone 긴뼈 長骨
2 短骨 short bone 짧은뼈 短骨
3 不规则骨 irregular bone 불규칙뼈 不規則骨
4 含气骨 pneumatic bone 공기뼈 含気骨
5 扁骨 flat bone 납작뼈 扁平骨
6 有机骨 organic material of bone 유기뼈 骨の有機物
7 无机骨 inorganic material of bone 무기뼈 骨の無機物

4 骨的结构

The structure of bone

뼈의 구조

骨の構造

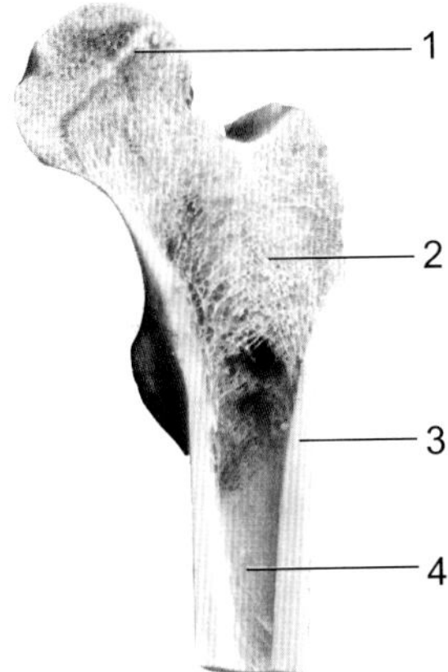

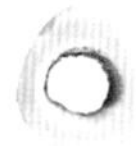

1 骺线 epiphysial line 뼈끝선 骨端線
2 骨松质 spongy bone 해면뼈 海綿骨
3 骨密质 compact bone 치밀뼈 緻密質
4 骨髓腔 medullary cavity 골수공간 髄腔

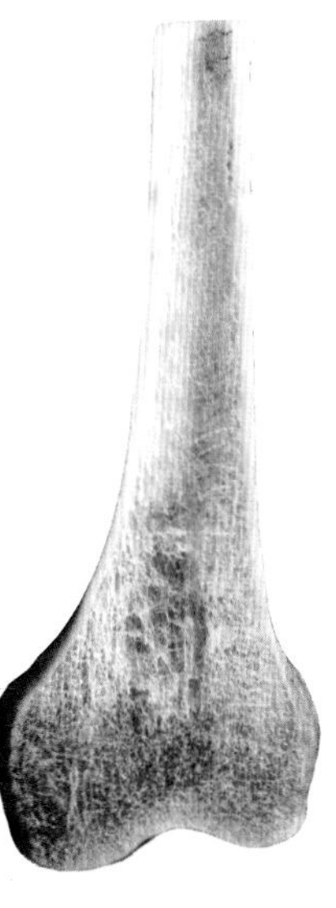

5 脊 柱

The vertebral column

척주

脊柱

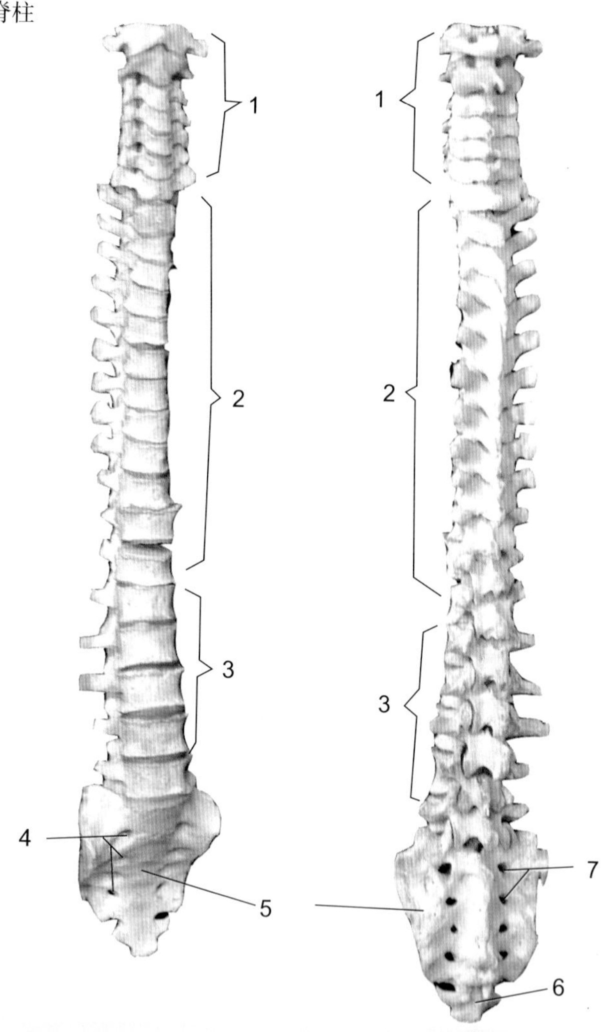

1 颈椎 cervical vertebrae 목뼈 頚椎
2 胸椎 thoracic vertebrae 등뼈 胸椎
3 腰椎 lumbar vertebrae 허리뼈 腰椎
4 骶前孔 anterior sacral foramina 앞엉치뼈구멍 前仙骨孔
5 骶骨 sacrum 엉치뼈 仙骨
6 骶管裂孔 sacral hiatus 엉치뼈틈새 仙骨管裂孔
7 骶后孔 posterior sacral foramina 뒤엉치뼈구멍 後仙骨孔

6 颈椎（下面观）

Cervical vertebrae (inferior aspect)

목뼈(아래면)

頚椎(下面)

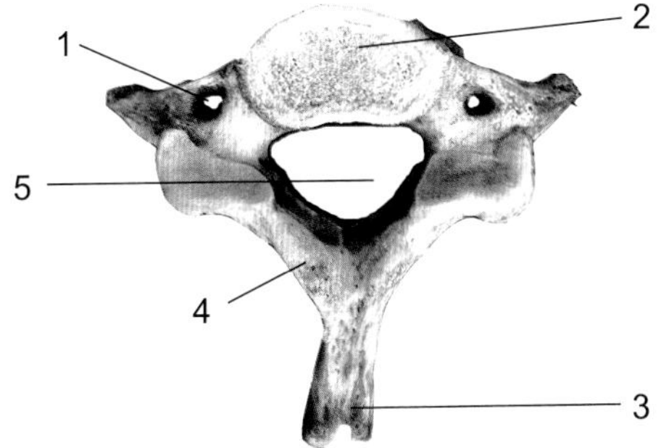

1 横突孔 transverse foramen 가로구멍 横突孔
2 椎体 vertebral body 척추뼈몸통 椎体
3 棘突 spinous process 가시돌기 棘突起
4 椎弓 vertebral arch 척추뼈고리 椎弓
5 椎孔 vertebral foramen 척추뼈구멍 椎孔

7 寰椎（上面观）

Atlas (superior aspect)

고리뼈(위면)

環椎（上面）

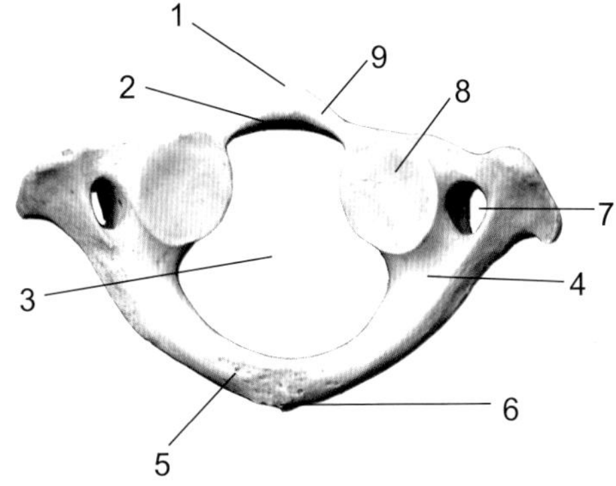

1 前结节 anterior tubercle 앞결절 前結節
2 齿突凹 dental fovea 치돌기오목 歯突起窩
3 椎孔 vertebral foramen 척추뼈구멍 椎孔
4 椎动脉沟 sulcus for vertebral artery 척추동맥고랑 椎骨動脈溝
5 后弓 posterior arch 뒤고리 後弓
6 后结节 posterior tubercle 뒤결절 後結節
7 横突孔 transverse foramen 가로구멍 横突孔
8 上关节凹 superior articular fovea 위관절오목 上関節窩
9 前弓anterior arch 앞고리 前弓

8 枢椎（上面观）

Axis (superior aspect)

중쇠뼈(위면)

軸椎（上面）

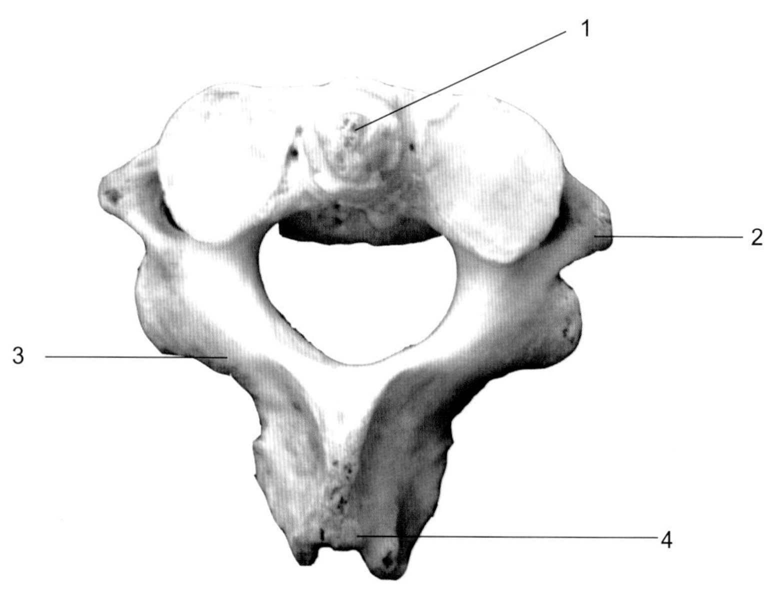

1 齿突 dens 치돌기 歯突起

2 横突 transverse process 가로돌기 横突起

3 椎弓根 pedicle of vertebral arch 척추뼈고리뿌리 椎弓根

4 棘突 spinous process 가시돌기 棘突起

9 胸椎（上面观）

Thoracic vertebrae (superior aspect)

등뼈(위면)

胸椎(上面)

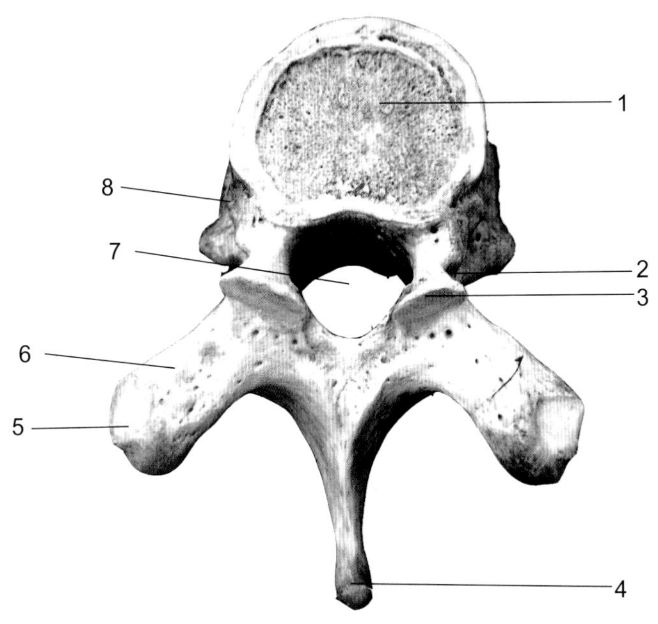

1 椎体 vertebral body 척추뼈몸통 椎体

2 椎弓根 pedicle of vertebral arch 척추뼈고리뿌리 椎弓根

3 上关节突 superior articular process 위관절돌기 上関節突起

4 棘突 spinous process 가시돌기 棘突起

5 横突肋凹 transverse costal fovea 가로돌기늑골오목 横突肋骨窩

6 横突 transverse process 가로돌기 横突起

7 椎孔 vertebral foramen 척추뼈구멍 椎孔

8 上肋凹 superior articular fovea 위갈비오목 上肋骨窩

10 胸椎（侧面观）

Thoracic vertebrae (lateral aspect)
등뼈(가쪽면)
胸椎（側面）

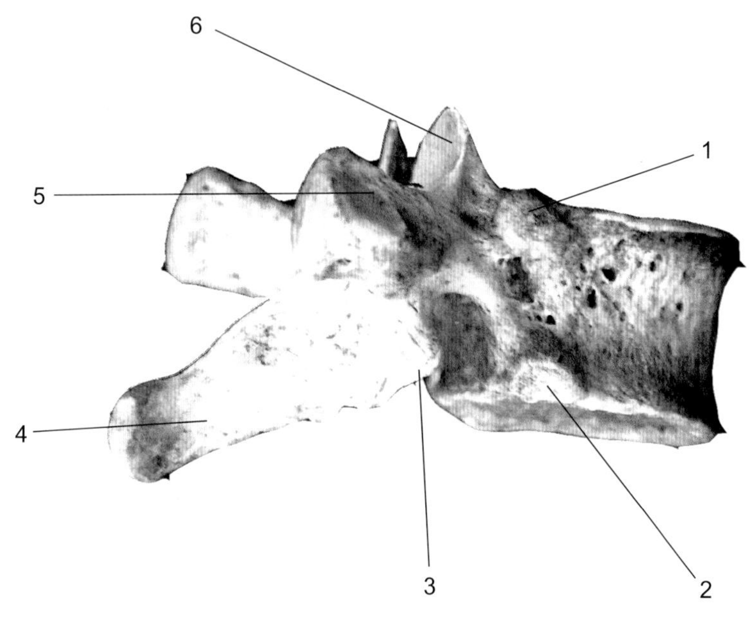

1 上肋凹 superior articular fovea 위갈비오목 上肋骨窩
2 下肋凹 inferior articular fovea 아래갈비오목 下肋骨窩
3 下关节突 inferior articular process 아래관절돌기 下関節突起
4 棘突 spinous process 가시돌기 棘突起
5 横突肋凹 transverse costal fovea 가로돌기늑골오목 横突肋骨窩
6 上关节突 superior articular process 위관절돌기 上関節突起

人体解剖标本图谱

11 腰椎（上面观）

Lumbar vertebrae (superior aspect)

허리뼈(위면)

腰椎（上面）

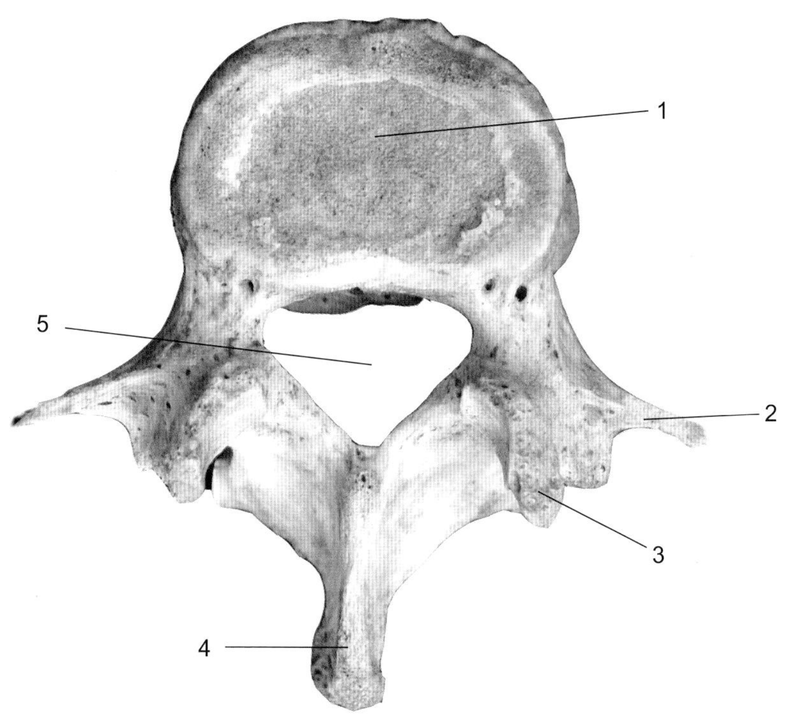

1 椎体 vertebral body　척추뼈몸통　椎体
2 横突 transverse process　가로돌기　横突起
3 上关节突 superior articular process　위관절돌기　上関節突起
4 棘突 spinous process　가시돌기　棘突起
5 椎孔 vertebral foramen　척추뼈구멍　椎孔

12 腰椎（侧面观）

Lumbar vertebrae (lateral aspect)
허리뼈(가쪽)
胸椎（側面）

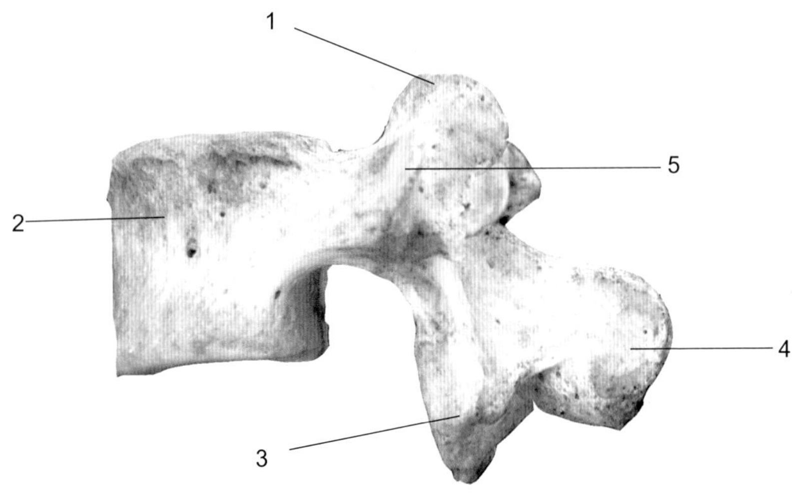

1 上关节突 superior articular process　위관절돌기　上関節突起
2 椎体 vertebral body　척추뼈몸통　椎体
3 下关节突 inferior articular process　아래관절돌기　下関節突起
4 棘突 spinous process　가시돌기　棘突起
5 横突 transverse process　가로돌기　横突起

13 骶骨（前面观）

The sacrum (anterior aspect)
엉치뼈(앞면)
仙骨（前面）

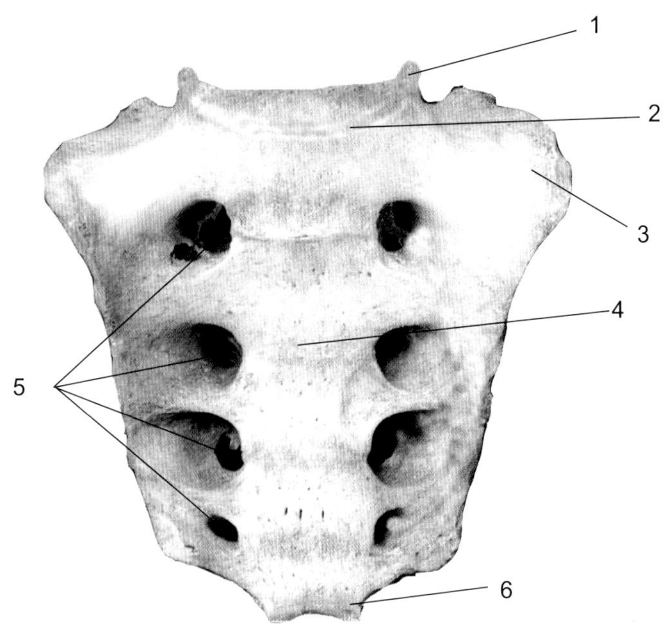

1 上关节突 superior articular process　위관절돌기　上関節突起
2 岬 promontory　(엉치뼈)곶　岬角
3 骶翼 ala of sacrum　엉치뼈날개　仙骨翼
4 横线 transverse line　가로선　横線
5 骶前孔 anterior sacrum foramina　앞엉치뼈구멍　前仙骨孔
6 骶骨尖 apex of sacrum　엉치뼈뿔　仙骨尖

14 骶骨(后面观)

The sacrum （posterior aspect)

엉치뼈(뒤면)

仙骨（後面）

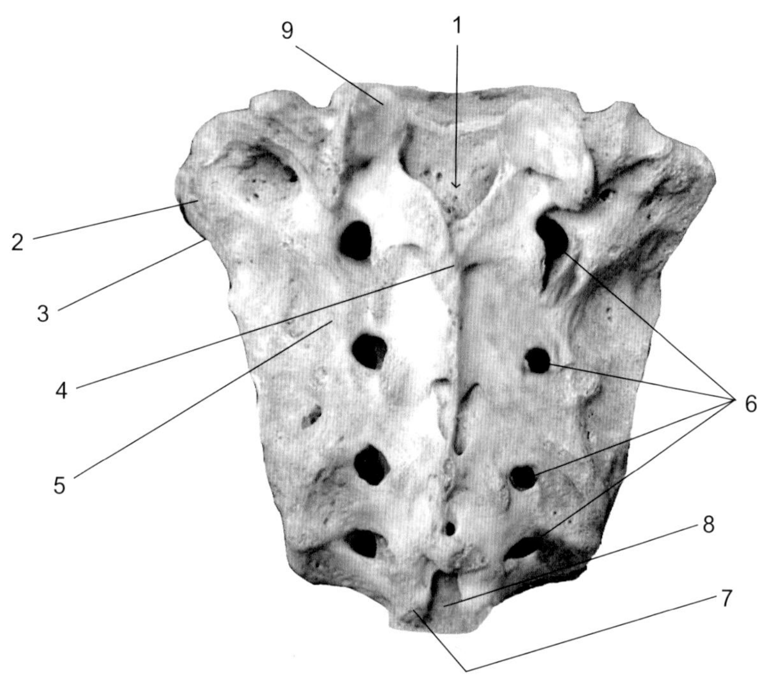

1 骶管 sacral canal　엉치뼈관　仙骨管
2 骶粗隆 sacral tuberosity　엉치뼈거친면　仙骨粗面
3 耳状面 auricular surface　귀모양면　耳狀関節面
4 骶正中嵴 median sacral crest　정중엉치뼈능선　正中仙骨稜
5 骶外侧嵴 lateral sacral crest　가쪽엉치뼈능선　外側仙骨稜
6 骶后孔 posterior sacral foramina　뒤엉치뼈구멍　後仙骨孔
7 骶角 sacral horn　엉치뼈뿔　仙骨角
8 骶管裂孔 sacral hiatus　엉치뼈틈새　仙骨管裂孔
9 上关节突 superior articular process　위관절돌기　上関節突起

15 椎骨间连接（1）

Intervertebral joints（1）
척추뼈사이의 연결 (1)
椎間結合（1）

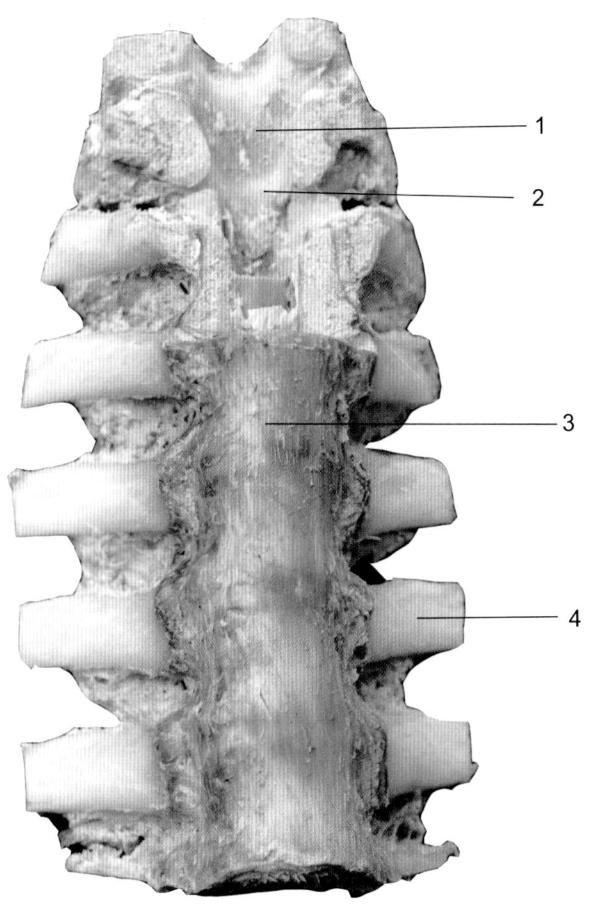

1 黄韧带 ligamenta flava 황색인대 黄色靱帯
2 椎弓 vertebral arch 척추뼈고리 椎弓
3 前纵韧带 anterior longitudinal ligament 앞세로인대. 前縱靱帯
4 肋骨 rib 갈비뼈 肋骨

16 椎骨间连接（2）

Intervertebral joints（2）

척추뼈사이의 연결（2）

椎間結合（2）

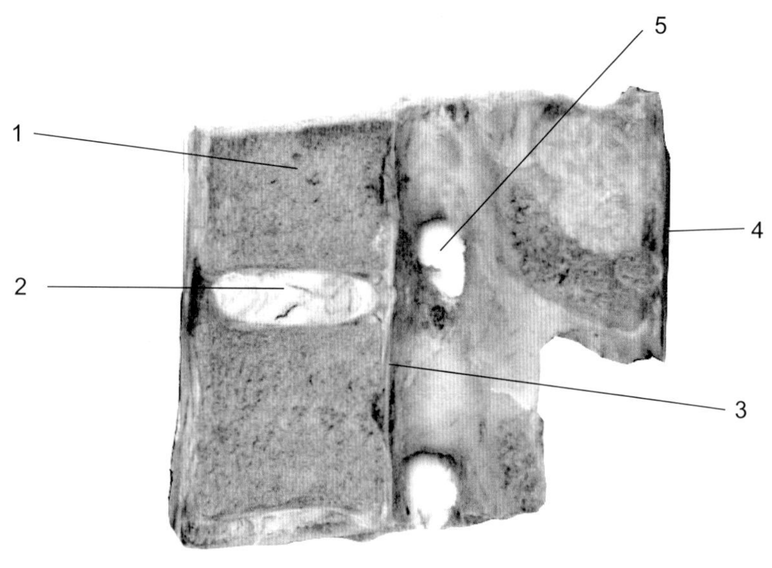

1 椎体 vertebral body　척추뼈몸통　椎体
2 椎间盘 intervertebral disc　척추사이원반　椎間板
3 后纵韧带 posterior longitudinal ligament　뒤세로인대　後縦靱帯
4 棘上韧带 supraspinal ligament　가시끝인대　棘上靱帯
5 椎间孔 intervertebral foramen　척추사이구멍　椎孔

17 椎骨间连接（3）

Intervertebral joints（3）

척추뼈사이의 연결（3）

椎間結合（3）

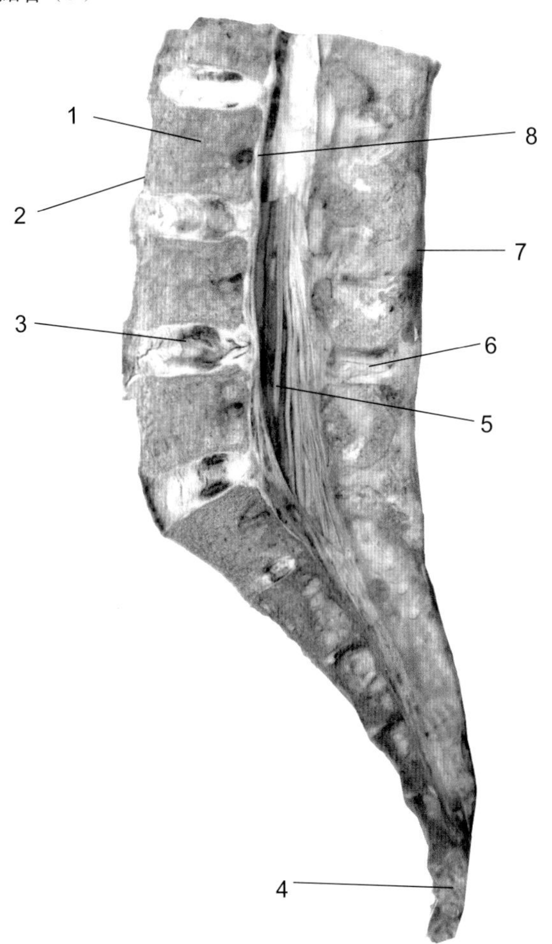

1 椎体 vertebral body　척추뼈몸통　椎体
2 前纵韧带 anterior longitudinal ligament　앞세로인대　前縦靱帯
3 椎间盘 intervertebral disc　척추사이원반　椎間板
4 尾骨 coccyx　꼬리뼈　尾骨
5 马尾 cauda equina　말총　馬尾
6 棘间韧带 interspinal ligament　가시사이인대　棘間靱帯
7 棘上韧带 supraspinal ligament　가시끝인대　棘上靱帯
8 后纵韧带 posterior longitudinal ligament　뒤세로인대　後縦靱帯

18 椎间盘

Intervertebral disc
척추뼈사이의 연결
椎间板

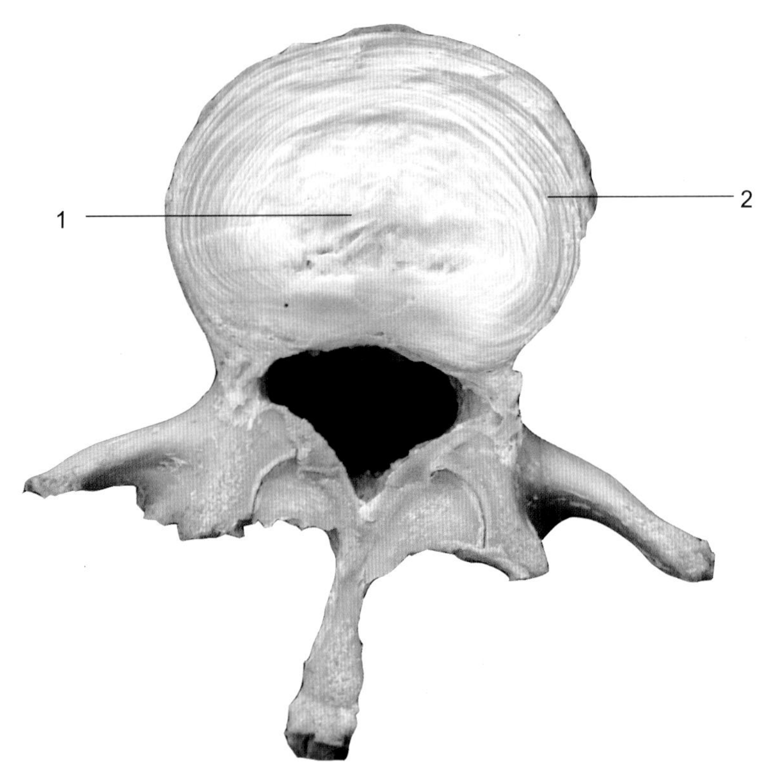

1 髓核 nucleus pulposus　속질핵　髓核
2 纤维环 annulus fibrosus　섬유륜　纖維輪

19 颈椎正位X线

X-ray anterior position of cervical vertebrae

목뼈앞면X선

頚椎前面のX線

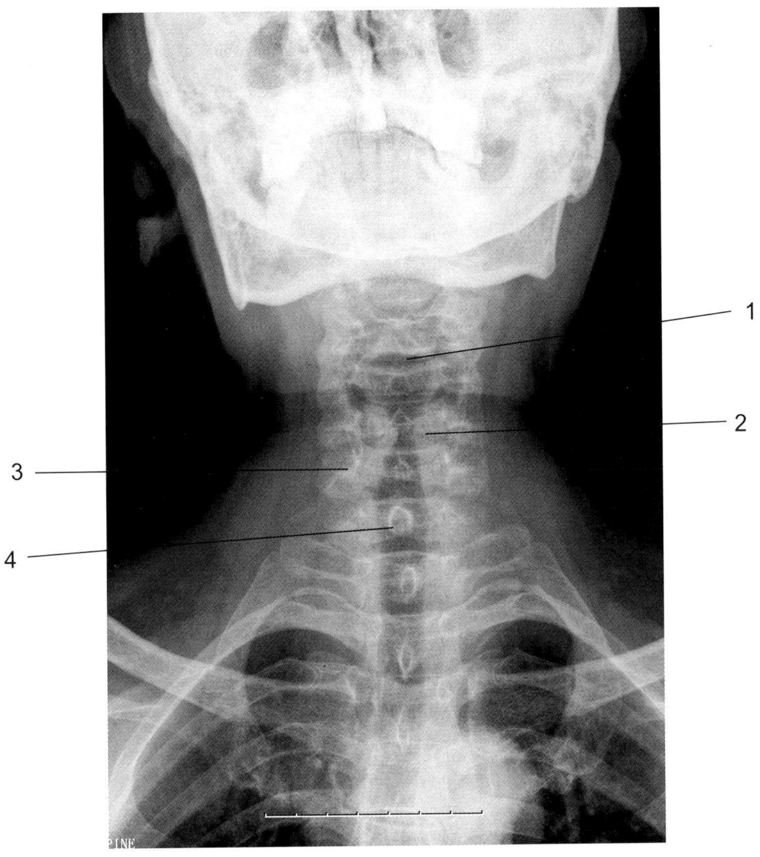

1 椎间盘 intervertebral disc 척추사이원반 椎間板
2 椎体 vertebral body 척추뼈몸통 椎体
3 横突孔 transverse foramen 가로돌기구멍 横突孔
4 棘突 spinous process 가시돌기 棘突起

20 颈椎右斜位X线

X-ray right oblique position of cervical vertebrae

목뼈우측X선

頚椎右斜面のX線

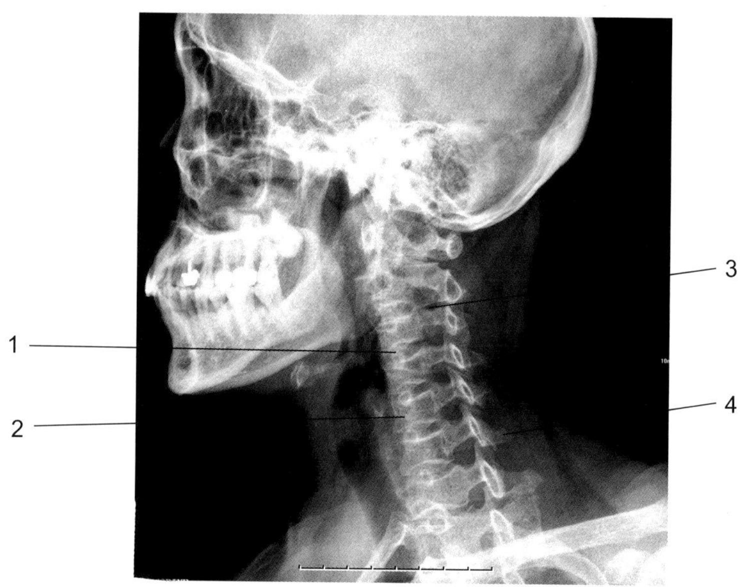

1 椎间盘 intervertebral disc 척추사이원반 椎間板
2 椎体 vertebral body 척추뼈몸통 椎体
3 椎间孔 intervertebral foramen 척추사이구멍 椎間孔
4 棘突 spinous process 가시돌기 棘突起

21 腰椎正位X线

X-ray anterior position of lumbar vertebrae

허리뼈 앞면X선

腰椎前面のX線

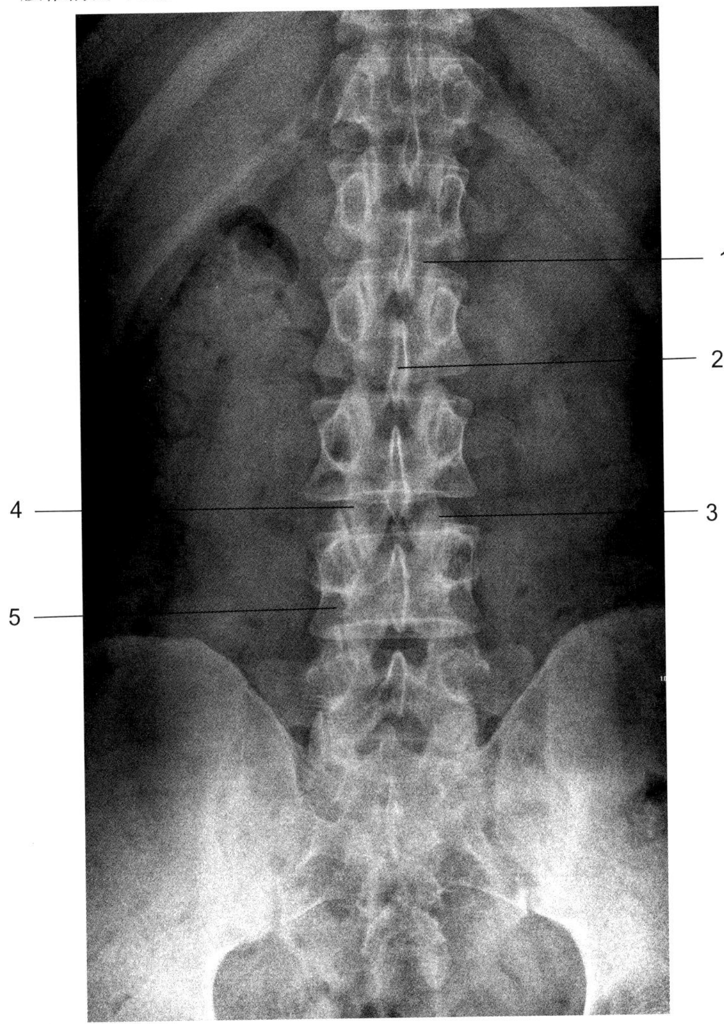

1 椎间盘 intervertebral disc 척추사이원반 椎間板
2 棘突 spinous process 가시돌기 棘突起
3 上关节突 superior articular process 위관절돌기 上関節突起
4 下关节突 inferior articular process 아래관절돌기 下関節突起
5 椎体 vertebral body 척추뼈몸통 椎体

22 腰椎侧位X线

X-ray lateral position of lumbar vertebrae

허리뼈측면X선

腰椎側面のX線

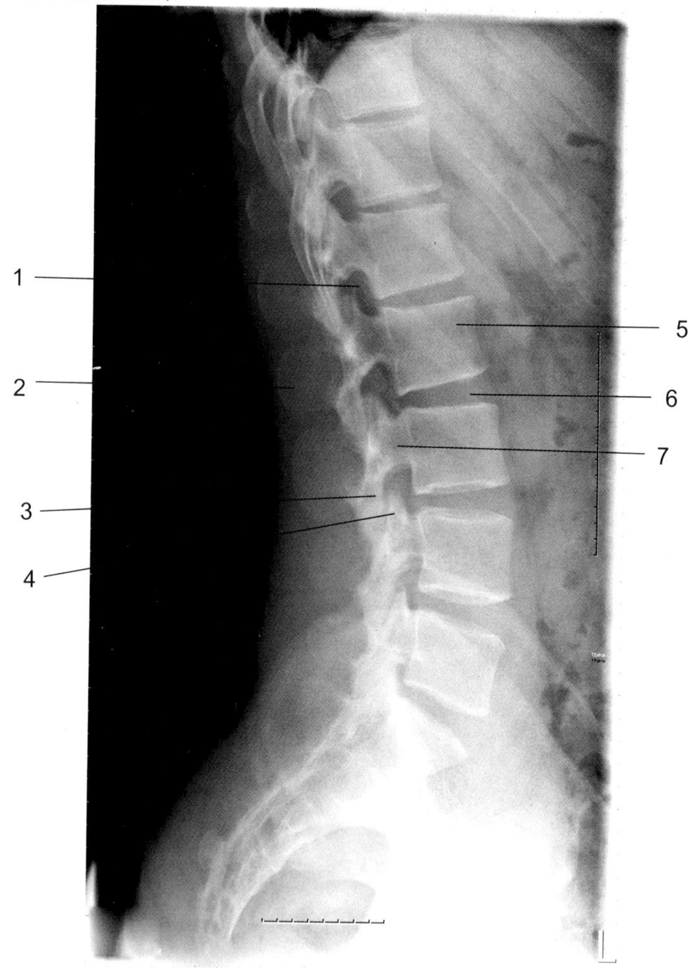

1 椎间孔 intervertebral foramen 척추사이구멍 椎間孔
2 棘突 spinous process 가시돌기 棘突起
3 下关节突 inferior articular process 아래관절돌기 下関節突起
4 上关节突 superior articular process 위관절돌기 上関節突起
5 椎体 vertebral body 척추뼈몸통 椎体
6 椎间盘 intervertebral disc 척추사이원반 椎間板
7 椎弓板 lamina of vertebral arch 척추뼈고리판 椎弓板

23 十二对肋骨

12 pairs ribs

12 갈비뼈

十二肋骨

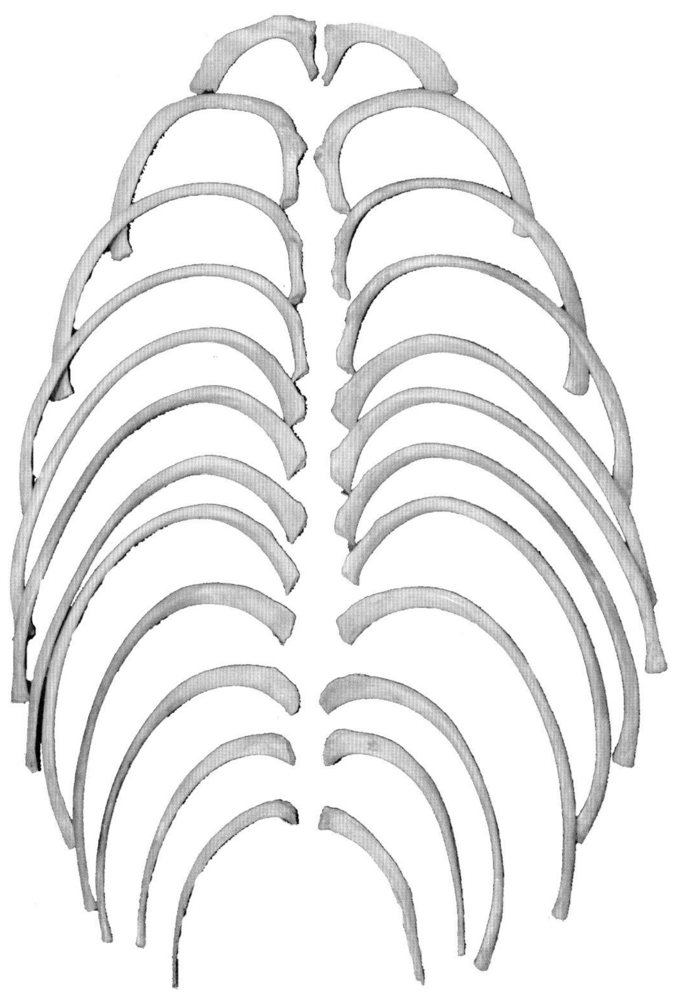

24 肋骨

Ribs

갈비뼈

肋骨

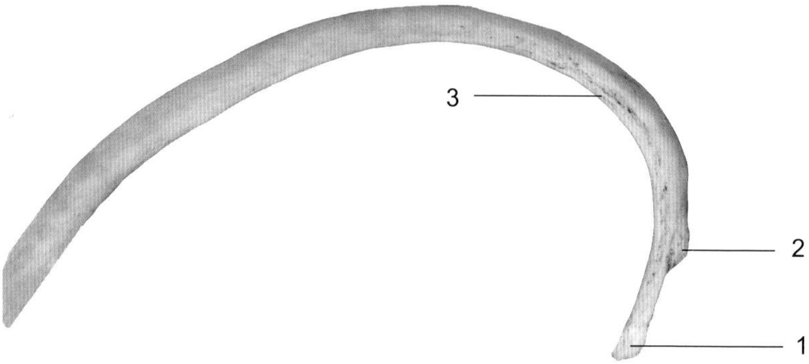

3

2

1

1 肋头 costal head　갈비뼈머리　肋骨頭
2 肋结节 costal tubercle　갈비뼈결절　肋骨結節
3 肋沟 costal groove　갈비뼈고랑　肋骨溝

25 胸骨（前面观）

The sternum (anterior aspect)

복장뼈(앞쪽)

胸骨（前面）

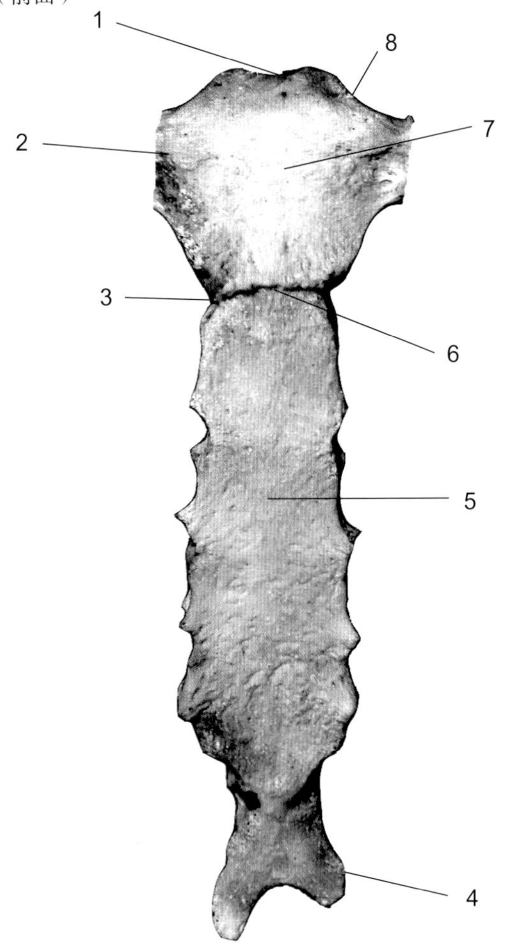

1 颈静脉切迹 jugular notch　목정맥패임　頚静脈切痕
2 第一肋切迹 1st costal notch　1번갈비패임　第一肋骨切痕
3 第二肋切迹 2nd costal notch　2번갈비패임　第二肋骨切痕
4 剑突 xiphoid process　칼돌기　剣状突起
5 胸骨体 body of sternum 복장뼈몸통　胸骨体
6 胸骨角 sternal angle　복장뼈각　胸骨角
7 胸骨柄 manubrium sterni 복장뼈자루　胸骨柄
8 锁切迹 clavicular notch　빗장패임　鎖骨切痕

26 胸骨（侧面观）

The sternum (lateral aspect)
복장뼈（가쪽면）
胸骨（側面）

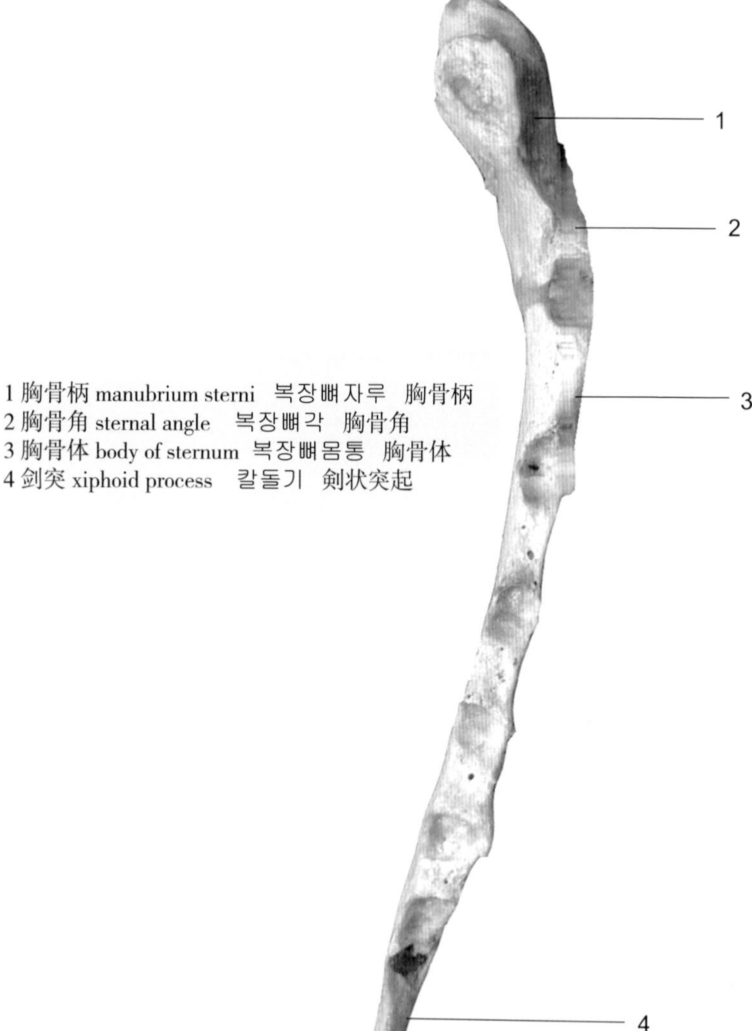

1 胸骨柄 manubrium sterni　복장뼈자루　胸骨柄
2 胸骨角 sternal angle　복장뼈각　胸骨角
3 胸骨体 body of sternum　복장뼈몸통　胸骨体
4 剑突 xiphoid process　칼돌기　劍狀突起

27 **胸廓**

Thoracic cage

가슴우리

胸郭

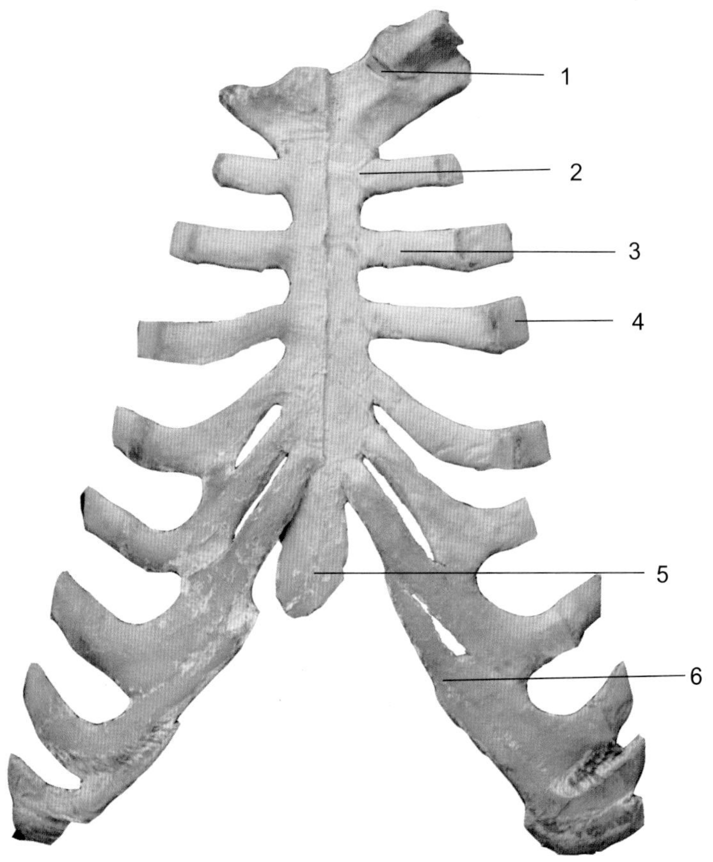

1 胸锁关节 sternoclavicular joint 복장빗장관절 胸鎖関節
2 胸肋关节 sternocostal joint 복장갈비관절 胸肋関節
3 肋软骨 costal cartilage 갈비연골 肋軟骨
4 肋骨 rib 갈비뼈 肋骨
5 剑突 xiphoid process 칼돌기 剣状突起
6 肋弓 costal arch 갈비뼈활 肋骨弓

28 颅（前面观）

The skull（anterior aspect）

머리뼈(앞면)

頭蓋骨（前面）

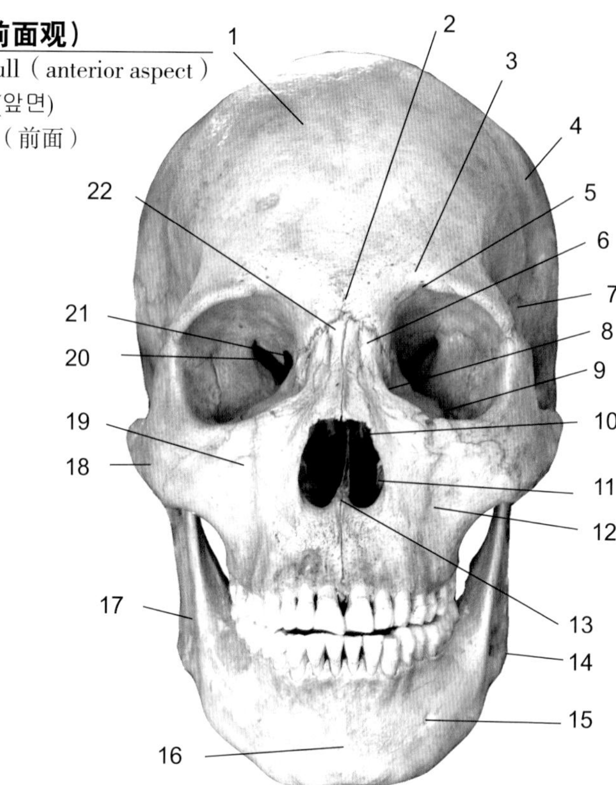

人体解剖标本 图谱

1 额骨 frontal bone　이마뼈　前頭骨
2 眉间 glabella　눈썹사이　眉間
3 眉弓 superciliary arch　눈썹활　眉弓
4 顶骨 parietal bone　마루뼈　頭頂骨
5 眶上切迹 supraorbital notch　눈확위패임　眼窩上切痕
6 额突 frontal process　이마돌기　前頭突起
7 蝶骨 sphenoid　나비뼈　蝶形骨
8 泪囊窝 fossa for lacrimal sac　눈물샘오목　涙嚢窩
9 眶下裂 inferior orbital fissure　아래눈확틈새　下眼窩裂
10 犁状孔 piriform aperture　조롱박구멍　梨状孔
11 下鼻甲 inferior nasal concha　아래코선반　下鼻甲介
12 上颌骨 maxilla　위턱뼈　上顎骨
13 鼻中隔 bony nasal septum　코중격뼈부분　鼻中隔
14 下颌角 mandibular angle　턱뼈각　下顎角
15 颏孔 mental foramen　턱끝구멍　おとがい孔
16 颏隆凸 mental protuberance　턱끝융기　おとがい隆起
17 下颌骨 mandible　아래턱뼈　下顎骨
18 颧骨 zygomatic bone　광대뼈　頬骨
19 尖牙窝 canine fossa　송곳니오목　犬歯窩
20 眶上裂 superior orbital fissure　위눈확틈새　上眼窩裂
21 视神经管 optic canal　시각신경관　視神経管
22 鼻骨 nasal bone　코뼈　鼻骨

29 颅（侧面观）

The skull（lateral aspect）

머리뼈(가쪽면)

頭蓋骨（側面）

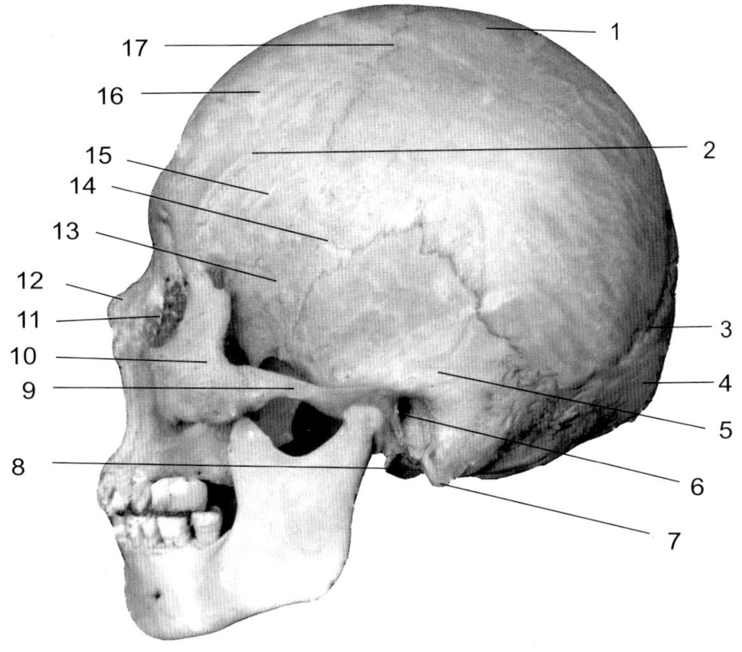

1 顶骨 parietal bone 마루뼈 頭頂骨
2 上颞线 superior temporal line 위관자선 上側頭線
3 人字缝 lambdoid suture 시옷봉합 人字縫合
4 枕骨 occipital bone 뒤통수뼈 後頭骨
5 颞骨 temporal bone 관자뼈 側頭骨
6 外耳门 external acoustic pore 바깥귀구멍 外耳門
7 乳突 mastoid process 꼭지돌기 乳様突起
8 茎突 styloid process 붓돌기 茎状突起
9 颧弓 zygomatic arch 광대활 頬骨弓
10 颧骨 zygomatic bone광대뼈 頬骨
11 泪囊窝 fossa for lacrimal sac 눈물샘오목 涙嚢窩
12 鼻骨 nasal bone 코뼈 鼻骨
13 蝶骨大翼 greater wing of sphenoid bone 나비뼈큰날개 蝶形骨大翼
14 翼点 pterion 관자놀이점 プテリオン
15 下颞线 inferior temporal line 아래관자선 側頭線
16 额骨 frontal bone 이마뼈 前頭骨
17 冠状缝 coronal suture 관상봉합 冠状縫合

30 颅底（内面观）

The internal surface of the base of the skull

머리바닥의 안쪽면

頭蓋底（内側面）

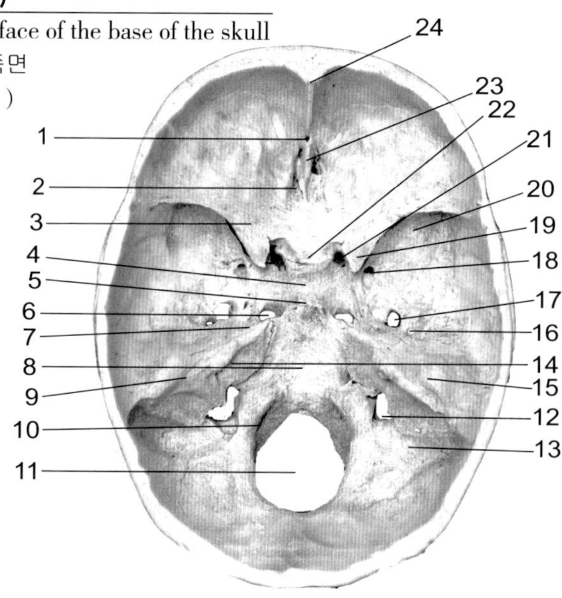

1 盲孔 foramen cecum　막구멍　盲孔
2 筛板 cribriform plate　벌집체판　篩板
3 小翼 lesser wing　작은날개　小翼
4 垂体窝 hypophysial fossa　뇌하수체오목　下垂体窩
5 鞍背 dorsum sellae 안장등　鞍背
6 破裂孔 foramen lacerum　파열구멍　破裂孔
7 三叉神经压迹 trigeminal impression　삼차신경절자국　三叉神経压痕
8 斜坡 clivus 비스듬틀　斜台
9 岩上窦沟 suclus for superior petrosal sinus　위암석정맥동고랑 上錘体静脈洞溝
10 舌下神经管 hypoglossal canal　혀밑신경관 舌下神経管
11 枕骨大孔 foramen magnum 큰구멍　大後頭孔
12 颈静脉孔 jugular foramen 목정맥구멍　頚静脈孔
13 乙状窦沟 sulcus for sigmoid sinus　구불정맥동굴고랑 S状洞溝
14 内耳门 internal acoustic pore　속귓구멍　内耳門
15 弓状隆起 arcuata eminence　활꼴융기 弓状隆起
16 棘孔 foramen spinosum 뇌막동맥구멍　棘孔
17 卵圆孔 foramen ovale　타원구멍　卵円孔
18 圆孔 foramen rotundum　원형구멍 正円孔
19 前床突 anterior clinoid process 앞침대돌기 前床突起
20 大翼 greater wing 큰날개 大翼
21 视神经管 optic canal 시각신경관 視神経管
22 前交叉沟 sulcus prechiasmaticus 앞교차고랑 前交差溝
23 鸡冠 crista galli 볏돌기 鶏冠
24 额嵴 frontal crest 이마뼈능선 前頭稜

31 颅底（外面观）

The external surface of the base of the skull（external aspect）

머리바닥의（바깥면）

外頭蓋底（外面）

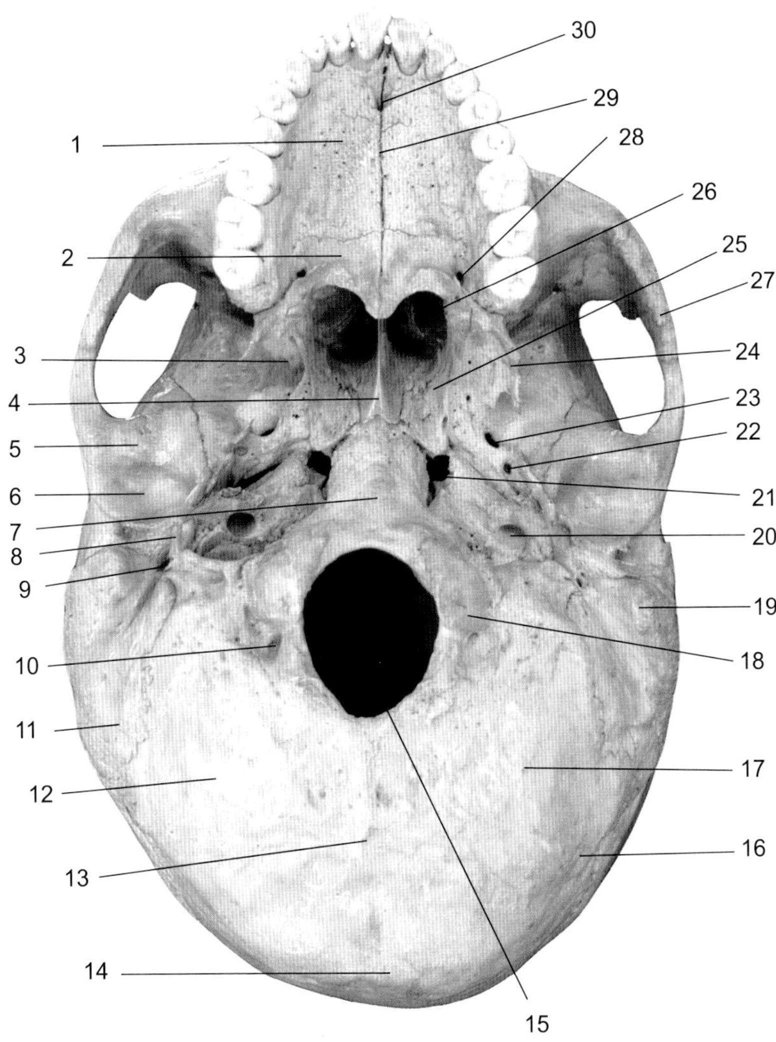

1 腭突 palatine process 입천장돌기 口蓋突起
2 水平板 horizontal plate 수평판 水平板
3 翼窝 pterygoid fossa 날개오목 翼突窩
4 犁骨 vomer 보습뼈 鋤骨
5 关节结节 articular tubercle 관절결절 関節結節
6 下颌窝 mandibular fossa 턱관절오목 下顎窩
7 咽结节 pharyngeal tubercle 인두결절 咽頭結節
8 茎突 styloid process 붓돌기 茎状突起
9 茎乳孔 stylomastoid foramen 붓꼭지구멍 茎乳突孔
10 髁管 condylar canal 관절융기관 顆管
11 颞骨 temporal bone 관자뼈 側頭骨
12 枕骨 occipital bone 뒤통수뼈 後頭骨
13 枕外嵴 external occipital crest 바깥뒤통수뼈능선 外後頭稜
14 枕外隆凸 external occipital protuberance
바깥뒤통수뼈융기 外後頭隆起
15 枕骨大孔 foramen magnum 큰구멍 大後頭孔
16 上项线 superior nucha line 위목덜미선 上項線
17 下项线 inferior nucha line 아래목덜미선 下項線
18 枕髁 occipital condyle 뒤통수뼈관절융기 後頭顆
19 乳突 mastoid process 꼭지돌기 乳様突起
20 颈动脉管 carotid canal 목동맥관 頚動脈孔
21 破裂孔 foramen lacerum 파열구멍 破裂孔
22 棘孔 foramen spinosum 뇌막동맥구멍 棘孔
23 卵圆孔 foramen ovale 타원구멍 卵円孔
24（翼突）外侧板 lateral pterygoid plate
(날개돌기)바깥쪽판 翼状突起の外側板
25（翼突）内侧板 medial pterygoid plate
(날개돌기)안쪽판 翼状突起の内側板
26 鼻后孔 posterior nasal aperture 뒤콧구멍 後鼻孔
27 颧弓 zygomatic arch 광대활 頬骨弓
28 腭大孔 greater palatine foramen 큰입천장구멍 大口蓋孔
29 腭正中缝 median palatine suture
정중입천장봉합 正中口蓋縫合
30 切牙孔 incisive foramina 앞니구멍 切歯孔

32 颅内（侧面观）

The medial aspect of the skull

머리（안쪽면）

頭蓋底（内側面）

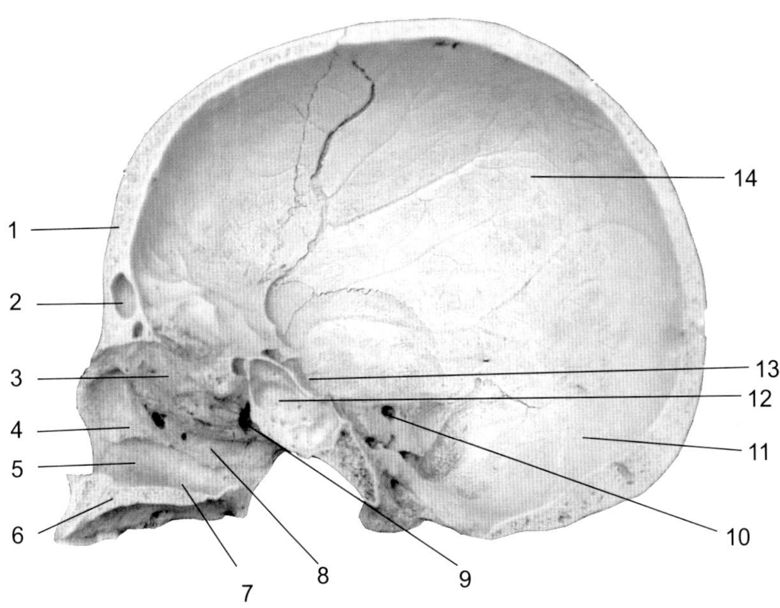

1 额骨 frontal bone　이마뼈　前頭骨
2 额窦 frontal sinus　이마굴　前頭洞
3上鼻甲 superior nasal concha　위코선반　上鼻甲介
4 中鼻甲 middle nasal concha　중간코선반　中鼻甲介
5 下鼻甲 inferior nasal concha　아래코선반　下鼻甲介
6 上颌骨 maxilla　위턱뼈　上顎骨
7 下鼻道 inferior nasal meatus　아래콧길　下鼻道
8 中鼻道 middle nasal meatus　중간콧길　中鼻道
9 蝶腭孔 sphenopalatine foramen　나비입천장구멍　蝶口蓋孔
10 内耳门 internal acoustic pore　속귓구멍　内耳門
11 枕骨 occipital bone　뒤통수뼈　後頭骨
12 蝶窦 sphenoidal sinus　나비뼈동굴　蝶形骨洞
13 垂体窝 hypophysial fossa　뇌하수체오목　下垂体窩
14 顶骨 parietal bone　마루뼈　頭頂骨

33 额骨（前面观）

The frontal bone（anterior aspect)

이마뼈(앞면)

前頭骨（前面）

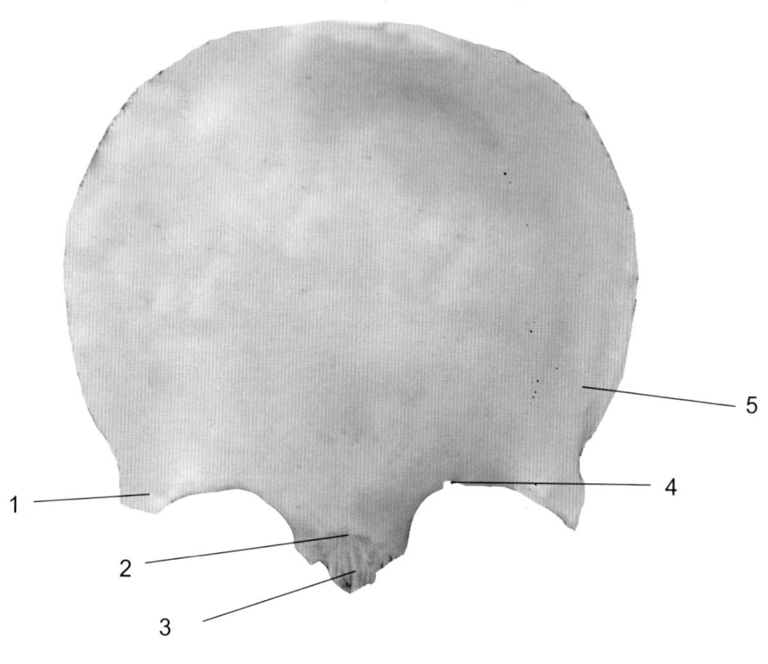

1 颧突 zygomatic process 광대돌기 頬骨突起
2 鼻缘 nasal margin 코모서리 鼻骨緑
3 鼻棘 nasal spine 코가시 鼻棘
4 眶上切迹 supraorbital notch 눈확위패임 眼窩上切痕
5 颞线 temporal line 관자선 側頭線

34 额骨（内面观）

The frontal bone（internal surface）

입천장뼈 (속면)

口蓋骨（内面）

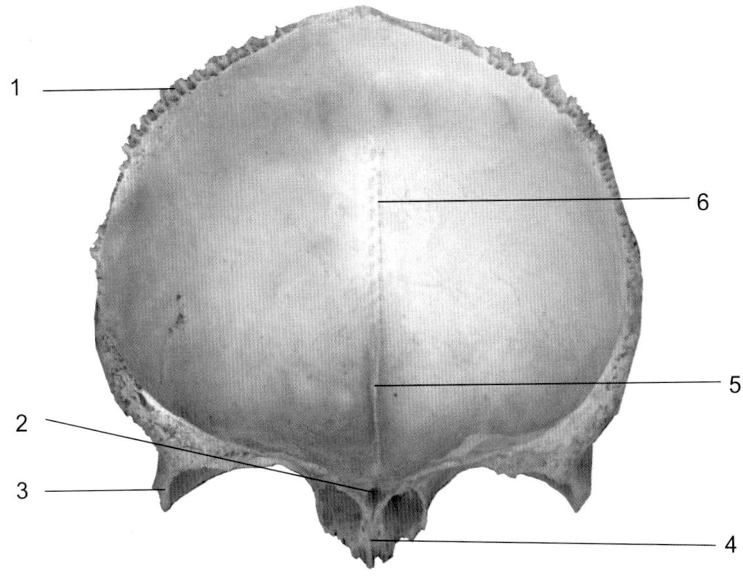

1 顶缘 parietal margin 두정연 頭頂緣
2 盲孔 foramen cecum 막구멍 盲孔
3 颧突 zygomatic process 광대돌기 頰骨突起
4 鼻棘 nasal spine 코가시 鼻棘
5 额嵴 frontal crest 이마뼈능선 前頭稜
6 上矢状窦沟 sulcus for superior sagittal sinus
위시상정맥동굴고랑 上矢状溝

35 额骨（下面观）

The frontal bone（inferior aspect）
이마뼈（아래면）
前頭骨（下面）

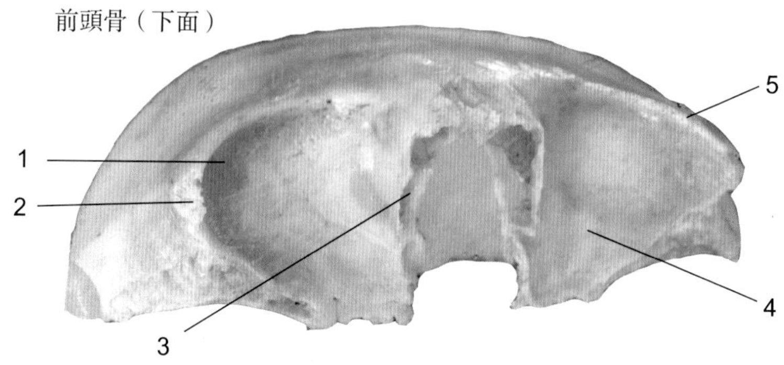

1 泪腺窝 lacrimal fossa 눈물샘오목 淚腺窩
2 颧突 zygomatic process 광대돌기 頬骨突起
3 筛小房 ethmoidal cellules 벌집뼈벌집 篩骨蜂巢
4 眶面 orbital surface 눈확면 眼窩面
5 眶上缘 supraorbital margin 눈확위모서리 眼窩上縁

36 筛骨

The ethmoidal bone
벌집뼈
篩骨

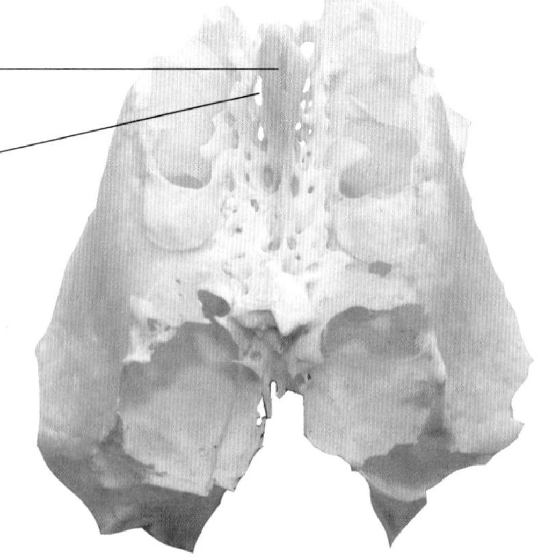

1 鸡冠 crista galli
벗돌기 鶏冠
2 筛孔 ethmoidal foramen
벌집뼈구멍 篩骨孔

37 颞骨（外面观）

The temporal bone (external aspect)

관자뼈（바깥면）

側頭骨（外面）

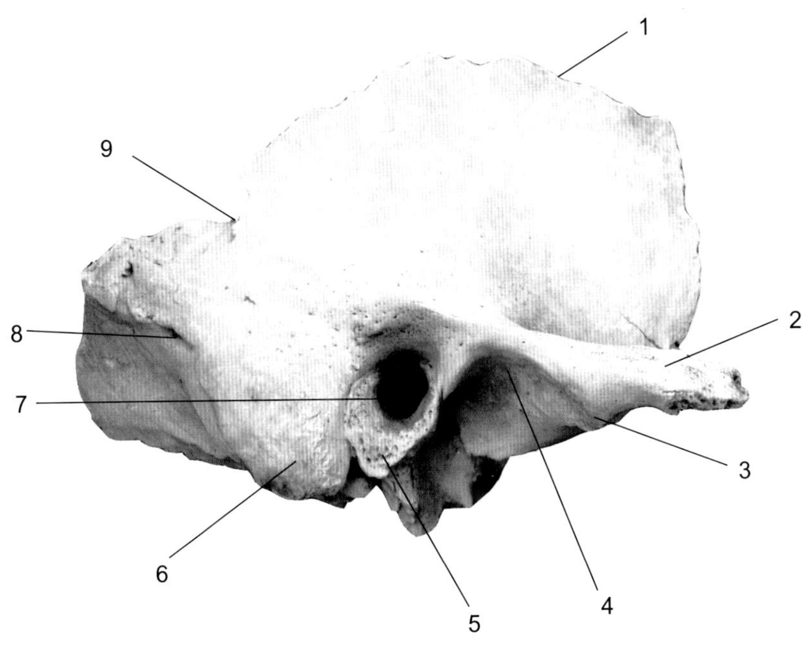

1 鳞部 squamous part 비늘부분 鱗部
2 颧突 zygomatic process 광대돌기 頬骨突起
3 关节结节 articular tubercle 관절결절 関節結節
4 下颌窝 mandibular fossa 턱관절오목 下顎窩
5 鼓部 tympanic part 고막틀부분 鼓室部
6 乳突 mastoid process 꼭지돌기 乳様突起
7 外耳门 external acoustic pore 바깥귀구멍 外耳門
8 乳突孔 mastoid foramen 꼭지구멍 乳突孔
9 顶切迹 parietal notch 마루패임 頭頂切痕

38 颞骨（内面观）

The temporal bone (internal aspect)

관자뼈(안쪽면)

側頭骨（内面）

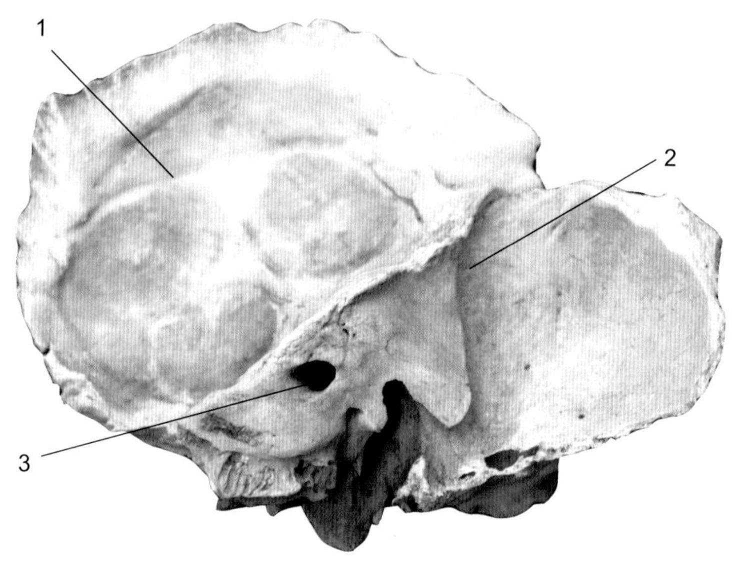

1 脑膜中动脉沟 sulcus for middle meningeal artery
중간뇌막동맥고랑 中硬膜動脈溝

2 乙状窦沟 sulcus for sigmoid sinus
구불정맥동굴고랑 S状洞溝

3 内耳门 internal acoustic pore 속귓구멍 内耳門

39 颞骨（下面观）

The temporal bone（inferior aspect）

관자뼈(아래면)

側頭骨（下面）

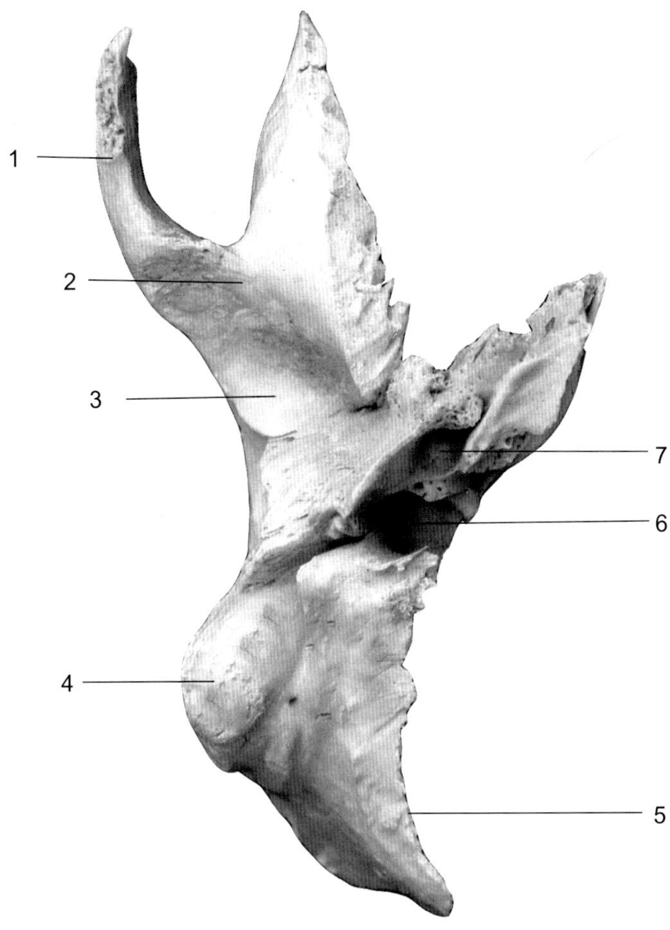

1 颧突 zygomatic process 광대돌기 頰骨突起
2 关节结节 articular tubercle 관절결절 関節結節
3 下颌窝 mandibular fossa 턱관절오목 下顎窩
4 乳突 mastoid process 꼭지돌기 乳様突起
5 枕缘 occipital margin 뒤통수모서리 後頭縁
6 颈静脉窝 jugular fossa 목정맥오목 頸静脈窩
7 颈动脉管 carotid canal 목동맥관 頸動脈孔

40 蝶骨（上面观）

The sphenoid bone (superior aspect)

나비뼈（위면）

蝶形骨（上面）

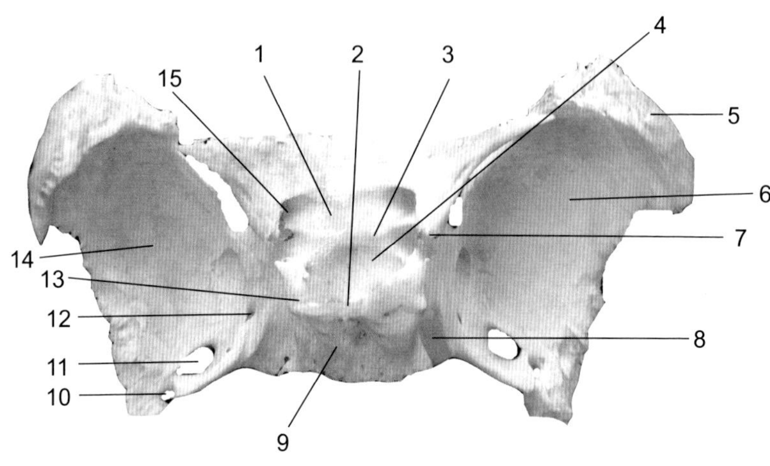

1 交叉前沟 sulcus prechiasmaticus　앞교차고랑　交差前溝
2 鞍背 dorsum sellae　안장등　鞍背
3 鞍结节 tuberculum sellae　안장결절　鞍結節
4 垂体窝 hypophysial fossa　뇌하수체오목　下垂体窩
5 额缘 fronal margin　이마모서리　前頭葉縁
6 大脑面 cerebral surface　대뇌면　大脳面
7 前床突 anterior clinoid process　앞침대돌기　前床突起
8 颈动脉沟 carotid sulcus　목동맥고랑　頚動脈溝
9 斜坡 clivus　비스듬틀　斜台
10 棘孔 foramen spinosum　뇌막동맥구멍　棘孔
11 卵圆孔 foramen ovale　타원구멍　卵円孔
12 圆孔 foramen rotundum　원형구멍　正円孔
13 后床突 posterior clinoid process　뒤침대돌기　後床突起
14 大翼 greater wing　큰날개　大翼
15 视神经管 optic canal　시각신경관　視神経管

41 蝶骨（后面观）

The sphenoid bone (posterior aspect)

나비뼈 (뒤면)

蝶形骨 (後面)

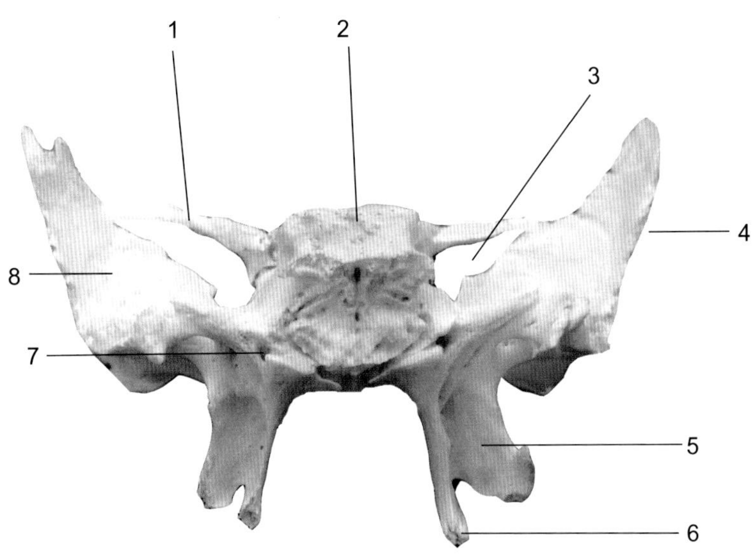

1 小翼 lesser wing 작은날개 小翼
2 斜坡 clivus 비스듬틀 斜台
3 眶上裂 superior orbital fissure 위눈확틈새 上眼窩裂
4 大翼 greater wing 큰날개 大翼
5 （翼突）外侧板 lateral pterygoid plate
(날개돌기) 바깥쪽판 翼状突起の外側板
6 （翼突）内侧板 medial pterygoid plate
(날개돌기) 안쪽판 翼状突起の内側板
7 翼管 pterygoid canal 날개관 翼突管
8 大脑面 cerebral surface 대뇌면 大脳面

42 蝶骨（前面观）

The sphenoid bone (anterior aspect)

나비뼈（앞면）

蝶形骨（前面）

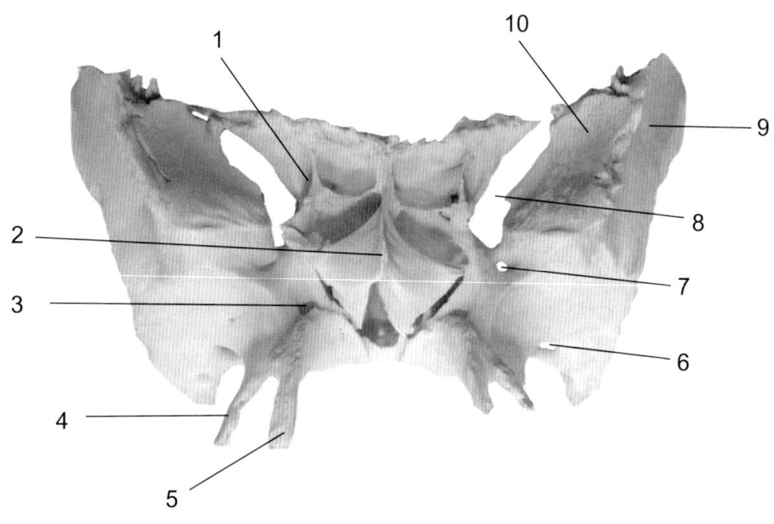

1 蝶骨体 body of sphenoid 나비뼈몸통 蝶形骨体
2 蝶嵴 sphenoidal crest 나비뼈능선 蝶形骨稜
3 翼管 pterygoid canal 날개관 翼突管
4 外侧板 lateral plate 바깥쪽판 外側板
5 内侧板 medial plate 안쪽판 内側板
6 卵圆孔 foramen ovale 타원구멍 卵円孔
7 圆孔 foramen rotundum 원형구멍 正円孔
8 眶上裂 superior orbital fissure 위눈확틈새 上眼窩裂
9 颞面 temporal surface 관자면 側頭面
10 眶面 orbital surface 눈확면 眼窩面

43 犁骨

The vomer

보습뼈

鋤骨

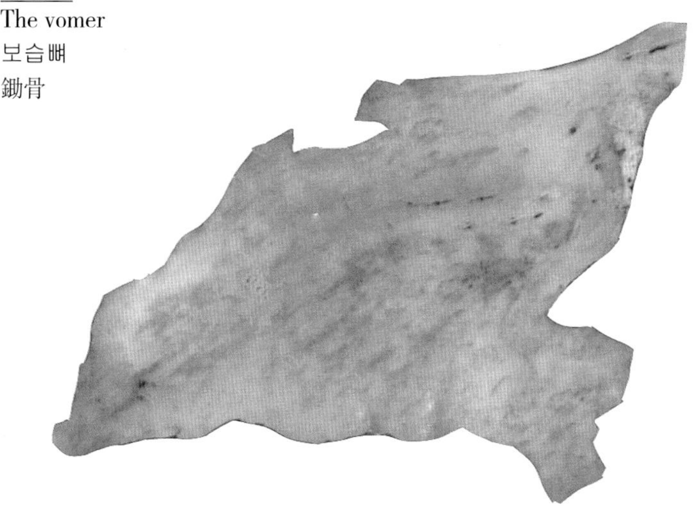

44 上颌骨（外面观）

The maxilla (external aspect)

위턱뼈 (바깥면)

上顎骨 (外面)

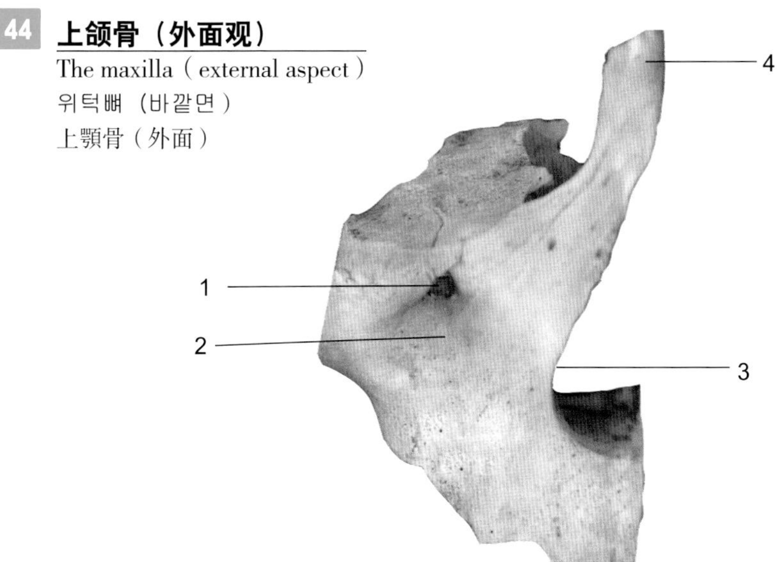

1 眶下孔 infraorbital foramen 눈확아래구멍 眼窩下孔
2 尖牙窝 canine fossa 송곳니오목 犬歯窩
3 鼻切迹 nasal notch 코패임 鼻切痕
4 额突 frontal process 이마돌기 前頭突起

45 上颌骨（内面观）

The maxilla (internal aspect)

위턱뼈 (안쪽면)

上顎骨（内面）

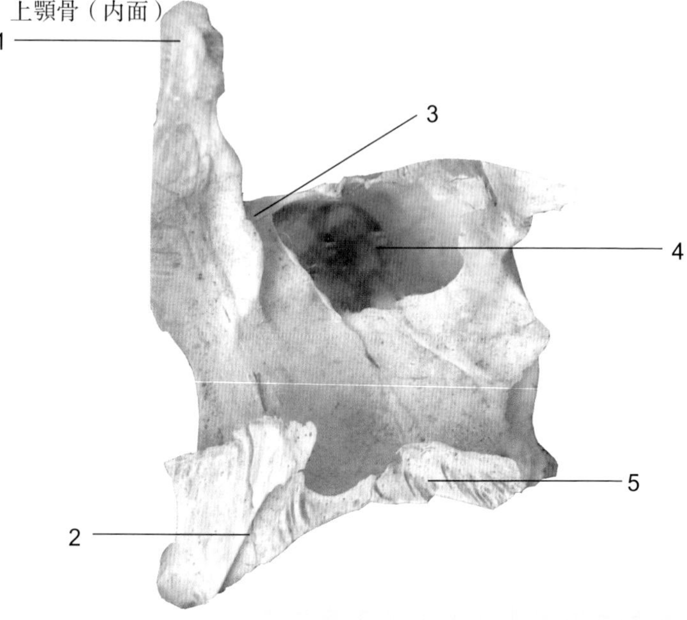

1 额突 frontal process 이마돌기 前頭突起
2 切牙管 incisive canal 앞니관 切歯管
3 泪沟 lacrimal groove 눈물고랑 涙溝
4 上颌窦 maxillary sinus 위턱굴 上顎洞
5 颚突 palatine process 입천장돌기 口蓋突起

46 舌骨

The hyoid

목뿔뼈

舌骨

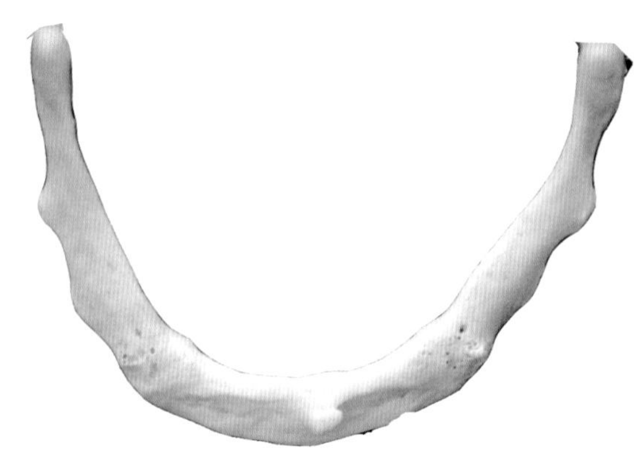

47 下颌骨（外侧面）

The mandible (lateral aspect)

아래턱뼈 (바깥쪽면)

下顎骨 (外側面)

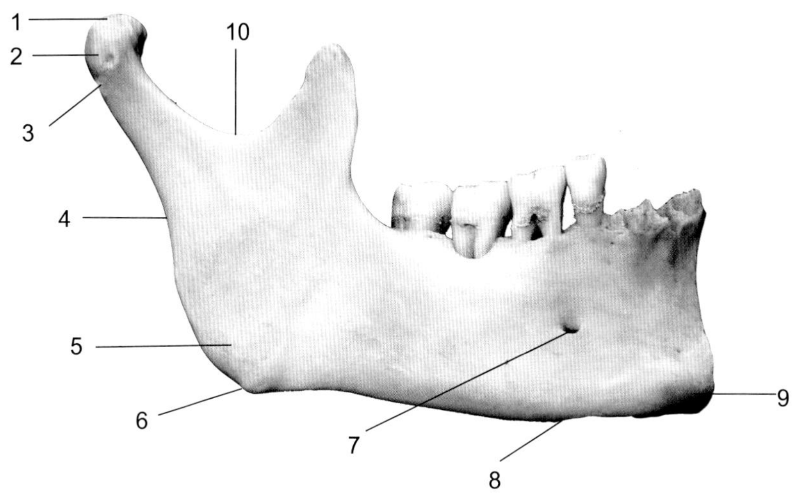

1 髁突 condylar process　관절돌기　顆上突起
2 下颌头 head of mandible　턱뼈머리　下顎頭
3 下颌颈 neck of mandible　턱뼈목　下顎頸
4 下颌支 ramus of mandible　턱뼈가지　下顎枝
5 咬肌粗隆 masseteric tuberosity　깨물근거친면　咬筋粗面
6 下颌角 angle of mandible　턱뼈각　下顎角
7 颏孔 mental foramen　턱끝구멍　おとがい孔
8 下颌体 body of mandible　턱뼈몸통　下顎体
9 颏结节 mental tubercle　턱끝결절　おとがい結節
10 下颌切迹 mandibular notch　턱뼈패임　下顎切痕

48 下颌骨（内侧面）

The mandible（mediall aspect）

아래턱뼈(안쪽면)

下顎骨（内面）

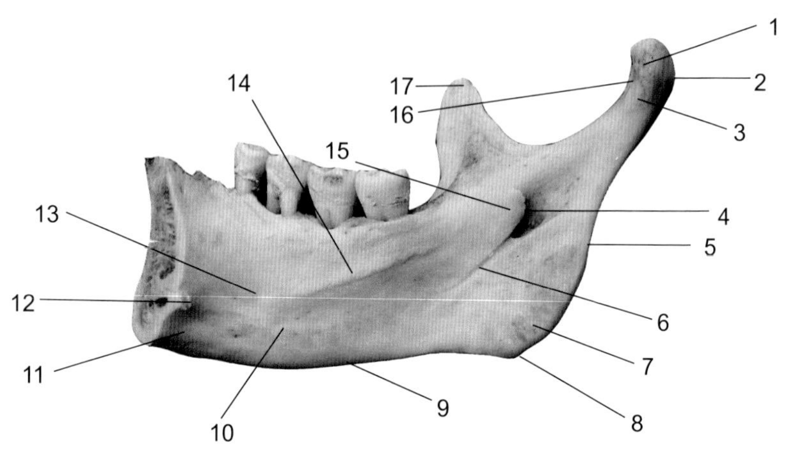

1 下颌头 head of mandible 턱뼈머리 下顎頭
2 髁突 condylar process 관절돌기 顆状突起
3 下颌颈 neck of mandible 턱뼈목 下顎頸
4 下颌孔 mandible foramen 턱뼈구멍 下顎孔
5 下颌支 ramus of mandible 턱뼈가지 下顎枝
6 下颌舌骨沟 mylohyoid groove 턱목뿔근신경고랑 顎舌骨筋神経溝
7 翼肌粗隆 pterygoid tuberosity 날개근거친면 翼突筋粗面
8 下颌角 angle of mandible 턱뼈각 下顎角
9 下颌体 body of mandible 턱뼈몸통 下顎体
10 下颌下腺凹 submandibular fovea 턱밑샘오목 顎下線窩
11 二腹肌突 digastric process 두힘살근돌기 二腹筋突起
12 颏棘 mental spine 턱끝가시 おとがい棘
13 舌下腺凹 subligual fovea 혀밑샘오목 舌下線窩
14 下颌舌骨肌线 mylohyoid line 턱목뿔근선 顎舌骨筋線
15 下颌小舌 mandibular lingula 턱뼈혀돌기 下顎小舌
16 翼肌凹 pterygoid fovea 날개근오목 翼突筋窩
17 冠突 coronoid process 볏돌기 鈎状突起

49 锁骨（上面观）

The clavicle (superior aspect)
빗장뼈 (위면)
鎖骨 (上面)

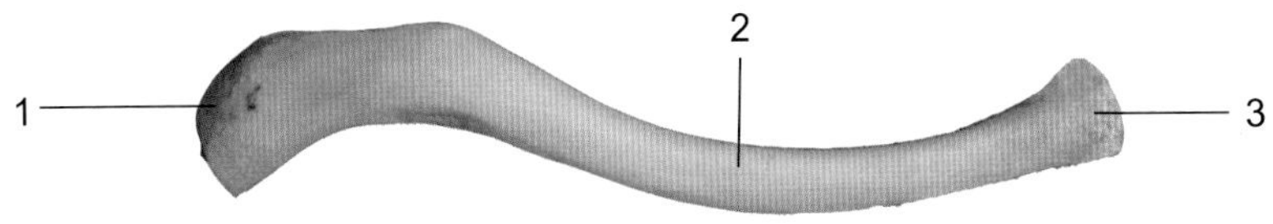

1 肩峰端 acromial end 봉우리끝 肩峰端
2 锁骨体 shaft of clavicle 빗장뼈몸통 鎖骨体
3 胸骨端 sternal end 복장끝 胸骨端

50 锁骨（下面观）

The clavicle (inferior aspect)
빗장뼈 (아래면)
鎖骨 (下面)

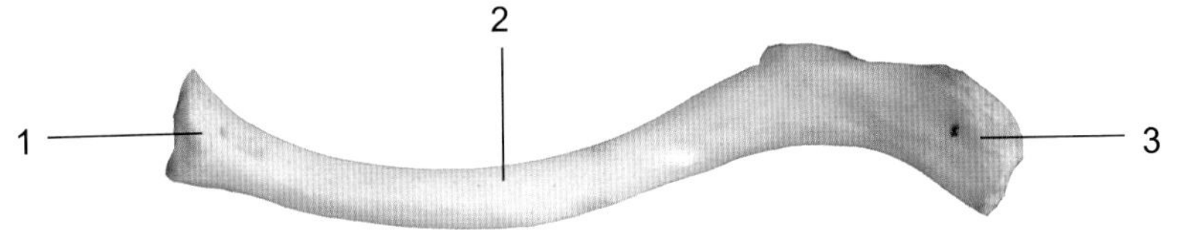

1 胸骨端 sternal end 복장끝 胸骨端
2 锁骨体 shaft of clavicle 빗장뼈몸통 鎖骨体
3 肩峰端 acromial end 봉우리끝 肩峰端

51 肩胛骨（前面观）

The scapula (anterior aspect)

어깨뼈(앞면)

肩甲骨（前面）

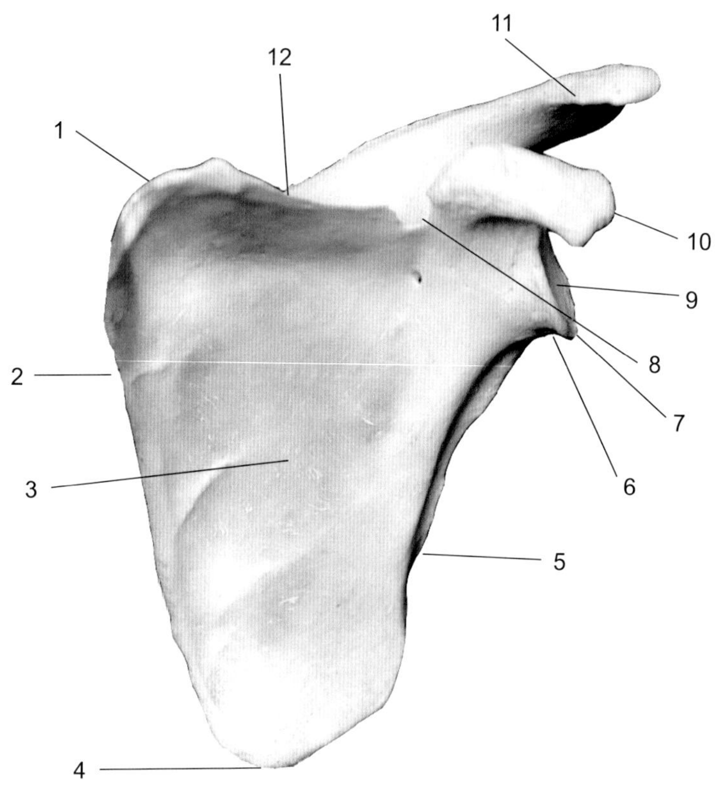

1 上角 superior angle　위각　上角
2 内侧缘 medial border　안쪽모서리　内側縁
3 肩胛下窝 subscapular fossa　어깨뼈밑오목　肩甲下窩
4 下角 inferior angle　아래각　下角
5 外侧缘 lateral border　가쪽모서리　外側縁
6 盂下结节 infraglenoid tubercle　관절아래결절　関節下結節
7 外侧角 lateral angle　가쪽각　外側脚
8 肩胛切迹 scapular notch　어깨뼈패임　肩甲切痕
9 关节盂 glenoid cavity　관절오목　肩関節窩
10 喙突 coracoid process　부리돌기　烏口突起
11 肩峰 acromion　봉우리　肩峰
12 上缘 superior border　위모서리　上縁

52 肩胛骨（后面观）

The scapula (posterior aspect)

어깨뼈(뒤면)

肩甲骨（後面）

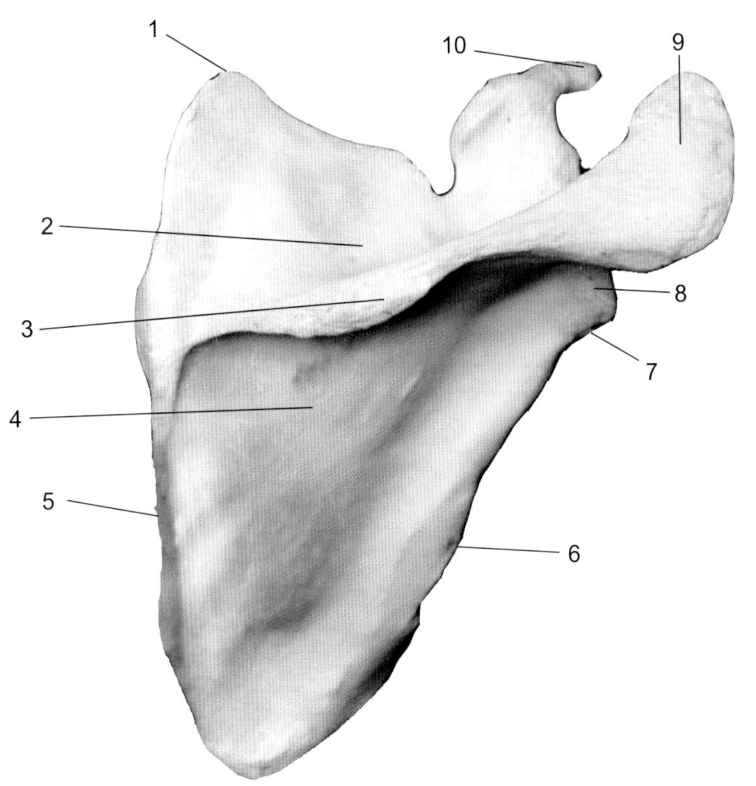

1 上角 superior angle 위각 上角
2 冈上窝 supraspinous fossa 가시위오목 棘上窩
3 肩胛冈 spine of scapula 어깨뼈가시 肩甲棘
4 冈下窝 infraspinous fossa 가시아래오목 棘下窩
5 内侧缘 medial border 안쪽모서리 內側縁
6 外侧缘 lateral border 가쪽모서리 外側縁
7 盂下结节 infraglenoid tubercle 관절아래결절 関節下結節
8 肩胛颈 neck of scapula 어깨뼈목 肩甲骨頸
9 肩峰 acromion 봉우리 肩峰
10 喙突 coracoid process 부리돌기 烏口突起

53 肱骨（前面观）

The humerus (anterior aspect)

위팔뼈(앞면)

上腕骨（前面）

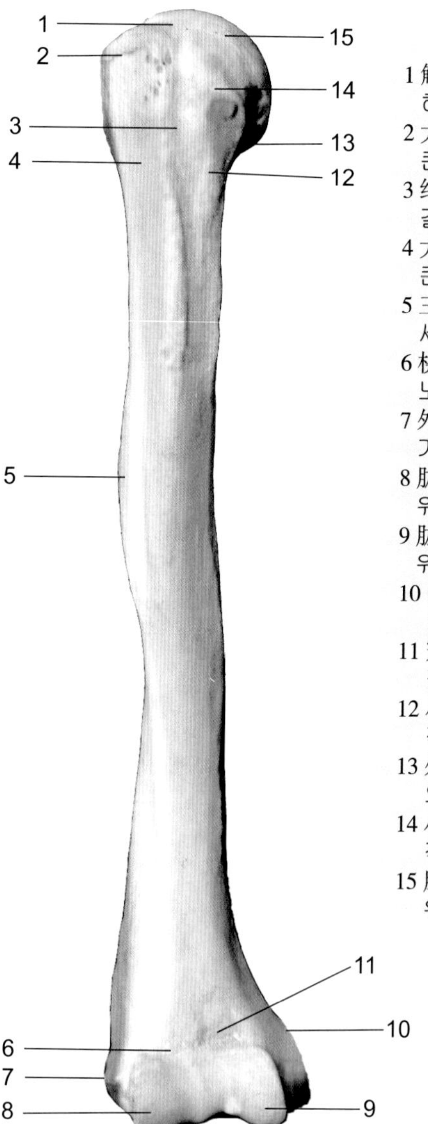

1 解剖颈 anatomical neck
해부목 解剖頸

2 大结节 greater tubercle
큰결절 大結節

3 结节间沟 intertubercular sulcus
결절사이고랑 結節間溝

4 大结节嵴 crest of greater tubercle
큰결절능선 大結節稜

5 三角肌粗隆 deltoid tuberosity
세모근거친면 三角筋粗面

6 桡窝 radial fossa
노오목 橈骨窩

7 外上髁 lateral epicondyle
가쪽위관절융기 外側上顆

8 肱骨小头 capitulum of humerus
위팔뼈작은머리 上腕骨小頭

9 肱骨滑车 trochlea of humerus
위팔뼈도르래 上腕骨滑車

10 内上髁 medial epicondyle
안쪽위관절융기 内側上顆

11 冠突窝 coronoid fossa
갈고리오목 鈎突窩

12 小结节嵴 crest of lesser tubercle
작은결절능선 小結節稜

13 外科颈 surgical neck
외과목 外科頸

14 小结节 lesser tubercle
작은결절 小結節

15 肱骨头 head of humerus
위팔뼈머리 上腕骨頭

54 肱骨（后面观）

The humerus (posterior aspect)
위팔뼈（뒤쪽면）
上腕骨（後面）

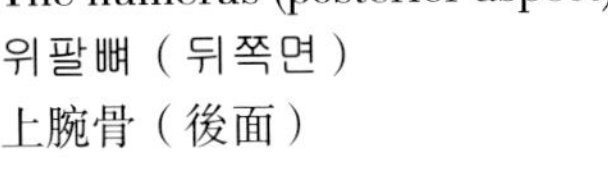

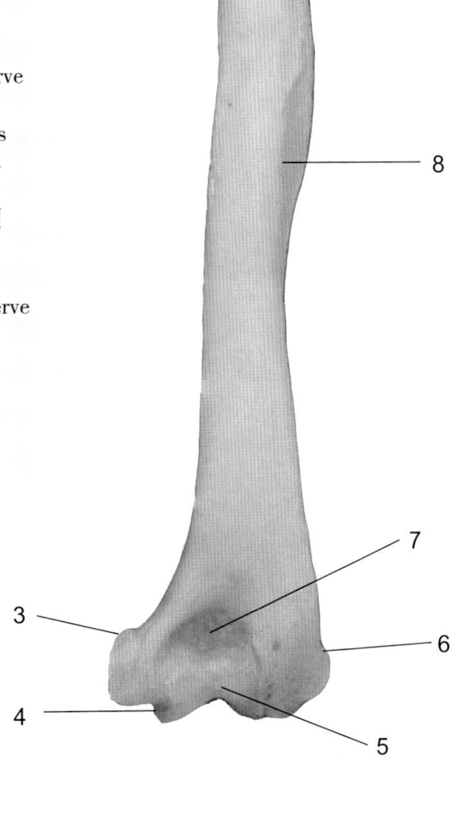

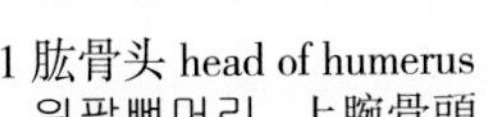

1 肱骨头 head of humerus
위팔뼈머리　上腕骨頭
2 外科颈 surgical neck
외과목　外科頸
3 内上髁 medial epicondyle
안쪽위관절융기　内側上顆
4 尺神经沟 sulcus for ulnar nerve
자신경고랑　尺骨神経溝
5 肱骨滑车 trochlea of humerus
위팔뼈도르래　上腕骨滑車
6 外上髁 lateral epicondyle
가쪽위관절융기　外側上顆
7 鹰嘴窝 olecranon fossa
팔꿈치오목　肘頭窩
8 桡神经沟 sulcus for radial nerve
노신경고랑　橈骨神経溝
9 大结节 greater tubercle
큰결절　大結節
10 解剖颈 anatomical neck
해부목　解剖頸

55 桡骨和尺骨（前面观）

The radius and ulna (anterior aspect)

노뼈와 자뼈(앞면)

橈骨と尺骨（前面）

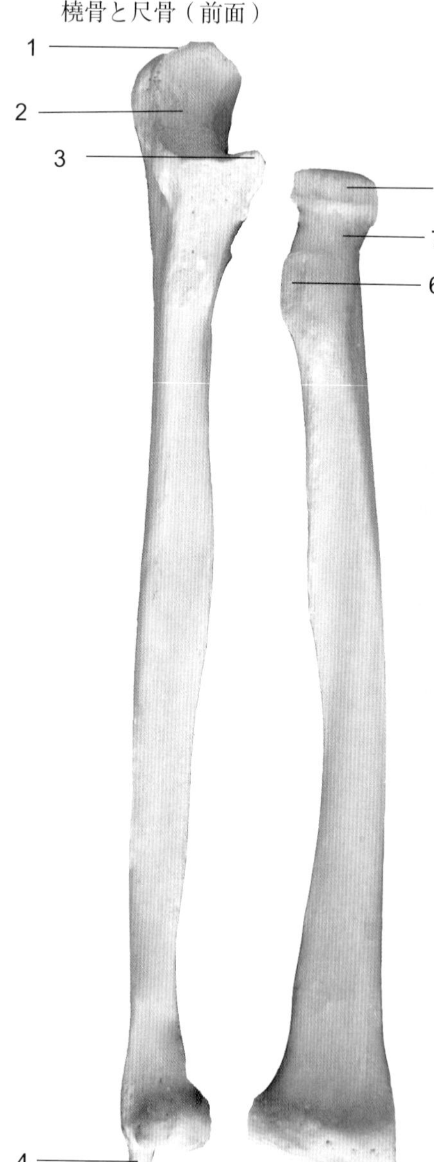

1 鹰嘴 olecranon
팔꿈치머리 肘頭

2 滑车切迹 trochlear notch
도르래패임 滑車切痕

3 冠突 coronoid process
갈구리돌기 鉤状突起

4 尺骨茎突 styloid process of ulna
자뼈붓돌기 尺骨茎状突起

5 桡骨茎突 styloid process of radius
노뼈붓돌기 橈骨茎状突起

6 桡骨粗隆 radial tuberosity
노뼈거친면 橈骨粗面

7 桡骨颈 neck of radius
노뼈목 橈骨頸

8 环状关节面 articular circumference
둘레관절면 関節輪状面

56 桡骨和尺骨（后面观）

The radius and ulna (posterior aspect)

노뼈와자뼈(뒤면)

橈骨と尺骨（後面）

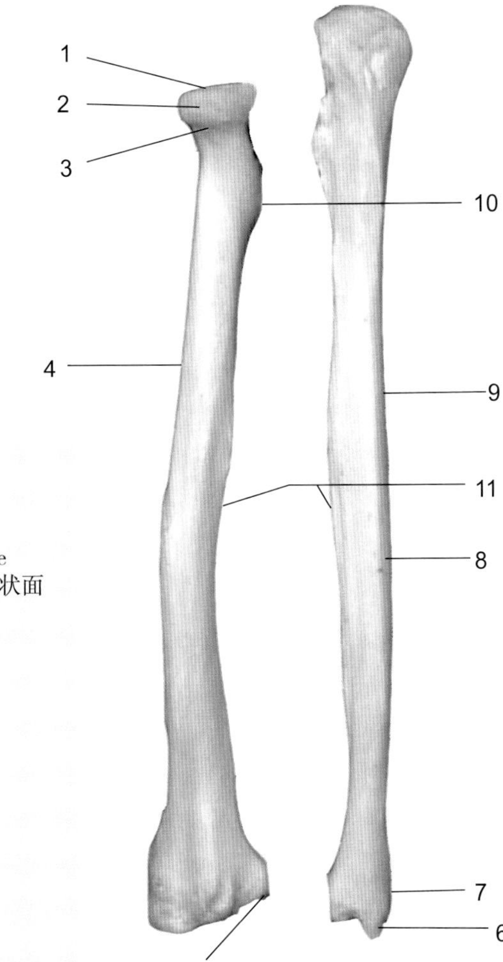

1 桡骨头 head of radius
노뼈머리　橈骨頭

2 环状关节面
articular circumference
둘레관절면　関節輪状面

3 桡骨颈 neck of radius
노뼈목　橈骨頸

4 桡骨体 shaft of radius
노뼈몸통　橈骨体

5 尺切迹 ulnar notch
자패임　尺骨切痕

6 茎突 styloid process
붓돌기 茎状突起

7 尺骨头 head of ulna
자뼈머리　尺骨頭

8 内侧面 medial face
내측면　内側面

9 尺骨体 shaft of ulna
자뼈몸통　尺骨体

10 桡骨粗隆 radial tuberosity
노뼈거친면　橈骨粗面

11 骨间缘 interosseous border
뼈사이모서리　骨間隆線

57 手骨（掌面观）

The bones of the hand (palmar aspect)

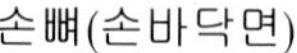
손뼈(손바닥면)

手の骨（掌面）

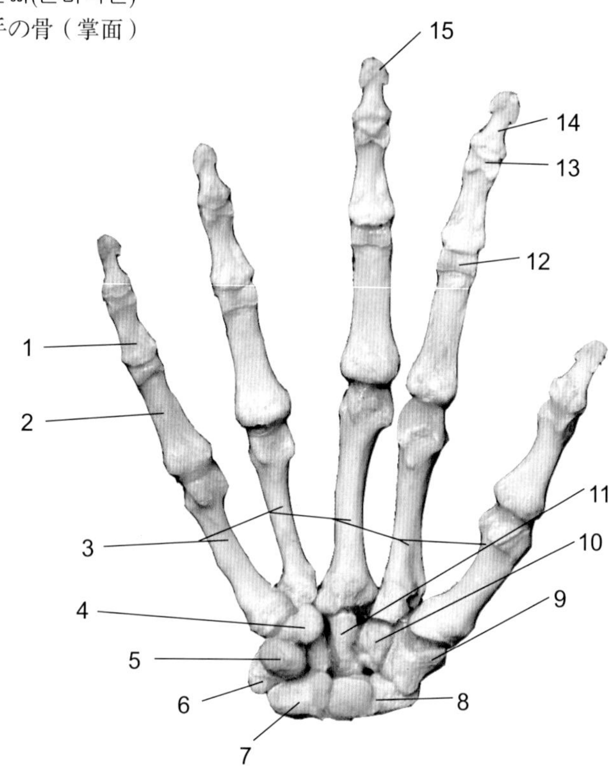

1 中节指骨 middle phalanx　　중간마디뼈　　中指節骨
2 近节指骨 proximal phalanx　　첫마디뼈　　近位指節骨
3 掌骨 metacarpal bones（1–5）　손허리뼈　中手骨
4 钩骨 hamate bone　갈고리뼈　有鈎骨
5 豌豆骨 pisiform bone　콩알뼈　豆状骨
6 三角骨 triquetral bone　세모뼈　三角骨
7 月骨 lunate bone　반달뼈　月状骨
8 手舟骨 scaphoid bone　손배뼈　舟状骨
9 大多角骨 trapezium bone　큰마름뼈　大菱形骨
10 小多角骨 trapezoid bone　작은마름뼈　小菱形骨
11 头状骨 capitate bone　알머리뼈　有頭骨
12 指骨滑车 trochlea of phalanx　손가락뼈도르래　指骨滑車
13 指骨底 base of phalanx　손가락뼈바닥　指骨底
14 指骨体 shaft of phalanx　손가락뼈몸통　指骨体
15 远节指骨 distal phalanx　끝마디뼈　末指節骨

58 手骨（背面观）

The bones of the hand (dorsal aspect)

손뼈(등쪽면)

手の骨（背面）

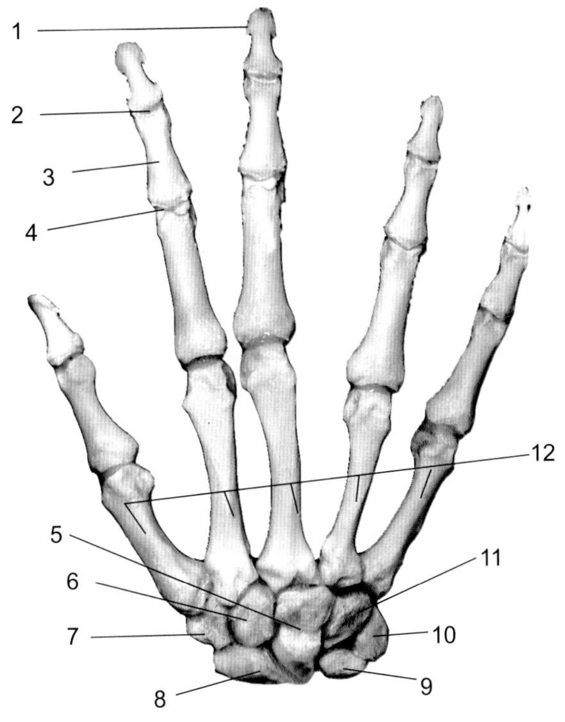

1 指骨粗隆 tuberosity of phalanx 손가락뼈거친면 指骨粗面
2 指骨滑车 trochlea of phalanx 손가락뼈도르래 指骨滑車
3 指骨体 shaft of phalanx 손가락뼈몸통 指骨体
4 指骨底 base of phalanx 손가락뼈바닥 指骨底
5 头状骨 capitate bone 알머리뼈 有頭骨
6 小多角骨 trapezoid bone 작은마름뼈 小菱形骨
7 大多角骨 trapezium bone 큰마름뼈 大菱形骨
8 手舟骨 scaphoid bone 손배뼈 舟状骨
9 月骨 lunate bone 반달뼈 月状骨
10 三角骨 triquetral bone 세모뼈 三角骨
11 钩骨 hamate bone 갈고리뼈 有鈎骨
12 掌骨 (1–5) metacarpal bones(1–5) 손허리뼈 中手骨(1–5)

59 胸锁关节

The sternoclavicular joint

복장빗장관절

胸鎖関節

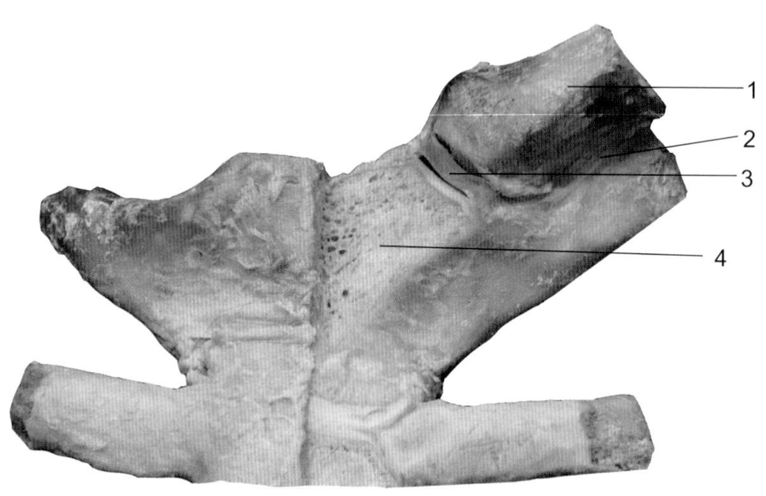

1 锁骨 clavicle 빗장뼈 鎖骨
2 肋锁韧带 costoclavicular ligament 갈비빗장인대 肋鎖靭帯
3 关节盘 articular disc 관절원반 関節円板
4 胸骨 sternum 복장뼈 胸骨

60 肩关节

The shoulder joint

어깨관절

肩関節

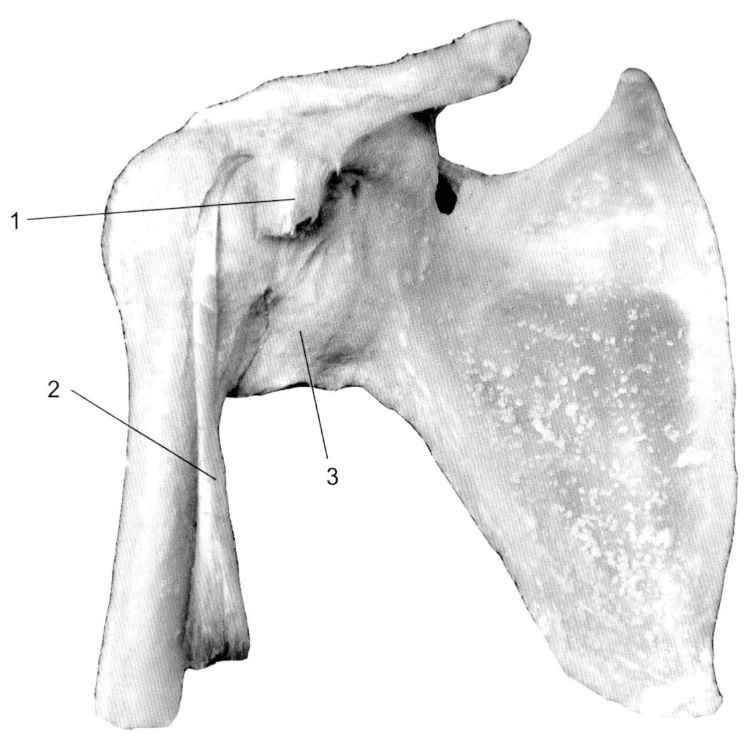

1 肱二头肌短头 short head of biceps brachii
  위팔두갈래근짧은갈래　上腕二頭筋短頭
2 肱二头肌长头 long head of biceps brachii
  위팔두갈래근긴갈래　上腕二頭筋長頭
3 盂唇 glenoid labrum　오목테두리　関節唇

61 肩关节（冠状切面）

The shoulder joint (coronal section)

어깨관절(이마면)

肩関節（冠状平面）

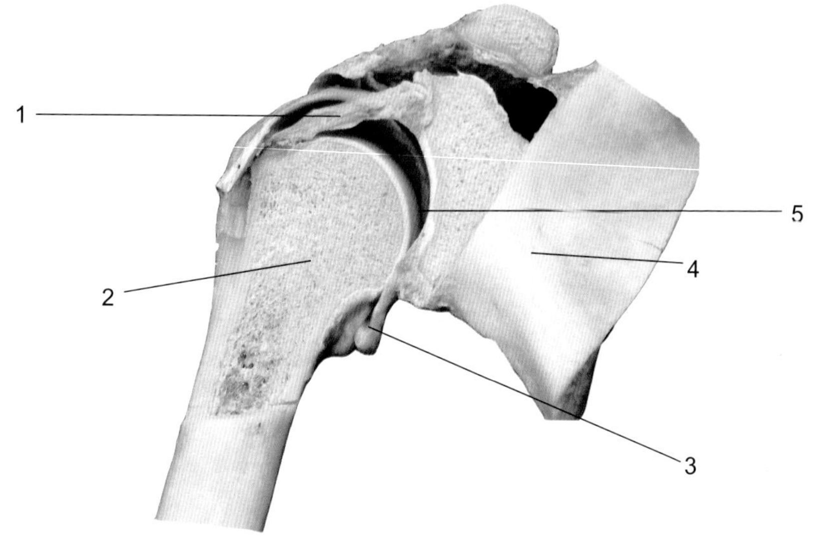

1 肱二头肌腱 tendon of biceps brachii
위팔두갈래근힘줄　上腕二頭筋腱
2 肱骨 humerus　위팔뼈　上腕骨
3 关节囊 articular capsule　관절주머니　関節包
4 肩胛骨 scapula　어깨뼈　肩甲骨
5 关节腔 articular cavity　관절안　関節腔

62 肘关节（前面观）

The elbow joint (anterior aspect)
팔꿉관절(앞면)
肘関節（前面）

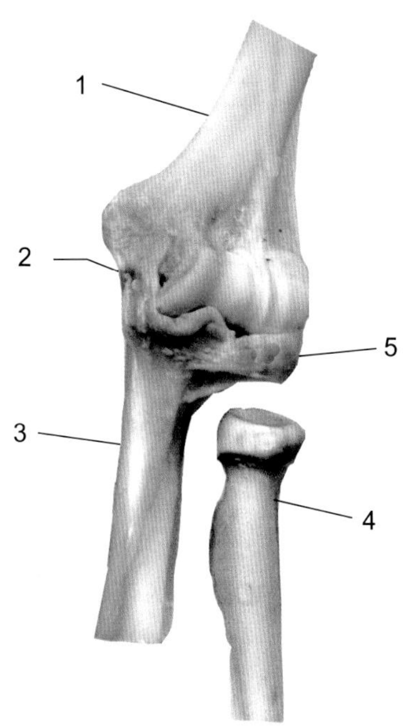

1 肱骨 humerus　위팔뼈　上腕骨
2 尺侧副韧带 ulnar collateral ligament
　안쪽곁인대　尺側側副靱帯
3 尺骨 ulna　자뼈　尺骨
4 桡骨 radius　노뼈　橈骨
5 桡骨环状韧带 annular ligament of radius
　가쪽곁인대　橈骨輪状靱帯

63 肘关节（前面观）

The elbow joint (anterior aspect)

팔꿉관절(앞면)

肘関節（前面）

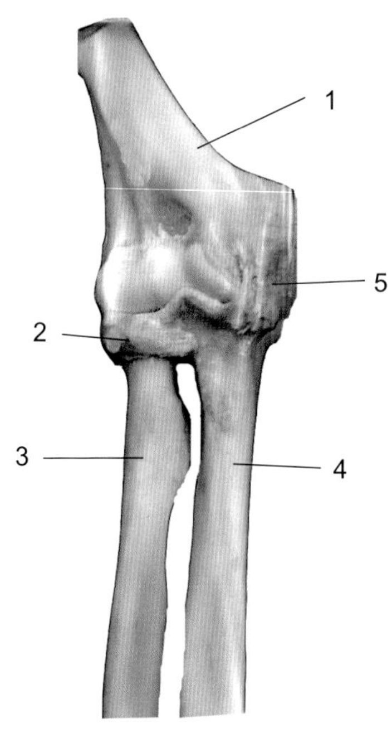

1 肱骨 humerus　위팔뼈　上腕骨
2 桡骨环状韧带 annular ligament of radius
　가쪽곁인대　橈骨輪状靱帯
3 桡骨 radius　노뼈　橈骨
4 尺骨 ulna　자뼈　尺骨
5 尺侧副韧带 ulnar collateral ligament
　안쪽곁인대　尺側側副靱帯

64 肘关节（内侧面）

The elbow joint (medial aspect)

팔꿉관절 （안쪽면）

肘関節（内側面）

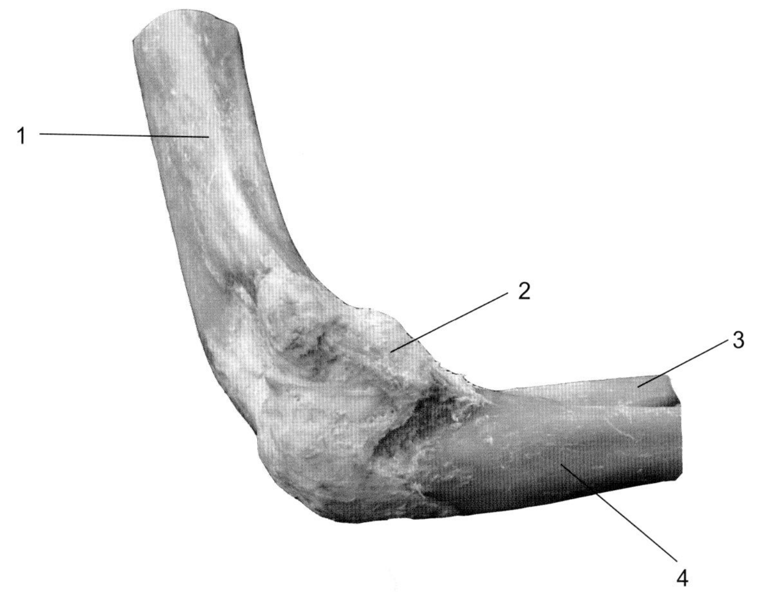

1 肱骨humerus　위팔뼈　上腕骨
2 尺侧副韧带ulnar collateral ligament
　안쪽곁인대　尺側側副靱帯
3 尺骨ulna　자뼈　尺骨
4 桡骨radius　노뼈　橈骨

65 肘关节（外侧面）

The elbow joint (lateral aspect)

파꿉관절（가쪽면）

肘関節（外側面）

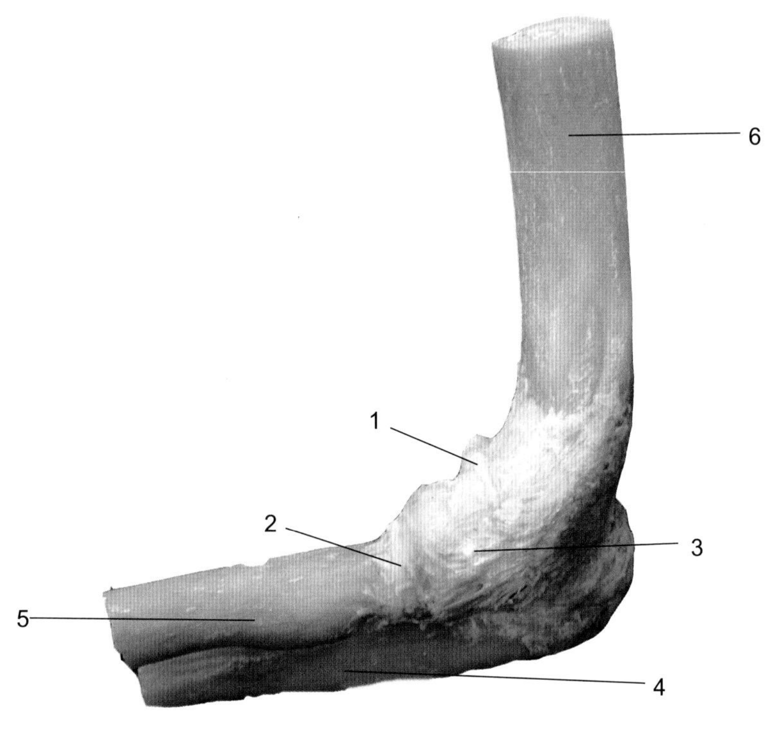

1 关节囊 articular capsule　관절안　関節包
2 桡骨环状韧带 annual ligament of radius　가쪽곁인대　橈骨輪状靱帯
3 桡侧副韧带 radial collateral ligament　가쪽곁인대 橈側側副靱帯
4 尺骨 ulna　자뼈　尺骨
5 桡骨 radius　노뼈　橈骨
6 肱骨 humerus　위팔뼈　上腕骨

66 手关节（掌面观）

The joints of the hand (palmar aspect)

손관절(바닥면)

手関節（掌面）

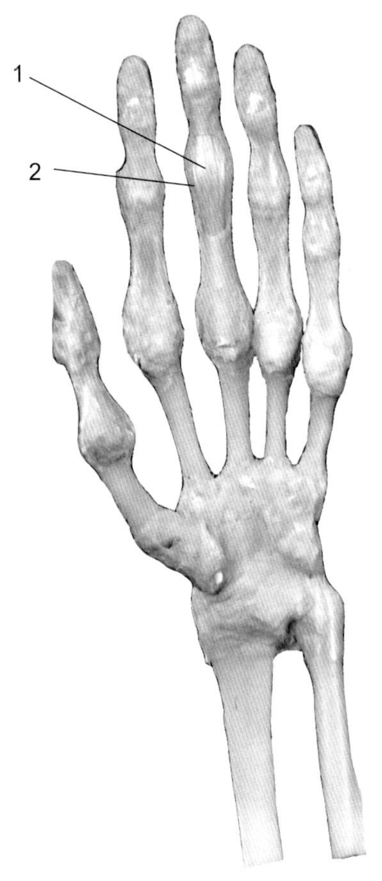

1 指深屈肌腱 tendons of flexor digitorum profundus
깊은손가락굽힘근힘줄　深指屈筋腱

2 指浅屈肌腱 tendon of flexor digitorum superficialis
얕은손가락굽힘근힘줄　浅指屈筋腱

67 腕关节（冠状面）

The wrist joint (coronal section)

손목관절 (이마단면)

手根関節（冠状平面）

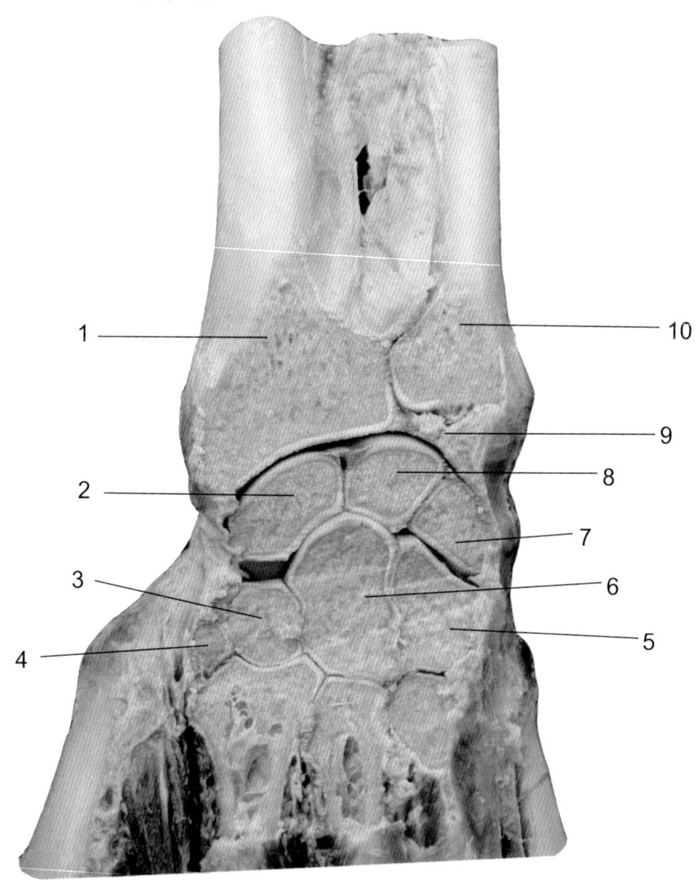

1 桡骨 radius 노뼈 橈骨
2 手舟骨 scaphoid bone 손배뼈 舟状骨
3 小多角骨 trapezoid bone 작은마름뼈 小菱形骨
4 大多角骨 trapezium bone 큰마름뼈 大菱形骨
5 钩骨 hamate bone 갈고리뼈 有鈎骨
6 头状骨 capitate bone 알머리뼈 有頭骨
7 三角骨 triquetral bone 세모뼈 三角骨
8 月骨 lunate bone 반달뼈 月状骨
9 关节盘 articular disc 관절원반 関節円板
10 尺骨 ulna 자뼈 尺骨

68 肩关节正位

Anterior position of the shoulder joint

어깨관절앞면

肩関節前面

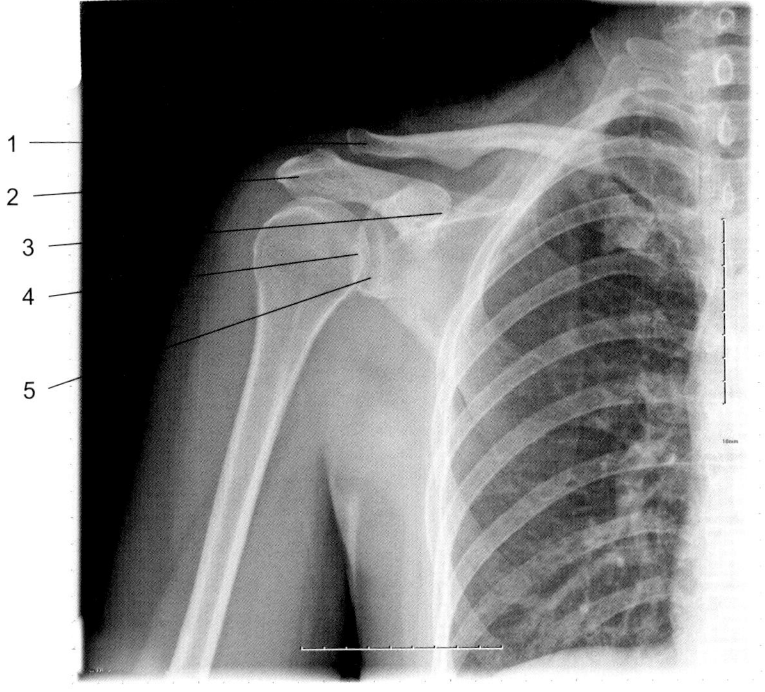

1 锁骨 clavicle 빗장뼈 鎖骨

2 肩峰 acromion 어깨봉우리 肩峰

3 喙突 coracoid process 부리돌기 烏口突起

4 肱骨头 head of humerus 위팔뼈머리 上腕骨頭

5 关节盂 glenoid cavity 관절오목 肩関節窩

69 肘关节正位

Anterior position of the elbow joint

팔꿉관절앞면

肘関節前面

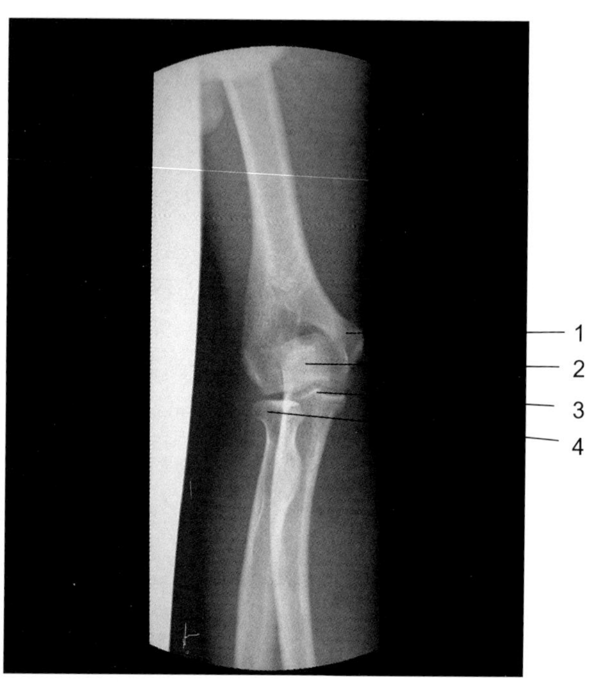

1 内上髁 medial epicondyle　안쪽위관절늪기　内側上顆
2 鹰嘴 olecranon　팔꿈치머리　肘頭
3 冠突 coronoid process　갈고리돌기　鉤状突起
4 桡骨头 head of radius　노뼈머리　橈骨頭

70 肘关节侧位

Lateral position of the elbow joint

팔꿉관절측면

肘関節側面

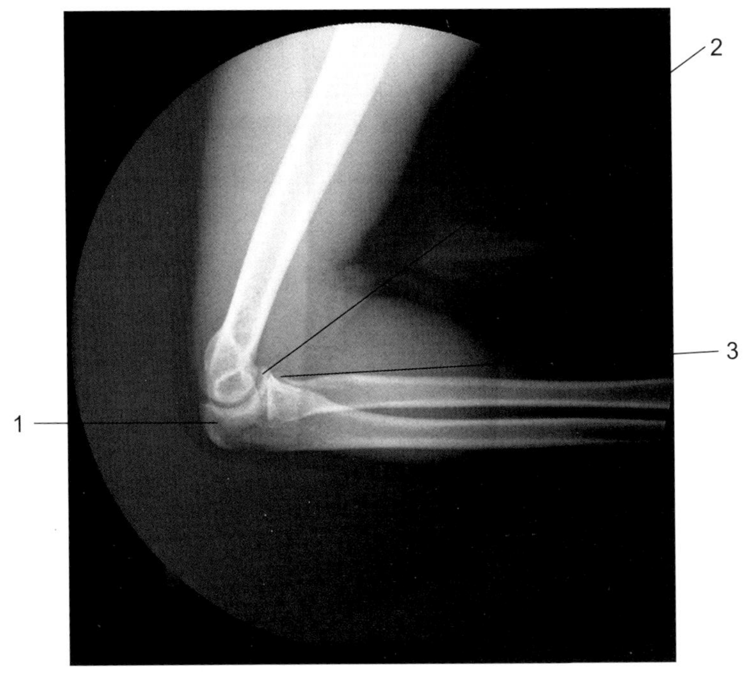

1 鹰嘴 olecranon 팔꿈치머리 肘頭
2 冠突 coronoid process 갈고리돌기 鉤状突起
3 桡骨头 head of radius 노뼈머리 橈骨頭

71 手正位

Anterior position of the hand

손뼈앞면

手の前面

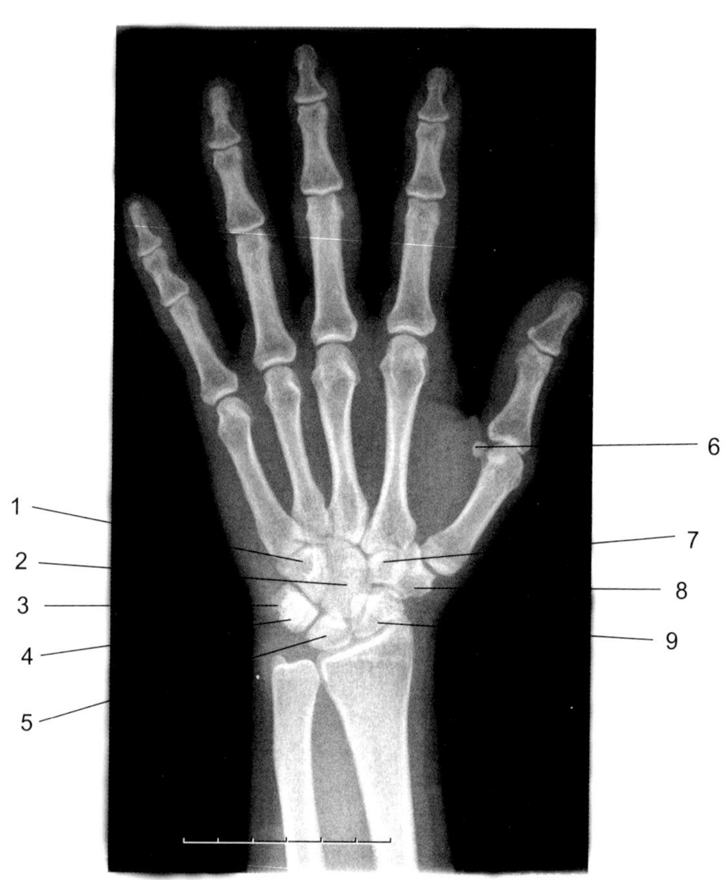

1 钩骨 hamate bone 갈고리뼈 有鉤骨
2 头状骨 capitate bone 알머리뼈 有頭骨
3 三角骨 triquetral bone 세모뼈 三角骨
4 豌豆骨 pisiform bone 콩알뼈 豆状骨
5 月骨 lunate bone 반달뼈 月状骨
6 籽骨 sesamoid bone 종자뼈 種子骨
7 小多角骨 trapezoid bone 작은마름뼈 小菱形骨
8 大多角骨 trapezium bone 큰마름뼈 大菱形骨
9 手舟骨 scaphoid bone 손배뼈 舟状骨

72 髋骨（内面观）

The hip (medial aspect)

볼기뼈(안쪽면)

寬骨（內面）

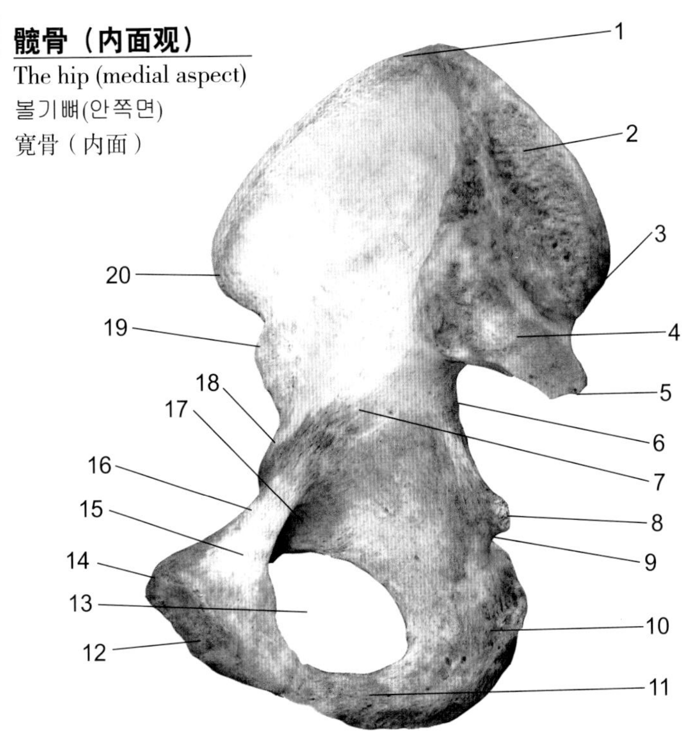

1 髂嵴 iliac crest 엉덩뼈능선 腸骨稜
2 髂粗隆 iliac tuberosity 엉덩뼈거친면 腸骨粗面
3 髂后上棘 posterior superior iliac spine 위뒤엉덩뼈가시 上後腸骨棘
4 耳状面 auricular surface 귀모양면 耳狀面
5 髂后下棘 posterior inferior iliac spine 아래뒤엉덩뼈가시 下後腸骨棘
6 坐骨大切迹 greater sciatic notch 큰궁둥패임 大坐骨切痕
7 弓状线 arcuate line 활꼴선 弓狀線
8 坐骨棘 ischial spine 궁둥뼈가시 坐骨棘
9 坐骨小切迹 lesser sciatic notch 작은궁둥패임 小坐骨切痕
10 坐骨支 ramus of ischium 궁둥뼈가지 坐骨枝
11 耻骨下支 inferior ramus of pubis 두덩뼈아래가지 恥骨下枝
12 耻骨联合面 pubic symphysial surface 두덩결합면 恥骨結合面
13 闭孔 obturator foramen 닫개 閉鎖孔
14 耻骨结节 pubic tubercle 두덩뼈결절 恥骨結節
15 耻骨上支 superior ramus of pubis 두덩뼈위가지 恥骨上枝
16 耻骨梳 pecten pubis 두덩뼈빗살 恥骨櫛
17 闭孔沟 obturator groove 폐쇄고랑 閉鎖溝
18 髂耻隆起 iliopubic eminence 엉덩두덩융기 腸恥隆起
19 髂前下棘 anterior inferior iliac spine 아래앞엉덩뼈가시 下前腸骨棘
20 髂前上棘 anterior superior iliac spine 위앞엉덩뼈가시 上前腸骨棘

73 髋骨（外面观）

The hip (lateral aspect)

볼기뼈(안쪽면)

寬骨（内面）

1 髂结节 tubercle of iliac crest 엉덩뼈결절 腸骨結節
2 髂后上棘 posterior superior iliac spine 위뒤엉덩뼈가시 上後腸骨棘
3 髂后下棘 posterior inferior iliac spine 아래뒤엉덩뼈가시 下後腸骨棘
4 坐骨大切迹 greater sciatic notch 큰궁둥패임 大坐骨切痕
5 坐骨棘 ischial spine 궁둥뼈가시 坐骨棘
6 坐骨结节 ischial tuberosity 궁둥뼈결절 坐骨結節
7 闭孔 obturator foramen 닫개 閉鎖孔
8 耻骨结节 pubic tubercle 두덩뼈결절 恥骨結節
9 髋臼切迹 acetabular notch 절구패임 寬骨臼切痕
10 髋臼窝 acetabular fossa 절구오목 寬骨臼窩
11 月状面 lunate surface 반달면 月状面
12 髂前下棘 anterior inferior iliac spine 아래앞엉덩뼈가시 下前腸骨棘
13 髂前上棘 anterior superior iliac spine 위앞엉덩뼈가시 上前腸骨棘

74 股骨

The femur

넙다리뼈

大腿骨

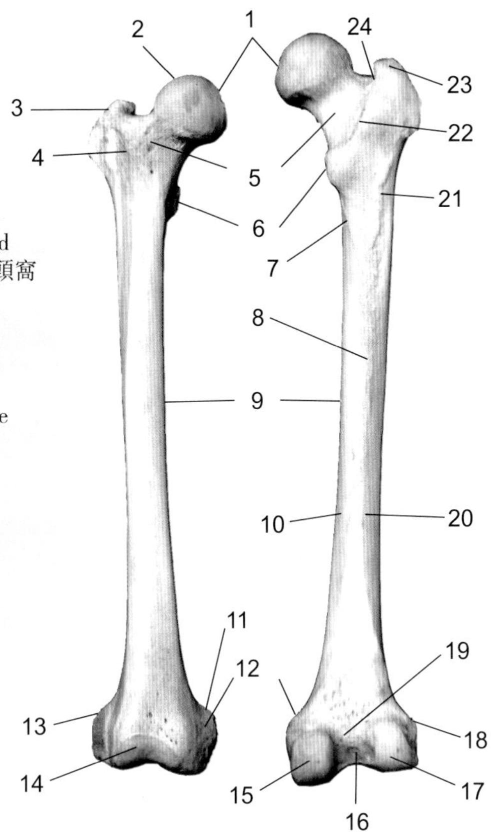

1 股骨头凹 fovea of femoral head
넙다리뼈머리오목 大腿骨頭窩

2 股骨头 head of femur
넙다리뼈머리 大腿骨頭

3 大转子 greater trochanter
큰돌기 大転子

4 转子间线 intertrochanteric line
돌기사이선 転子間線

5 股骨颈 neck of femur
넙다리뼈목 大腿骨頸

6 小转子 lesser trochanter
작은돌기 小転子

7 耻骨肌线 pectineal line
두덩근선 恥骨筋線

8 粗线 linea aspera
거친선 太糸

9 股骨体 shaft of femur 넙다리뼈몸통 大腿骨体

10 内侧唇 medial lip 속능선 内側唇

11 收肌结节 adductor tubercle 모음근결절 内転筋結節

12 内上髁 medial epicondyle 안쪽위관절융기 内側上顆

13 外上髁 lateral epicondyle 가쪽위관절융기 外側上顆

14 髌面 patellar surface 무릎면 膝蓋面

15 内侧髁 medial condyle 안쪽관절융기 内側顆

16 髁间窝 intercondylar fossa 융기사이오목 顆間窩

17 外侧髁 lateral condyle 가쪽관절융기 外側顆

18 外上髁 lateral epicondyle 가쪽위관절융기 外側上顆

19 髁间线 intercondylar line 융기사이선 顆間線

20 外侧唇 lateral lip 바깥능선 外側唇

21 臀肌粗隆 gluteral tuberosity 볼기근거친면 殿筋粗面

22 转子间嵴 intertrochanteric crest 돌기사이능선 転子間稜

23 大转子 greater trochanter 큰돌기 大転子

24 转子窝 trochanteric fossa 돌기오목 転子窩

75 髌骨

The patella

무릎뼈

膝蓋骨

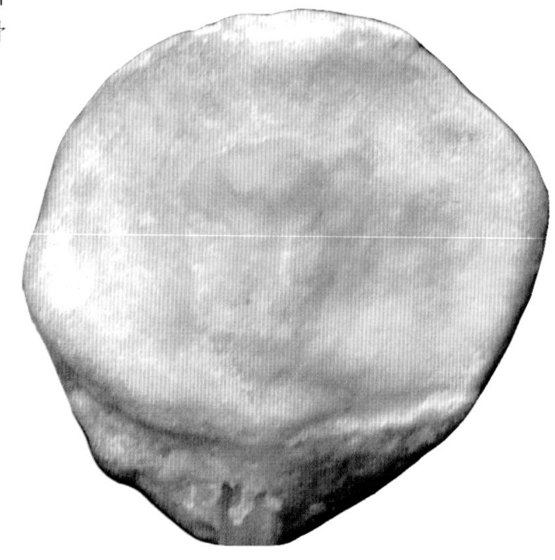

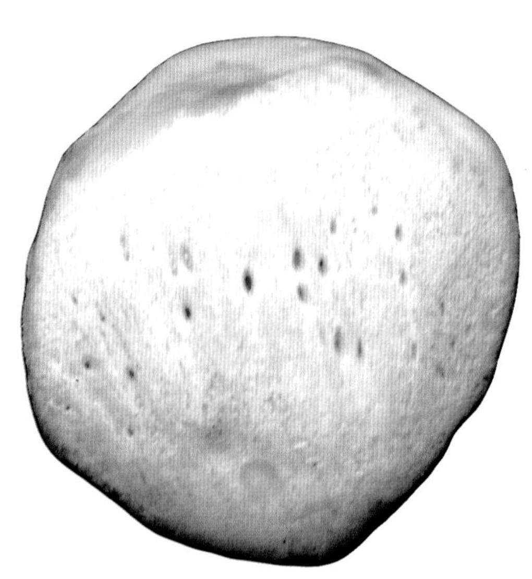

前面 anterior aspect 앞면 前面
后面 posterior aspect 뒷면 後面

76 胫骨（前面观）

The tibia (anterior aspect)

정강뼈(앞면)

脛骨（前面）

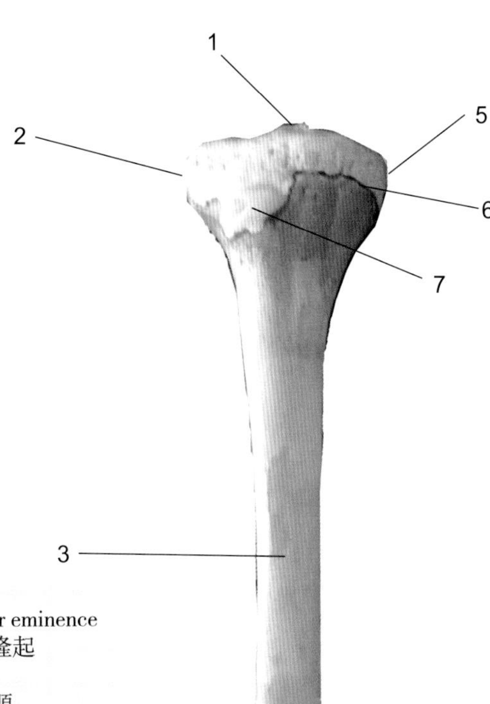

1 髁间隆起 intercondylar eminence
융기사이융기 顆間隆起

2 外侧髁 lateral condyle
가쪽관절융기 外側顆

3 胫骨体 shaft of tibia
정강뼈몸통 脛骨体

4 骺线 epiphysial line
뼈끝선 骨端線

5 内侧髁 medial condyle
안쪽관절융기 内側顆

6 骺线 epiphysial line
뼈끝선 骨端線

7 胫骨粗隆 tibial tuberosity
정강뼈거친면 脛骨粗面

8 内踝 medial malleolus
안쪽복사 内果

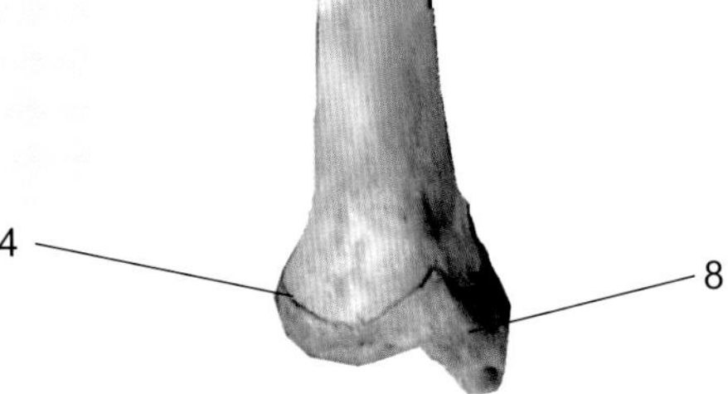

77 胫骨（后面观）

The tibia (posterior aspect)
정강뼈(뒤면)
脛骨（後面）

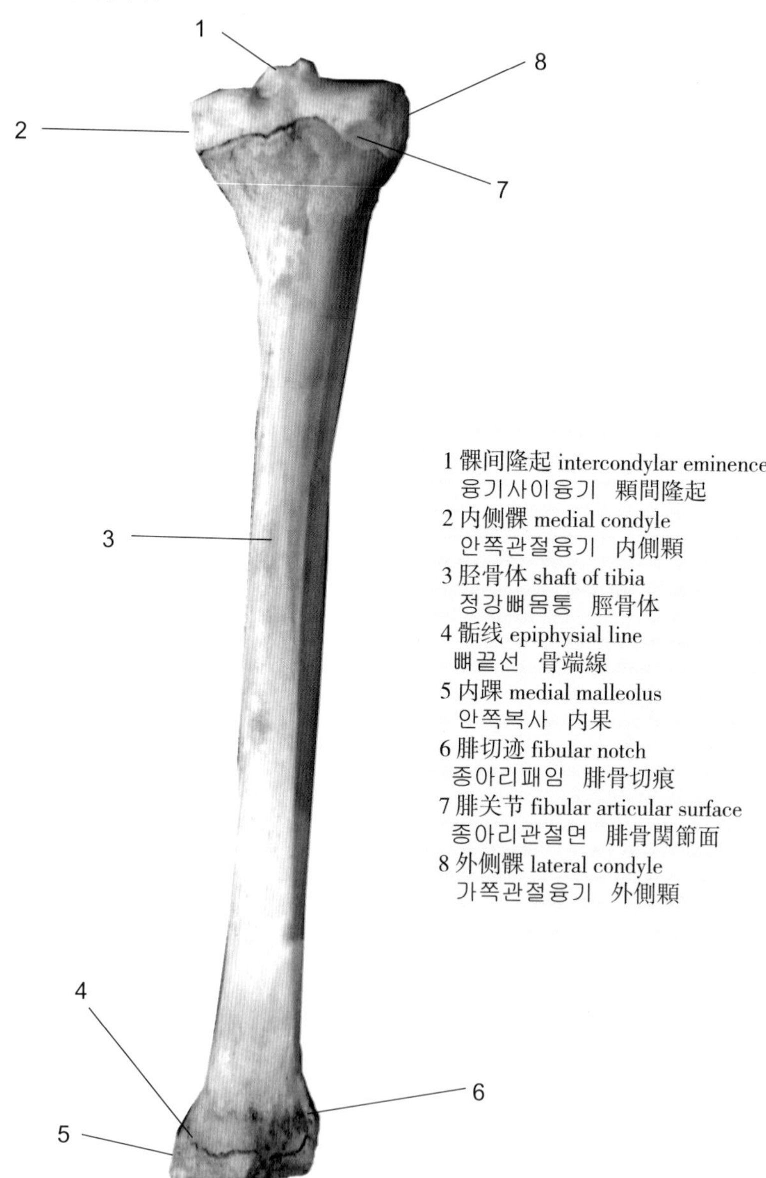

1 髁间隆起 intercondylar eminence
융기사이융기　顆間隆起
2 内侧髁 medial condyle
안쪽관절융기　内側顆
3 胫骨体 shaft of tibia
정강뼈몸통　脛骨体
4 骺线 epiphysial line
뼈끝선　骨端線
5 内踝 medial malleolus
안쪽복사　内果
6 腓切迹 fibular notch
종아리패임　腓骨切痕
7 腓关节 fibular articular surface
종아리관절면　腓骨関節面
8 外侧髁 lateral condyle
가쪽관절융기　外側顆

78 腓骨

The fibula
종아리뼈
腓骨

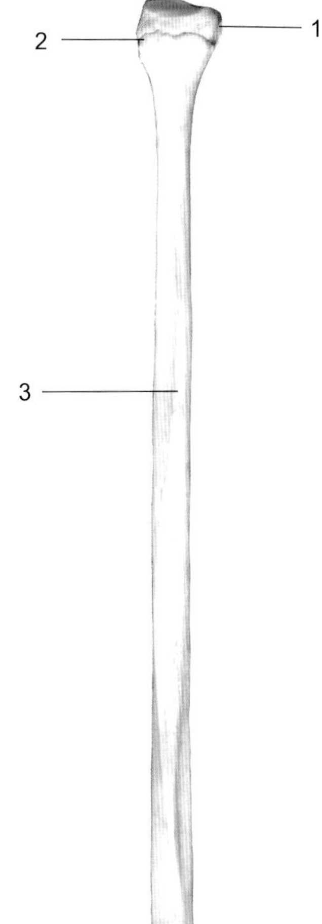

1 腓骨头 fibular head
종아리뼈머리 腓骨頭
2 骺线 epiphysial line
뼈끝선 骨端線
3 腓骨体 fibular body
종아리뼈몸통 腓骨体
4 外踝 lateral malleolus
가쪽복사 外果

79 足骨（上面观）

The bones of the foot (superior aspect)

발뼈(위면)

足の骨（上面）

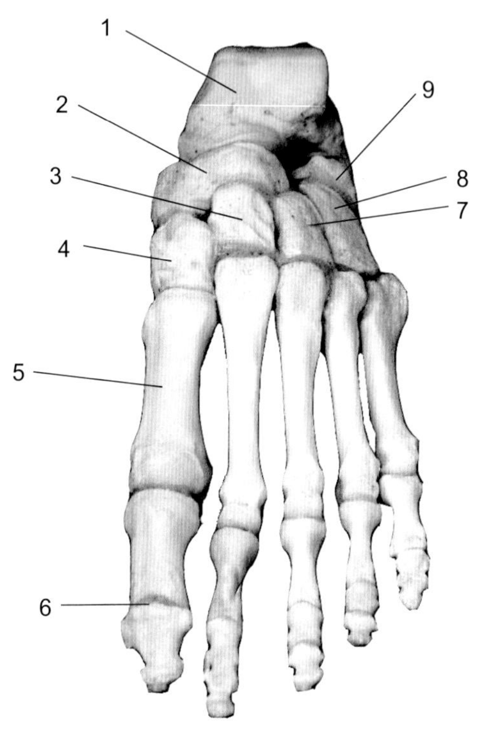

1 距骨 talus 목말뼈 踵骨

2 足舟骨 navicular bone 발배뼈 足の舟状骨

3 中间楔骨 intermediate cuneiform bone 중간쐐기뼈 中間楔状骨

4 内侧楔骨 medial cuneiform bone 안쪽쐐기뼈 内側楔状骨

5 跖骨 metatarsal bones 발허리뼈 中足骨

6 趾骨滑车 trochlea of phalanx 발가락뼈도르래 足の指骨滑車

7 外侧楔骨 lateral cuneiform bone 가쪽쐐기뼈 外側楔状骨

8 骰骨 cuboid bone입방뼈 立方骨

9 跟骨 calcaneus 발꿈치뼈 踵骨

80 足骨（侧面观）

The bones of the foot (lateral aspect)

발뼈 (가쪽면)

足の骨（側面）

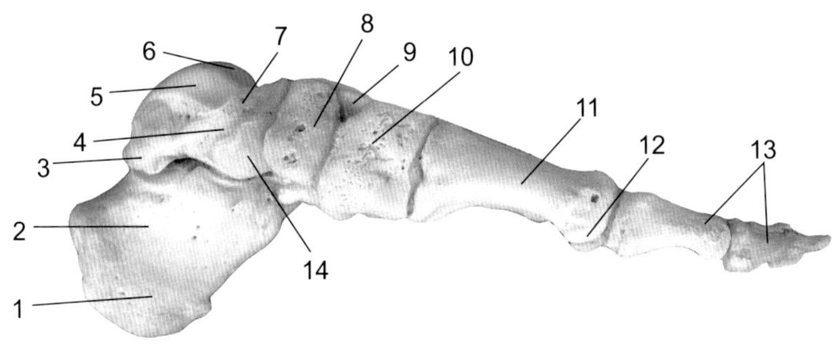

1 跟骨结节 calcaneal tuberosity 발꿈치뼈융기 踵骨結節
2 跟骨 calcaneus 발꿈치뼈 踵骨
3 距骨后突 posterior process of talus 목말뼈뒤돌기 距骨後突起
4 距骨颈 neck of talus 목말뼈목 踵骨頸
5 内踝关节面 articular facet of medial malleolus 안쪽복사관절면 内果関節面
6 距骨滑车 trochlea of talus 목말뼈도르래 踵骨滑車
7 距骨颈 neck of talus 목말뼈목 踵骨頸
8 足舟骨 navicular bone 발배뼈 足の舟状骨
9 中间楔骨 intermediate cuneiform bone 중간쐐기뼈 中間楔状骨
10 内侧楔骨 medial cuneiform bone 안쪽쐐기뼈 内側楔状骨
11 第一跖骨 first metatarsal bone 첫째발허리뼈 第一中足骨
12 第一跖骨头 head of first metatarsal bone 첫째발허리뼈머리 第一中足骨頭
13 趾骨 phalanges of foot 발가락뼈 足の指骨
14 距骨头 head of talus 목말뼈머리 踵骨頭

81 髋关节和骨盆的韧带(前面观)

The hip joint and the ligaments of the pelvis (anterior aspect)

엉덩관절과 골반의 인대(앞면)

股関節と骨盤の靱帯（前面）

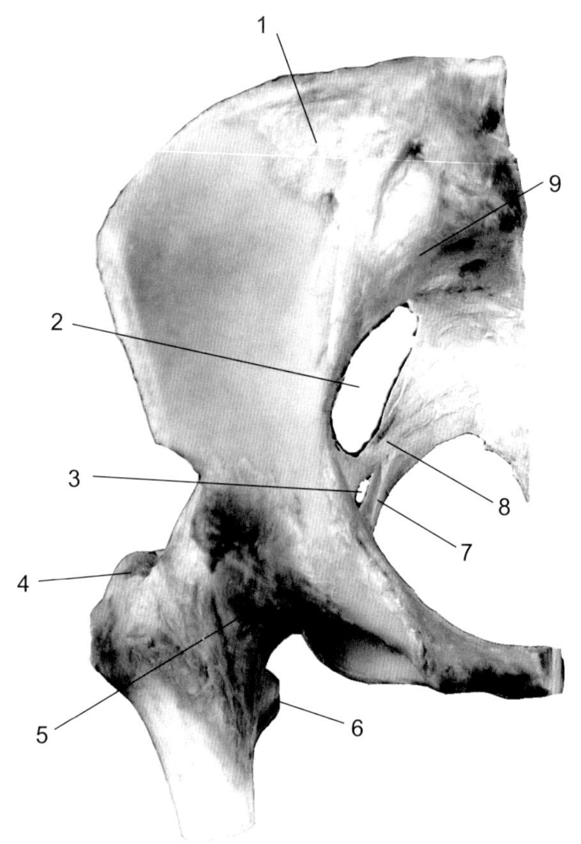

1 髂腰韧带 iliolumbar ligament 엉덩허리인대 腸腰靱帯
2 坐骨大孔 greater sciatic foramen 큰궁둥구멍 大坐骨孔
3 坐骨小孔 lesser sciatic foramen 작은궁둥구멍 小坐骨孔
4 大转子 greater trochanter 큰돌기 大転子
5 关节囊 articuar capsule 관절주머니 関節包
6 小转子 lesser trochanter 작은돌기 小転子
7 骶结节韧带 sacrotuberous ligament 엉치결절인대 仙骨結節靱帯
8 骶棘韧带 sacrospinous ligament 엉치가시인대 仙棘靱帯
9 骶髂腹侧韧带 ventral sacroiliac ligament 앞엉치엉덩인대 前仙腸靱帯

82 髋关节和骨盆的韧带(后面观)

The hip joint and the ligaments of the pelvis (posterior aspect)

엉덩관절과 골반의 인대(뒷면)

股関節と骨盤の靱帯（後面）

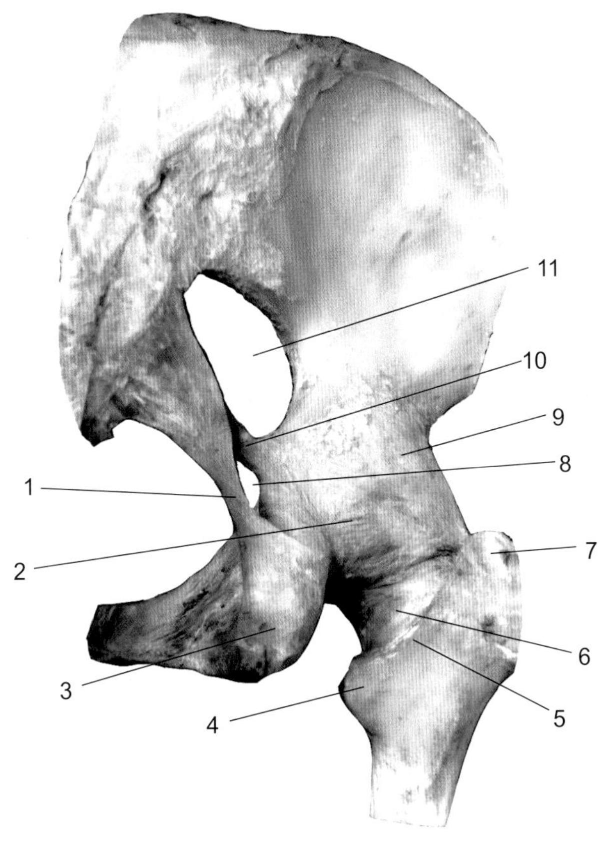

1 骶结节韧带 sacrotuberous ligament 엉치결절인대 仙骨結節靱帯
2 坐骨韧带 ischial ligament 궁둥인대 坐骨嚢靱帯
3 坐骨结节 ischial tuberosity 궁둥뼈결절 坐骨結節
4 小转子 lesser trochanter 작은돌기 小転子
5 转子间嵴 intertrochanteric crest 돌기사이능선 転子間稜
6 股骨颈 neck of femur 넙다리뼈목 大腿骨頸
7 大转子 greater trochanter 큰돌기 大転子
8 坐骨小孔 lesser sciatic foramen 작은궁둥구멍 小坐骨孔
9 髂股韧带 iliofemoral ligament 엉덩넙다리인대 腸骨大腿靱帯
10 骶棘韧带 sacrospinous ligament 엉치가시인대 仙棘靱帯
11 坐骨大孔 greater sciatic foramen 큰궁둥구멍 大坐骨孔

83 膝关节（前面观）

The knee joint (anterior aspect)

무릎관절 (앞면)

膝関節 (前面)

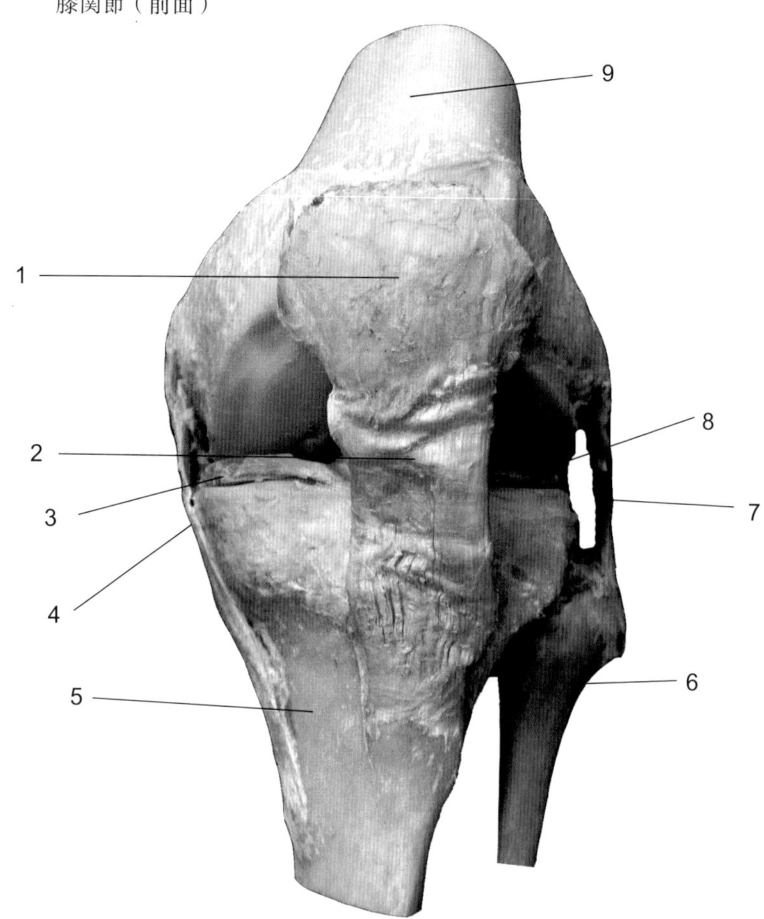

1 髌骨 patella 무릎뼈 膝蓋骨
2 髌韧带 patellar ligament 무릎인대 膝蓋靱帯
3 内侧半月板 medial meniscus 안쪽초승달 内側半月板
4 内侧副韧带 medial collateral ligament 안쪽곁인대 内側側副靱帯
5 胫骨 tibia 정강뼈 脛骨
6 腓骨 fibula 종아리뼈 腓骨
7 外侧副韧带 lateral collateral ligament 가쪽곁인대 外側側副靱帯
8 外侧半月板 lateral meniscus 가쪽초승달 外側半月板
9 股骨 femur 넙다리뼈 大腿骨

84 膝关节已打开关节囊前部

The knee joint opened from the front

열린 무릎관절의 관절주머니 (앞부분)

膝関節の開けた関節包 (前面)

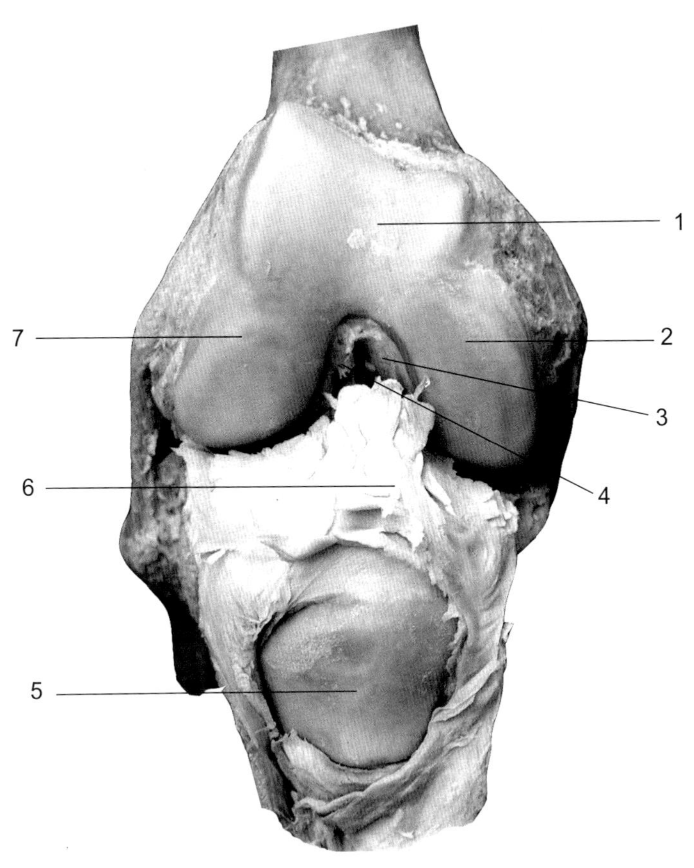

1 髌面 patellar surface 무릎면 膝蓋面
2 内侧髁 medial condyle 안쪽관절융기 内側顆
3 后交叉韧带 posterior cruciate ligament 뒤십자인대 後十字靱帯
4 前交叉韧带 anterior cruciate ligament 앞십자인대 前膝十字靱帯
5 髌关节面 patellar articular surface 무릎관절면 膝蓋関節面
6 翼状襞 alar folds 날개주름 翼状ひだ
7 外侧髁 lateral condyle 가쪽관절융기 外側顆

85 膝关节（交叉韧带）

The knee joint（cruciate ligaments）

무릎관절에서 (십자인대)

膝関節（十字靭帯）

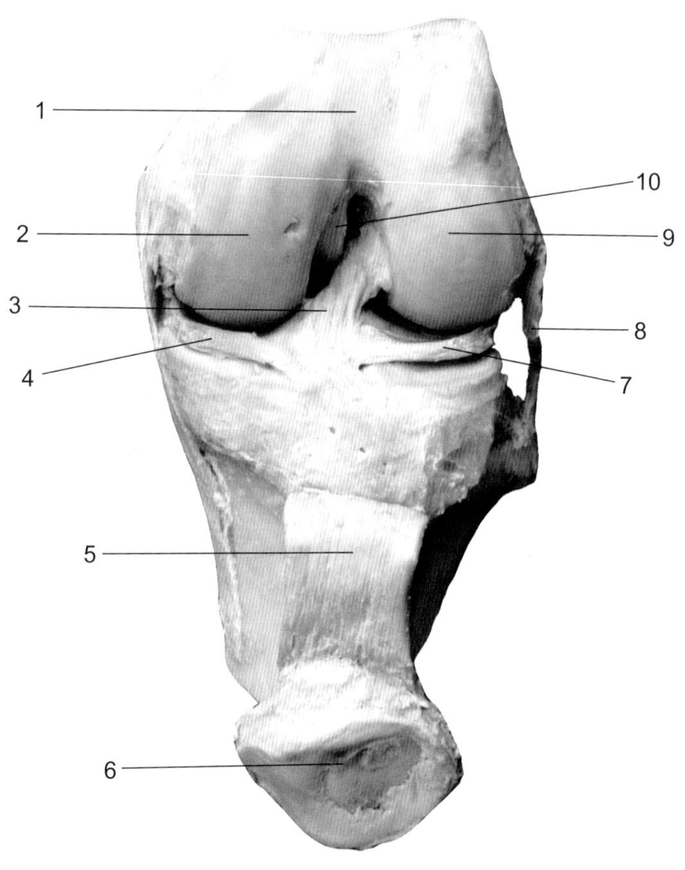

1 髌面 patellar surface　무릎면　膝蓋面
2 内侧髁 medial condyle　안쪽관절융기　内側顆
3 前交叉韧带 anterior cruciate ligament　앞십자인대　前膝十字靭帯
4 内侧半月板 medial meniscus　안쪽초승달　内側半月板
5 髌韧带 patellar ligament　무릎인대　膝蓋靭帯
6 髌关节面 patellar articular surface　무릎관절면　膝蓋関節面
7 外侧半月板 lateral meniscus　가쪽초승달　外側半月板
8 外侧副韧带 lateral collateral ligament　가쪽곁인대　外側側副靭帯
9 外侧髁 lateral condyle　가쪽관절융기　外側顆
10 后交叉韧带 posterior cruciate ligament　뒤십자인대　後十字靭帯

86 膝关节（后面观）

The knee joint (posterior aspect)

무릎관절의（뒷면）

膝関節（後面）

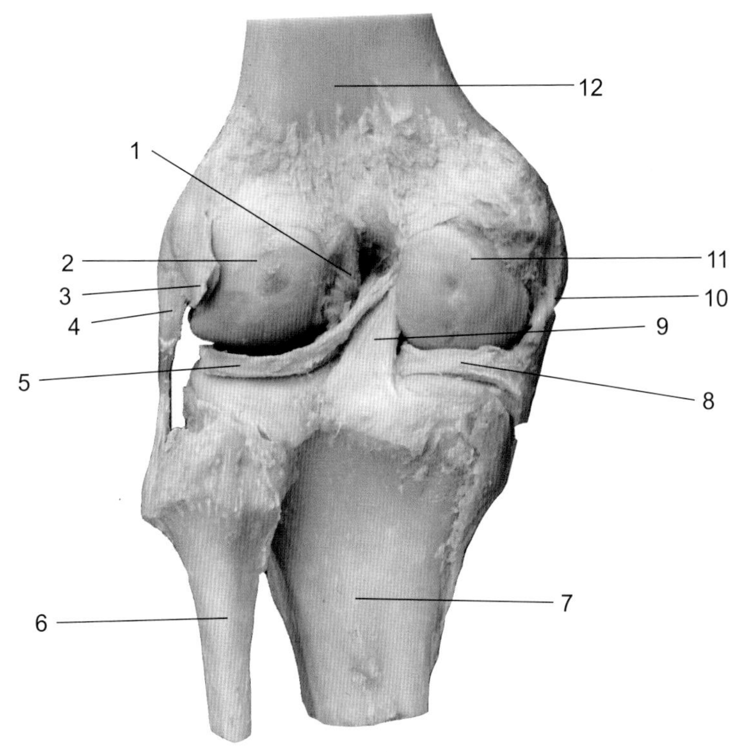

1 前交叉韧带 anterior cruciate ligament 앞십자인대 前膝十字靭帯
2 外侧髁 lateral condyle 가쪽관절융기 外側顆
3 腘肌 popliteus 오금근 膝窩筋
4 外侧副韧带 lateral collateral ligament 가쪽곁인대 外側副靭帯
5 外侧半月板 lateral meniscus 가쪽초승달 外側半月板
6 腓骨 fibula 종아리뼈 腓骨
7 胫骨 tibia 정강뼈 脛骨
8 内侧半月板 medial meniscus 안쪽초승달 内側半月板
9 后交叉韧带 posterior cruciate ligament 뒤십자인대 後十字靭帯
10 内侧副韧带 medial collateral ligament 안쪽곁인대 内側側副靭帯
11 内侧髁 medial condyle 안쪽관절융기 内側顆
12 股骨 femur 넙다리뼈 大腿骨

87 膝关节（正中矢状面）

The knee joint（mediansagittal section）

무릎관절（정중옆면）

膝関節（正中矢状面）

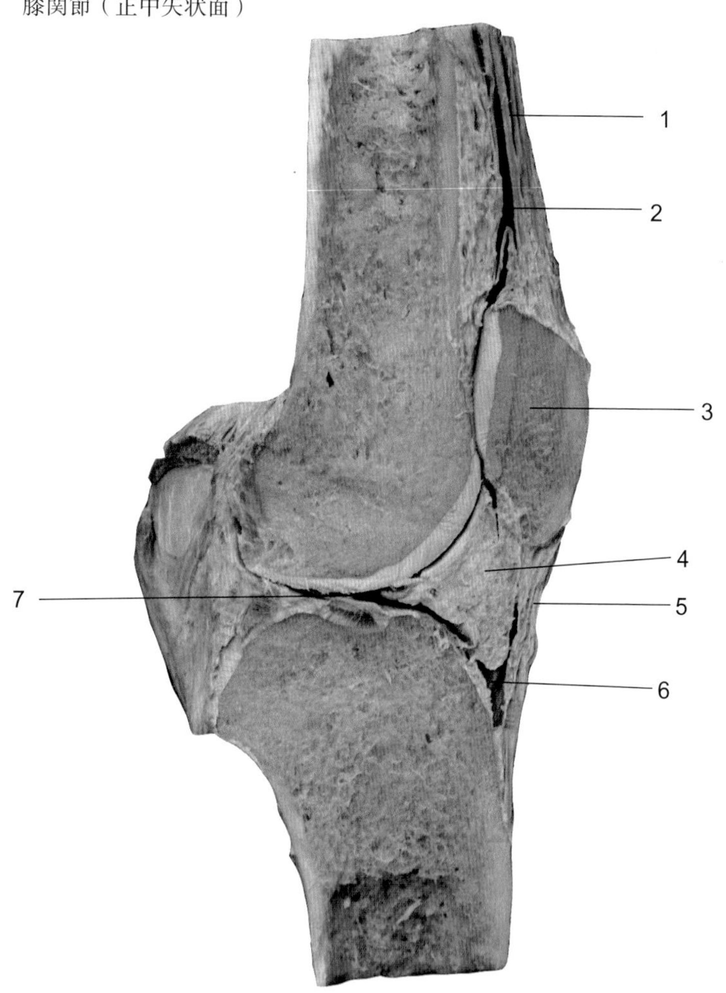

1 股四头肌腱 tendon of quadriceps femoris 넙다리네갈래근힘줄 大腿四頭筋腱
2 髌上囊 suprapatellar bursa무릎위주머니 膝蓋上包
3 髌骨 patella 무릎뼈 膝蓋骨
4 翼状襞 alar folds 날개주름 翼状ひだ
5 髌韧带 patellar ligament 무릎인대 膝蓋靱帯
6 髌下深囊 infrapatellar deep bursa 깊은무릎아래주머니 深膝蓋下包
7 关节腔 articular cavity 관절공간 関節腔

膝关节

The knee joint

무릎관절

膝関節

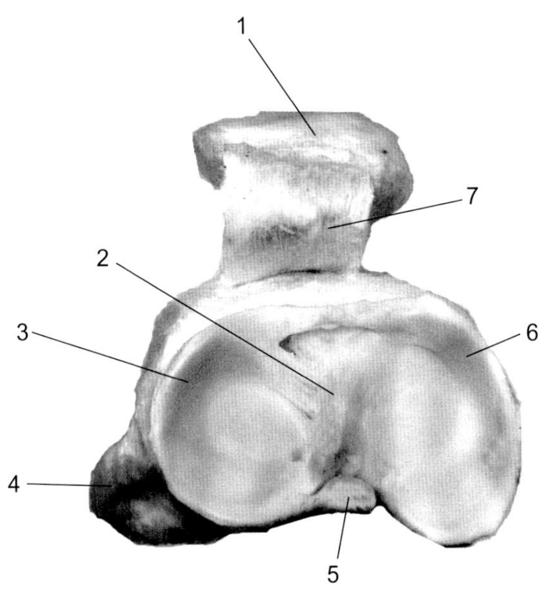

1 髌骨 patella 무릎뼈 膝蓋骨
2 前交叉韧带 anterior cruciate ligament 앞십자인대 前膝十字靱帯
3 外侧半月板 lateral meniscus 가쪽초승달 外側半月板
4 腓骨头 head of fibula 종아리뼈머리 腓骨頭
5 后交叉韧带 posterior cruciate ligament 뒤십자인대 後十字靱帯
6 内侧半月板 medial meniscus 안쪽초승달 内側半月板
7 髌韧带 patellar ligament 무릎인대 膝蓋靱帯

89 足的主要韧带

The major ligaments of the foot

발의 주요한 인대

足の主要靱帯

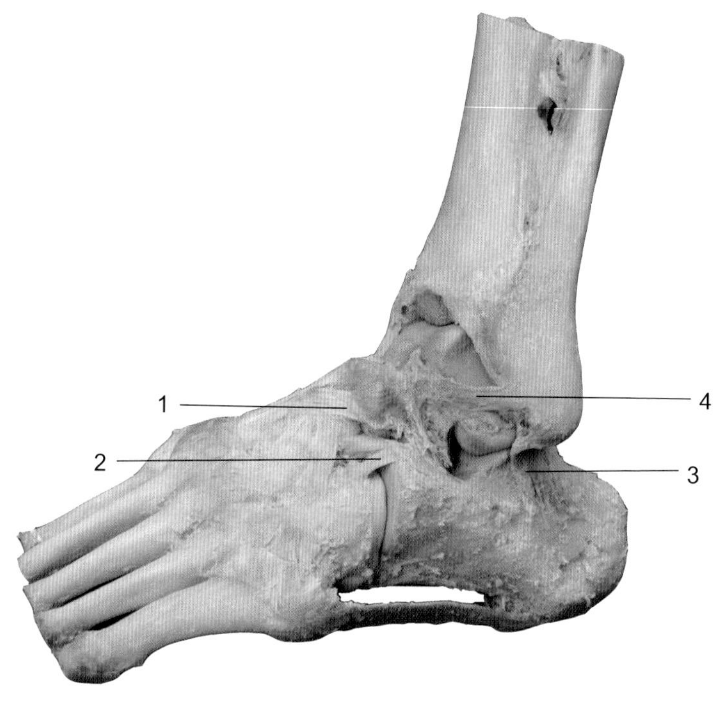

1 距舟韧带 talonaviculare ligament 목말발배인대 距舟靱帯
2 分歧韧带 bifurcate ligament 두갈래인대 二分靱帯
3 跟腓韧带 calcaneofibular ligament 발꿈치종아리인대 踵骨腓骨靱帯
4 距腓前韧带 anterior talofibular ligament 앞목말종아리인대 前距腓靱帯

90 骨盆

The pelvis

골반

骨盤

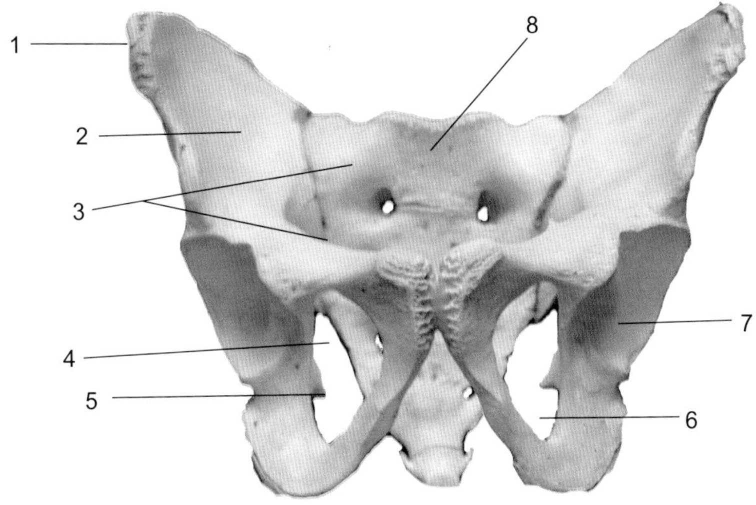

1 髋骨 hip bone 볼기뼈 寬骨
2 大骨盆 greater pelvis 큰골반 大骨盤
3 界限 terminal line 분계선 限界
4 小骨盆 lesser pelvis 작은골반 小骨盤
5 坐骨棘 ischial spine 궁둥뼈가시 坐骨棘
6 闭孔 obturator foramen 폐쇄구멍 閉鎖孔
7 髋臼 acetabulum 볼기뼈절구 寬骨臼
8 骶骨 sacrum 엉치뼈 仙骨

91 骨盆（后面观）

The pelvis (posterior aspect)

골반 (뒤면)

仙骨（後面）

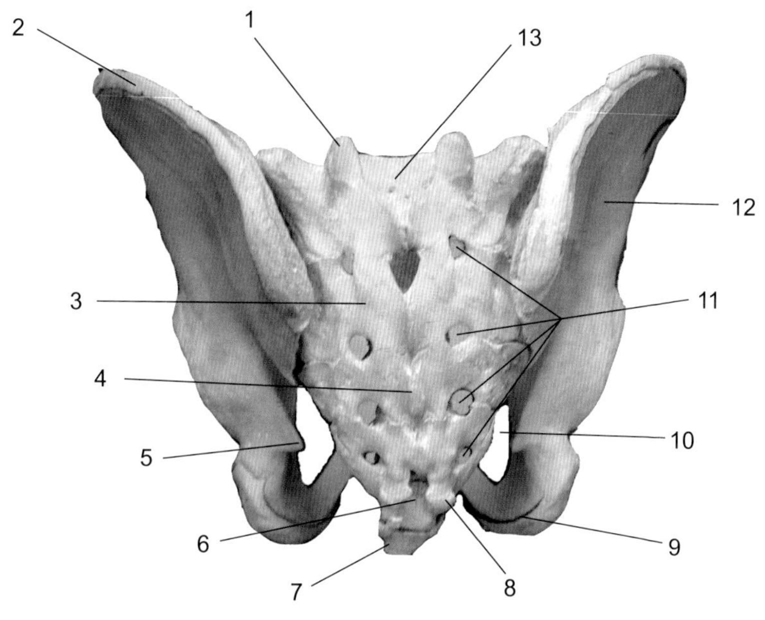

1 上关节突 superior articular process 위관절돌기 上関節突起
2 髂嵴 iliac crest 엉덩뼈능선 腸骨稜
3 骶骨 sacrum 엉치뼈 仙骨
4 骶正中嵴 median sacral crest 정중엉치뼈능선 正中仙骨稜
5 坐骨棘 ischial spine 궁둥뼈가시 坐骨棘
6 骶管裂孔 sacral hiatus 엉치뼈틈새 仙骨管裂孔
7 尾骨 coccyx 꼬리뼈 尾骨
8 骶角 sacral horn 엉치뼈뿔 仙骨角
9 骺线 epiphysial line 뼈끝선 骨端線
10 闭孔 obturator foramen 폐쇄구멍 閉鎖孔
11 骶后孔 posterior sacral foramen 뒤엉치뼈구멍 後仙骨孔
12 髋骨 hip bone 볼기뼈 寬骨
13 骶管 sacra canal 엉치뼈관 仙骨管

92 男性骨盆X线正位

X-ray anterior position of the male pelvis

남성골반앞면X선

男性骨盤の前面のX線

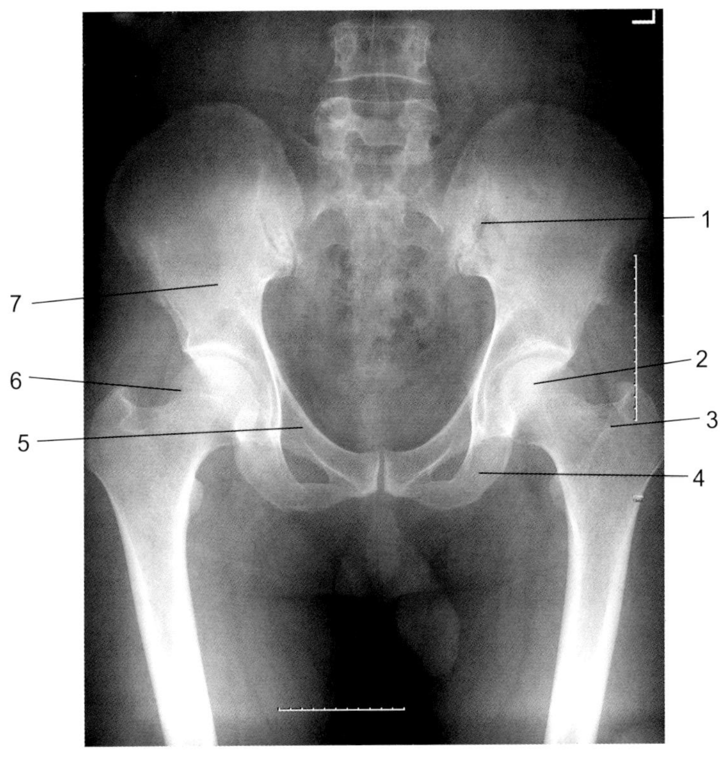

1 骶髂关节 sacroiliac joint 엉치엉덩관절 仙腸関節
2 股骨头 head of femur 넙다리뼈머리 大腿骨頭
3 大转子 greater trochanter 큰돌기 大転子
4 坐骨 ischium 궁둥뼈 坐骨
5 耻骨上支 superior ramus of pubis 두덩뼈위가지 恥骨上枝
6 股骨颈 neck of femur 넙다리뼈목 大腿骨頸
7 髂骨 ilium 엉덩뼈 腸骨

93 女性骨盆X线正位

X–ray anterior position of the female pelvis

여성골반앞면X선

女性骨盤の前面のX線

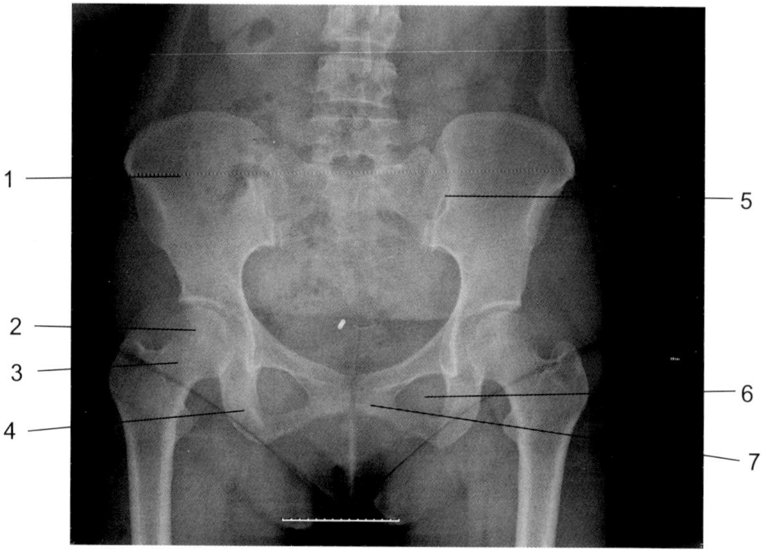

1

2

3

4

5

6

7

1 髂骨 ilium 엉덩뼈 腸骨
2 股骨头 head of femur 넙다리뼈머리 大腿骨頭
3 股骨颈 neck of femur 넙다리뼈목 大腿骨頸
4 坐骨 ischium 궁둥뼈 坐骨
5 骶髂关节 sacroiliac joint 엉치엉덩관절 仙腸関節
6 闭孔 obturator foramen닫개 閉鎖孔
7 耻骨 pubis 두덩뼈 恥骨

94 右膝关节正位

Anterior position of the right knee joint
우측무릎관절 (앞면)
右の膝関節（前面）

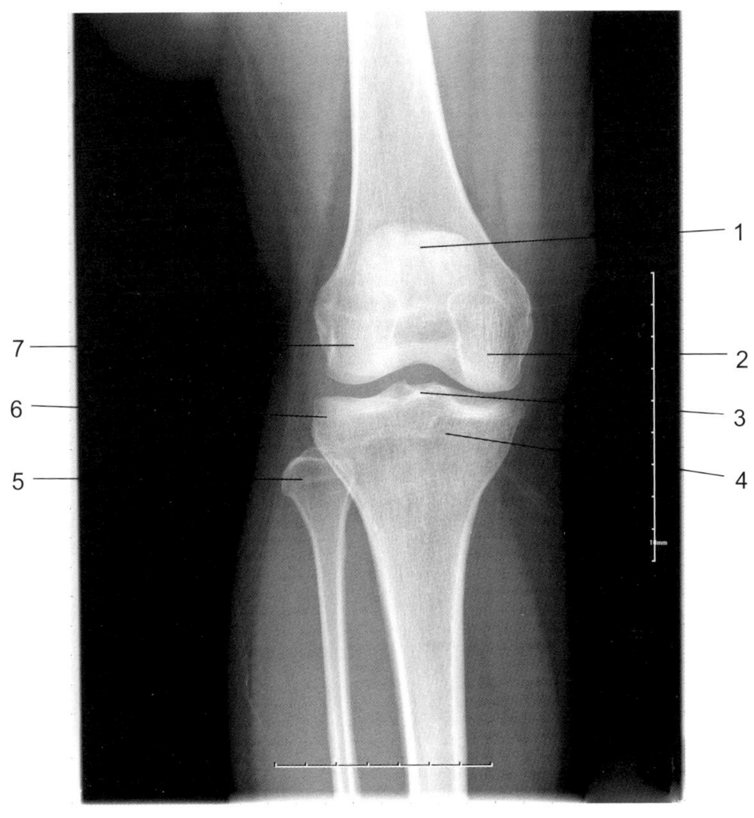

1 髌骨 patella　무릎뼈　膝蓋骨
2 内侧髁 medial condyle　안쪽관절융기　内側顆
3 髁间隆起 intercondylar eminence　융기사이융기　顆間隆起
4 胫骨内侧髁 medial condyle of tibia　정강뼈안쪽관절융기　脛骨内側顆
5 腓骨头 head of fibula　종아리뼈머리　腓骨頭
6 胫骨外侧髁 lateral condyle of tibia정강뼈가쪽관절융기　脛骨外側顆
7 外侧髁 lateral condyle　가쪽관절융기　外側顆

95 右膝关节侧位

Lateral position of the right knee joint

우측무릎관절 (측면)

右の膝関節（側面）

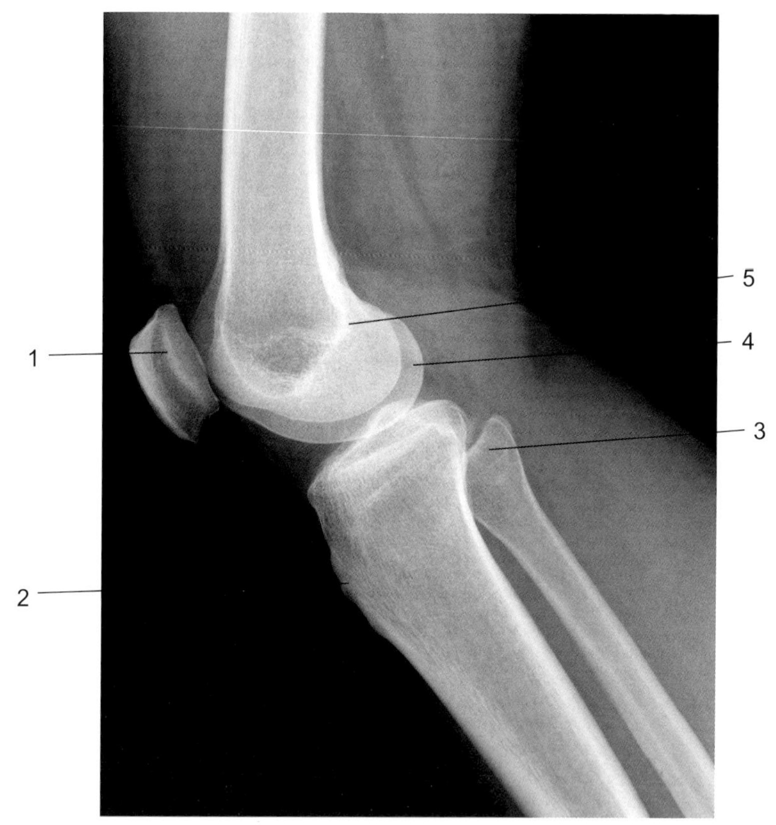

1 髌骨 patella 무릎뼈 膝蓋骨
2 胫骨粗隆 tibial tuberosity 정강거친면 脛骨粗面
3 腓骨头 head of fibula 종아리뼈머리 腓骨頭
4 内侧髁 medial condyle 안쪽관절융기 内側顆
5 外侧髁 lateral condyle 가쪽관절융기 外側顆

96 踝关节正位

Anterior position of the ankle joint

발목관절(앞면)

足関節（前面）

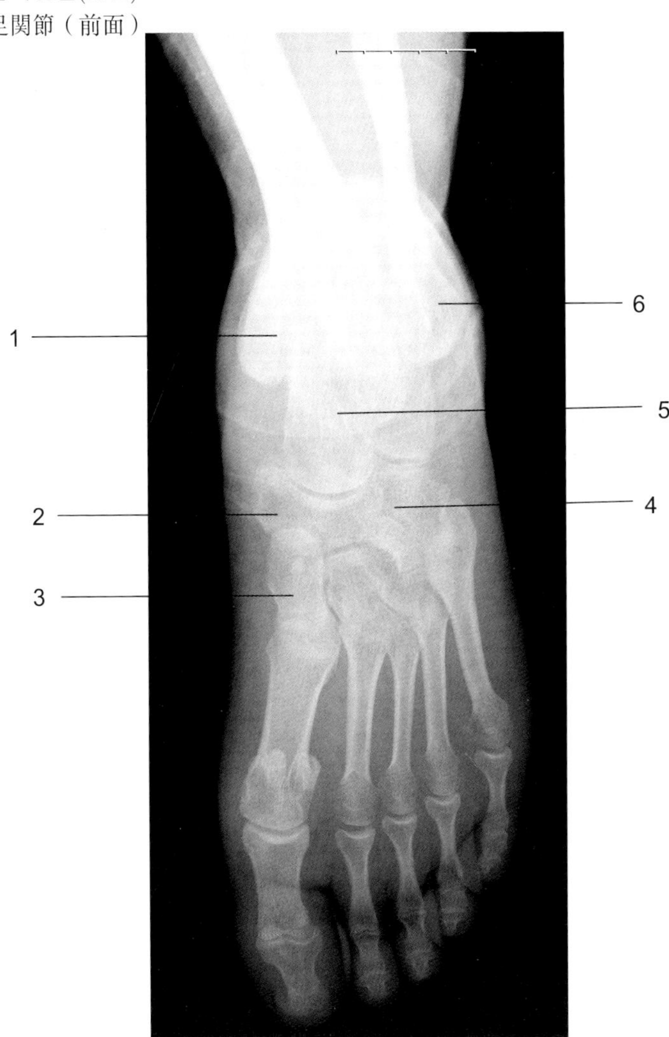

1 内踝 medial malleolus 안쪽복사 内果
2 足舟骨 navicular bone 발배뼈 足の舟状骨
3 内侧楔骨 medial cuneiform bone 안쪽쐐기뼈 内側楔状骨
4 骰骨 cuboid bone 입방뼈 立方骨
5 距骨 talus 목말뼈 踵骨
6 外踝 lateral malleolus 가쪽복사 外果

97 踝关节侧位

lateral position of ankle joint

발목관절 (가쪽면)

足関節（側面）

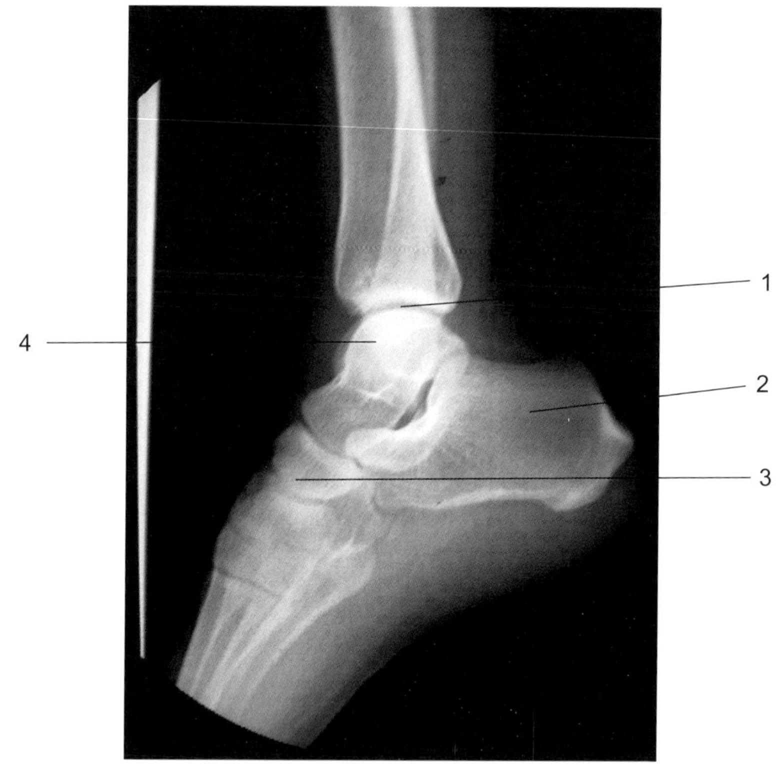

1 踝关节 ankle joint　발목관절　足関節
2 跟骨 calcaneus　발꿈치뼈　踵骨
3 足舟骨 navicular bone　발배뼈　足の舟状骨
4 骰骨 cuboid bone　입방뼈　立方骨

98 面肌（前面观）

Facial muscles (anterior aspect)

얼굴근육 (앞면)

顔面筋（前面）

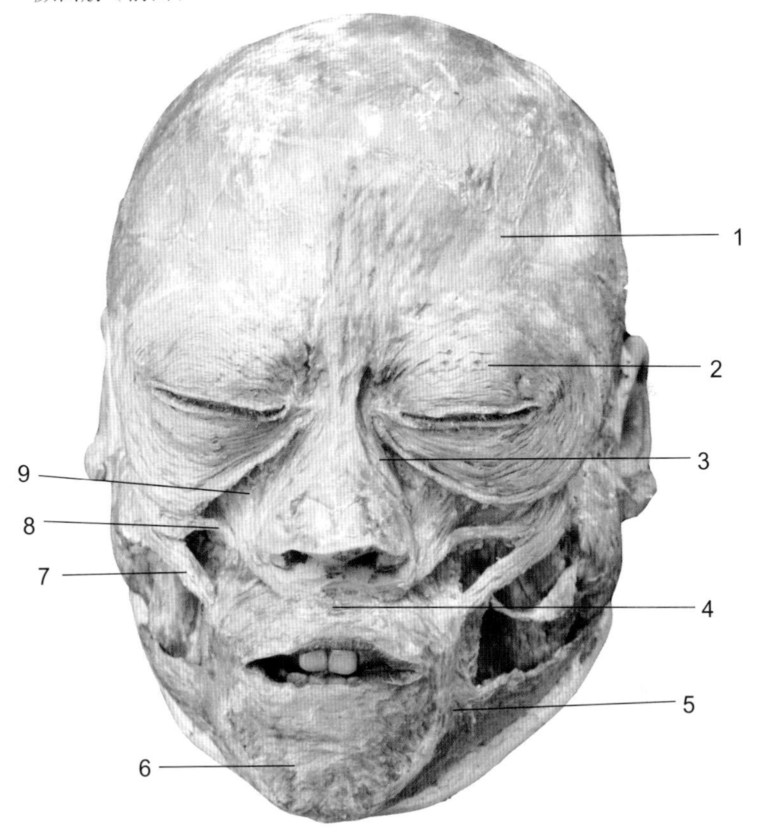

1 枕额肌额腹 frontal belly of occipitofrontalis
통수이마근이마힘살　後頭前頭筋筋腹
2 眼轮匝肌 orbicularis oculi　눈둘레근　眼輪筋
3 提上唇鼻翼肌 levator labii superioris alaegue nasi
위입술콧방울올림근　上唇鼻翼挙筋
4 口轮匝肌orbicularis oris　입둘레근　口輪筋
5 降口角肌 depressor anguli oris　입꼬리내림근　口角下制筋
6 降下唇肌 depressor labii inferioris　아래입술내림근　下唇下制筋
7 颧大肌 zygomaticus major　큰광대근　大頬骨筋
8 颧小肌 zygomaticus minor　작은광대근　小頬骨筋
9 提上唇肌 levator labii superioris　위입술올림근　上唇挙筋

99 面肌（侧面观）

Facial muscles (lateral aspect)

얼굴근육（가쪽면）

顔面筋（側面）

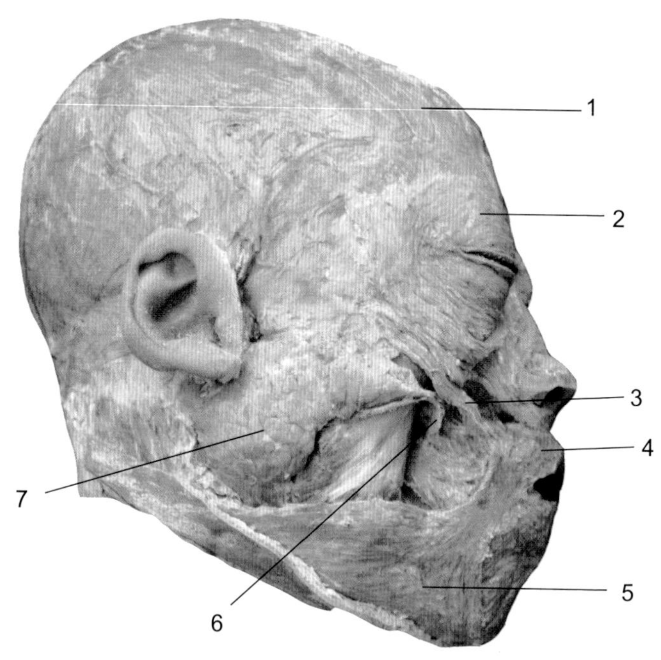

1 枕额肌额腹 frontal belly of occipitofrontalis
뒤통수이마근이마힘살　後頭前頭筋筋腹

2 眼轮匝肌 orbicularis oculi　눈둘레근　眼輪筋

3 颧大肌 zygomaticus major　큰광대근　大頬骨筋

4 口轮匝肌 orbicularis oris　입둘레근　口輪筋

5 降口角肌 depressor anguli oris　입꼬리내림근　口角下制筋

6 腮腺管 parotid duct　귀밑샘관　耳下腺管

7 腮腺 parotid gland　귀밑샘　耳下腺

100 咀嚼肌

Masticatory muscles
씹기근육
咀嚼筋

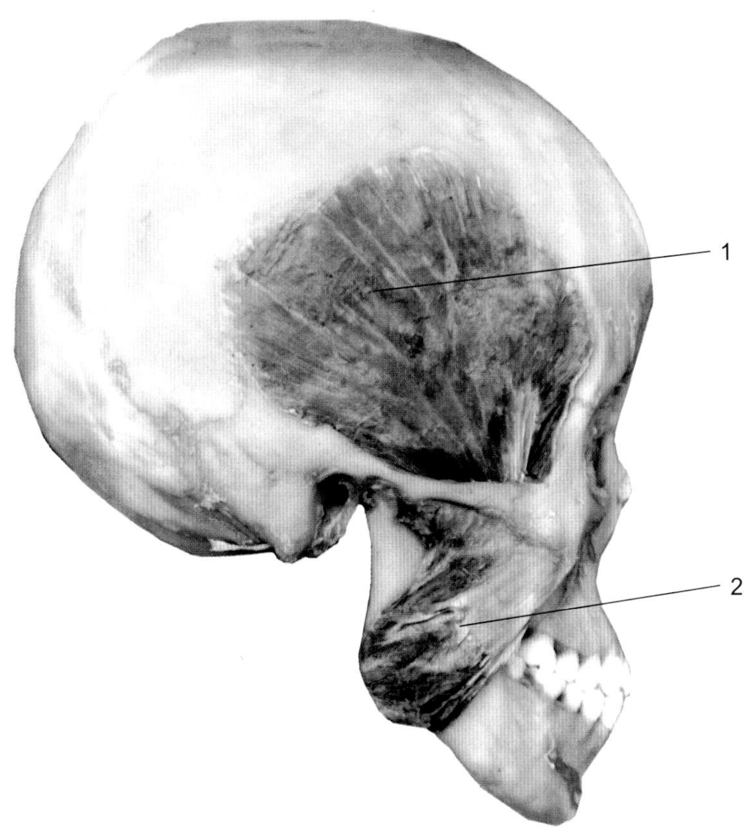

1 颞肌 temporalis 관자근 側頭筋
2 咬肌 masseter 깨물근 咬筋

101 颈部结构（1）

The structure of the neck（1）

목의 가쪽면（1）

頸部の側面（1）

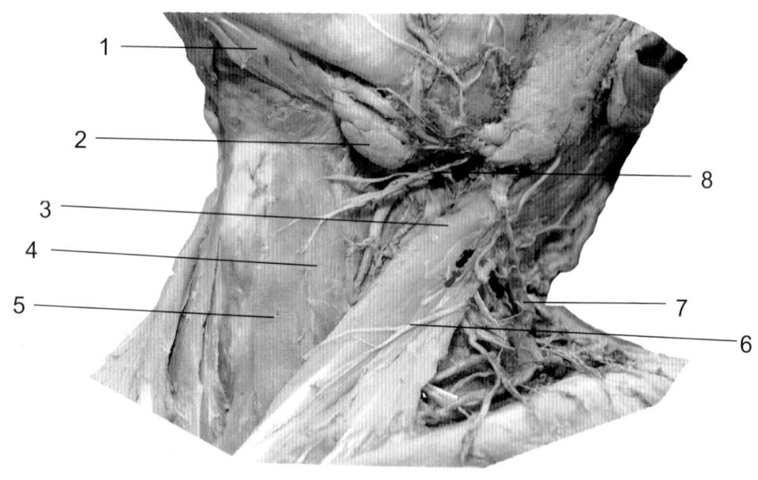

1 二腹肌（前腹） anterior belly of digastric 두힘살근(앞힘살) 二腹筋（前腹）
2 下颌下腺 submandibular gland 턱밑샘 顎下腺
3 胸锁乳突肌 sternocleidomastoid 목빗근 胸鎖乳突筋
4 肩胛舌骨肌 omohyoid 어깨목뿔근 肩甲舌骨筋
5 胸骨舌骨肌 sternohyoid muscle 복장목뿔근 胸骨舌骨筋
6 颈横神经 transverse nerve of neck 목가로신경 頸横神経
7 颈外静脉 external jugular vein 바깥목정맥 外頸静脈
8 面神经颈支 cervical branch of facial nerve 얼굴신경목가지 顔面神経の頸枝

102 颈部结构（2）

The structure of neck（2）

목 가쪽면（2）

頸部の側面（2）

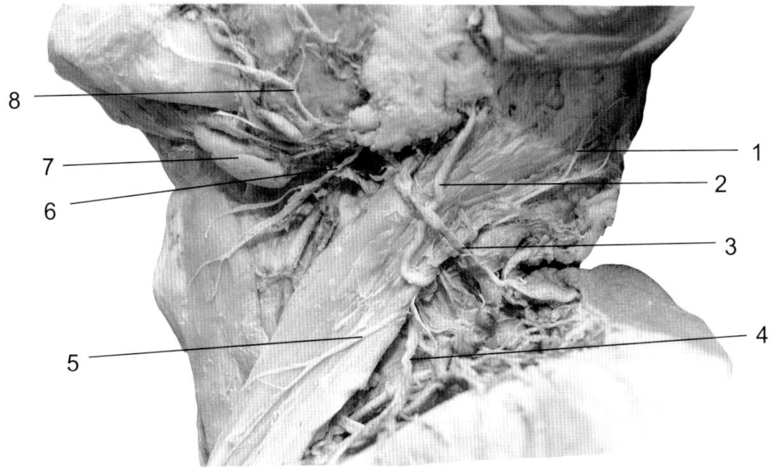

1 枕小神经 lesser occipital nerve 작은뒤통수신경 小後頭神経
2 耳大神经 great auricular nerve 큰귓바퀴신경 大耳介神経
3 颈外静脉 external jugular vein 바깥목정맥 外頸静脈
4 副神经 accessory nerve 더부신경 副神経
5 颈横神经 transverse nerve of neck 목가로신경 頸横神経
6 喉上神经 superior laryngeal nerve 위후두신경 上喉頭神経
7 下颌下腺 submandibular gland 턱밑샘 顎下腺
8 下颌缘支 marginal mandibular branch 턱모서리가지 下顎縁枝

103 颈部结构（3）

The structure of the neck（3）

목부위의 구조（3）

頸部の構造（3）

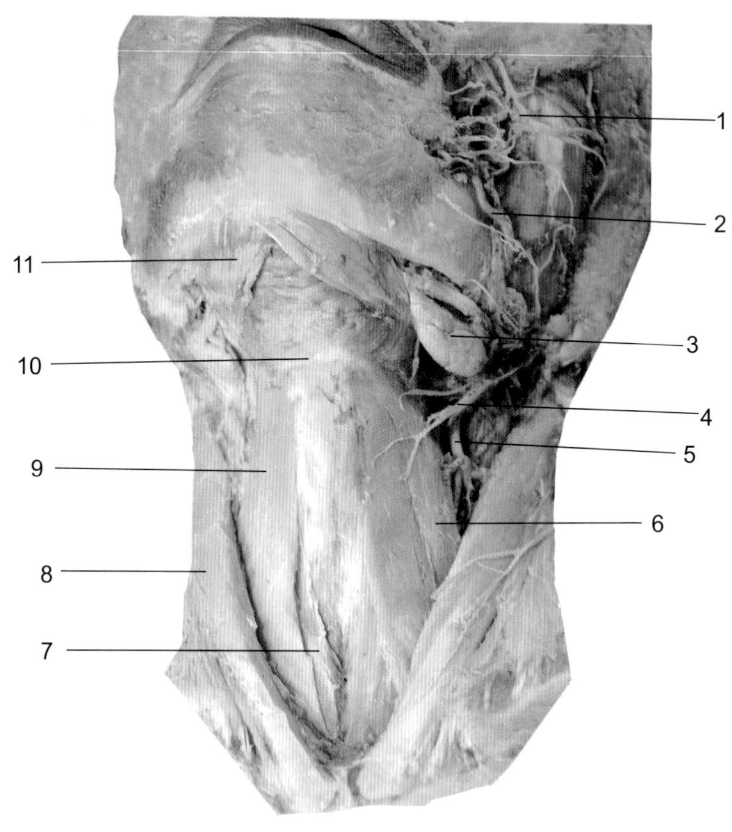

1 面神经 facial nerve 얼굴신경 顔面神経
2 面动脉 facial artery 얼굴동맥 顔面動脈
3 下颌下腺 submandibular gland 턱밑샘 顎下腺
4 喉上神经 superior laryngeal nerve 위후두신경 上喉頭神経
5 甲状腺上动脉 superior thyroid artery 위갑상동맥 上甲状腺動脈
6 肩胛锁骨肌 scapuloclavicular muscles 견갑쇄골근 肩甲鎖骨筋
7 胸骨甲状肌 sternothyroid muscle 복장방패근 胸骨甲状筋
8 胸锁乳突肌 sternocleidomastoid 목빗근 胸鎖乳突筋
9 胸骨舌骨肌 sternohyoid muscle 복장목뿔근 胸骨舌骨筋
10 舌骨 hyoid 목뿔근 舌骨
11 二腹肌（前腹） anterior belly of digastric muscle 두힘살근 二腹筋前腹

104 背部肌肉

Muscles of the back

등쪽근육

背部の筋肉

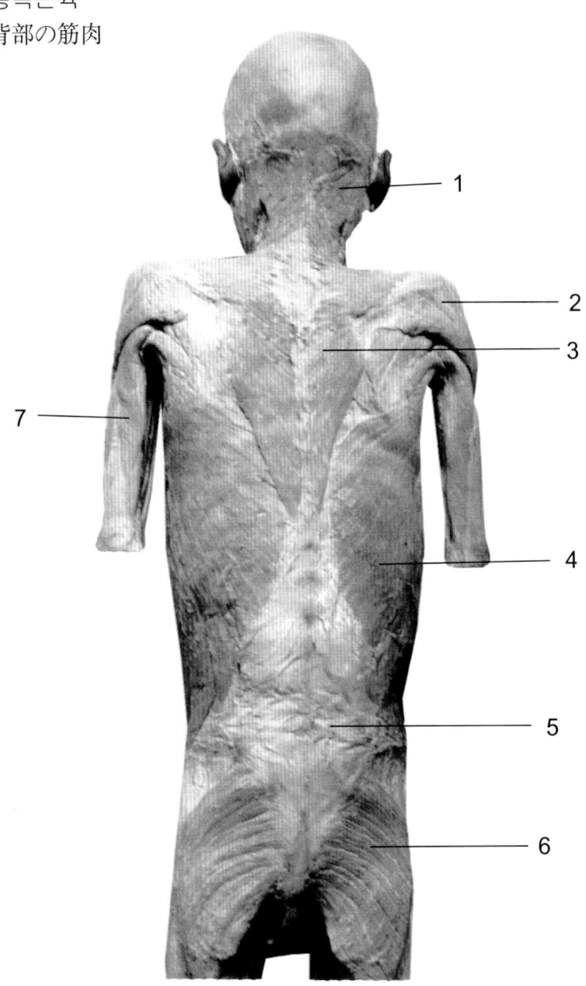

1 头夹肌 splenius capitis 머리널판근 頭棘筋
2 三角肌 deltoid 어깨세모근 三角筋
3 斜方肌 trapezius 등세모근 僧帽筋
4 背阔肌 latissimus dorsi 넓은등근 広背筋
5 胸腰筋膜 thoracolumbar fascia 등허리근막 胸腰筋膜
6 臀大肌 gluteus maximus 큰볼기근 大殿筋
7 肱三头 肌triceps brachii 위팔세갈래근 上腕三頭筋

105 胸腹浅层

Superficial layer of thorax-abdomen

가슴배의 얕은층

胸腹の淺層

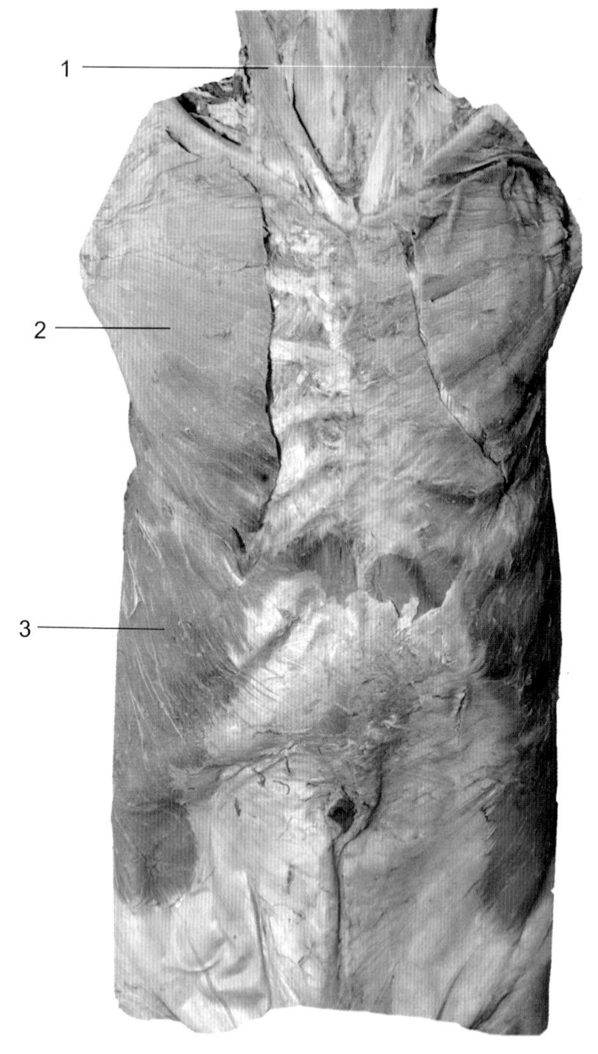

1 胸锁乳突肌 sternocleidomastoid 목빗근 胸鎖乳突筋
2 胸大肌 pectoralis major 큰가슴근 大胸筋
3 腹外斜 肌obliquus externus abdominis 배바깥빗근 外腹斜筋

106 肋间肌

Intercostal muscles
갈비사이근
肋間筋

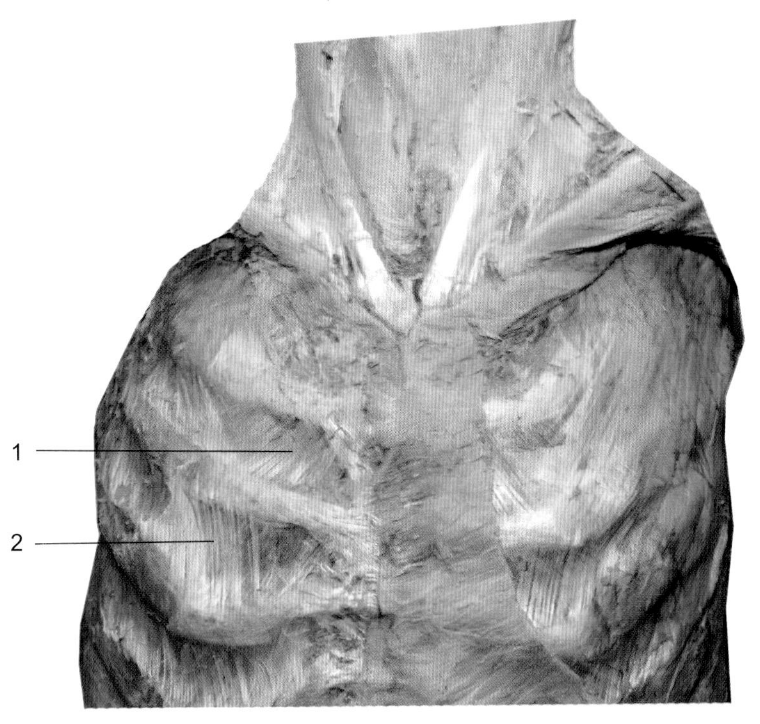

1 肋间内肌 intercostales interni 속갈비사이근 内側肋間筋
2 肋间外肌 intercostales externi 바깥갈비사이근 外側肋間筋

107 胸腹浅层

Superfical layer of thorax-abdome

가슴배앞쪽단면

胸腹の淺層

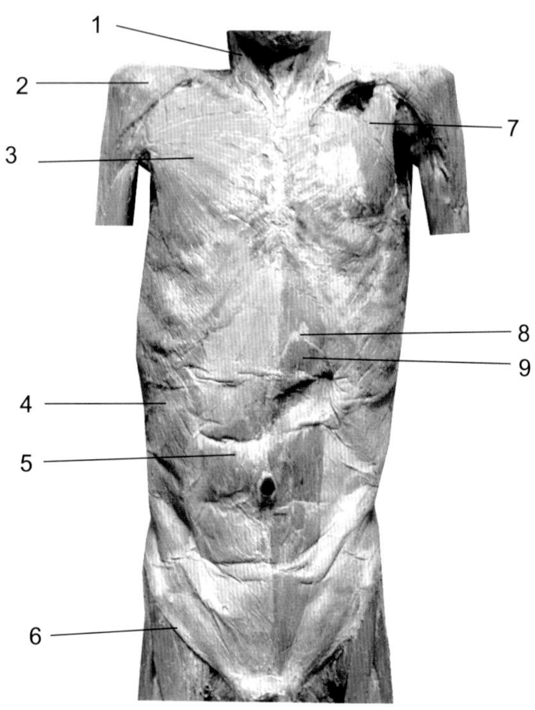

1 胸锁乳突肌 sternocleidomastoid 목빗근 胸鎖乳突筋
2 三角肌 deltoid 어깨세모근 三角筋
3 胸大肌 pectoralis major 큰가슴근 大胸筋
4 腹外斜肌 obliquus externus abdominis 배바깥빗근 外腹斜筋
5 腹直肌前筋膜 anterior fascia of rectus abdominis 배곧은근전근막 腹直筋前筋膜
6 腹股沟韧带 inguinal ligament 샅고랑인대 鼠径靱帯
7 胸小肌 pectoralis minor 작은가슴근 小胸筋
8 腱划 tendinous intersection 나눔힘줄 腱画
9 腹直肌 rectus abdominis 배곧은근 腹直筋

108 腹前外侧壁肌层

The muscles of anterolateral abdominal wall

앞배외측의 근육

前外側腹筋

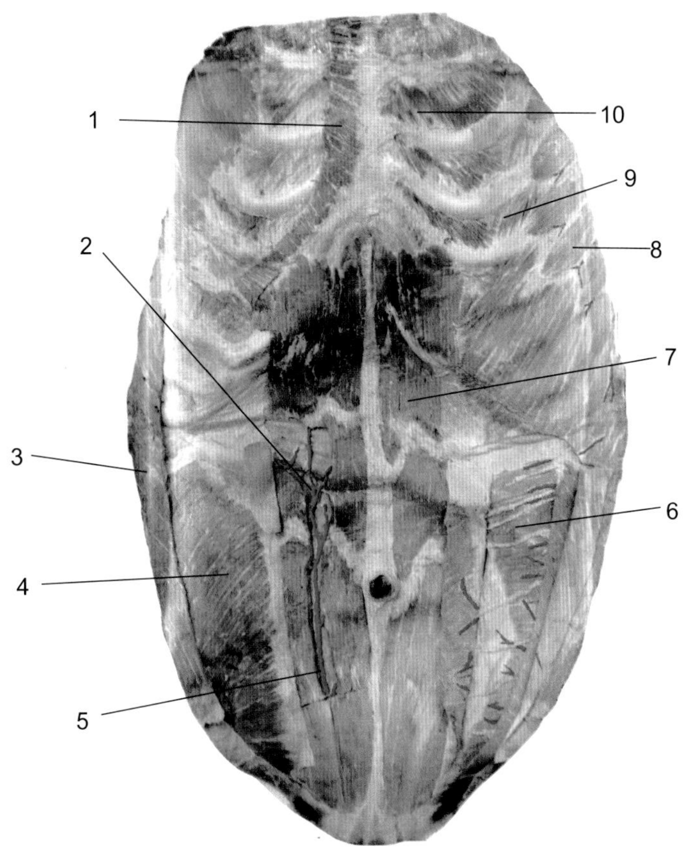

1 胸大肌 pectoralis major 큰가슴근 大胸筋
2 腹壁上动脉 superior epigastric artery 위배벽동맥 上腹壁動脈
3 腹外斜肌 obliquus externus abdominis 배바깥빗근 外腹斜筋
4 腹内斜肌 obliquus internus abdominis 배속빗근 内腹斜筋
5 腹壁下动脉 inferior epigastric artery 아래배벽동맥 下腹壁動脈
6 腹横肌 transverse abdominis 배가로근 腹横筋
7 腹直肌 rectus abdominis 배곧은근 腹直筋
8 前锯肌 serratus anterior 앞톱니근 前鋸筋
9 肋间外肌 intercostals externi 바깥갈비사이근 外側肋間筋
10 肋间内肌 intercostals interni 속갈비사이근 内側肋間筋

109 前锯肌

The serratus anterior

앞톱니근

前鋸筋

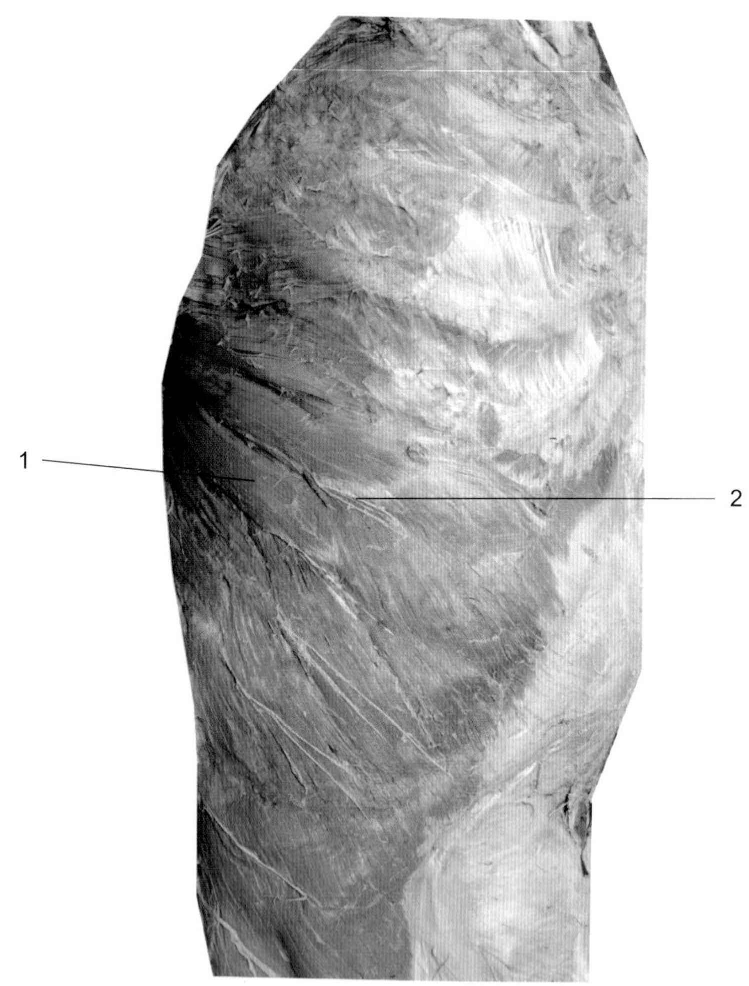

1 前锯肌 serratus anterior 앞톱니근 前鋸筋

2 肋间神经 intercostal nerve 갈비사이신경 肋間神経

110 膈肌

The diaphragm

가로막

横隔膜

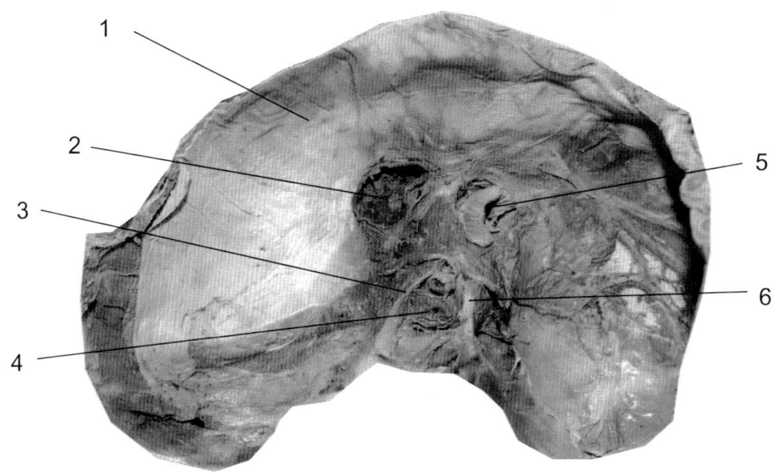

1 膈肌 diaphragm 가로막 横隔膜
2 腔静脉孔 vena caval foramen 하대정맥구멍 大静脈孔
3 右膈脚 right crus of diaphragm 가로막오른다리 右横隔膜脚
4 主动脉裂孔 aortic hiatus 대동맥구멍 大動脈裂孔
5 食管裂孔 esophageal hiatus식도구멍 食道裂孔
6 左膈脚 left crus of diaphragm 가로막왼다리 左横隔膜脚

111 上肢肌群（1）

Muscles of the upper limb（1）

팔의 근육무리（1）

上肢筋群（1）

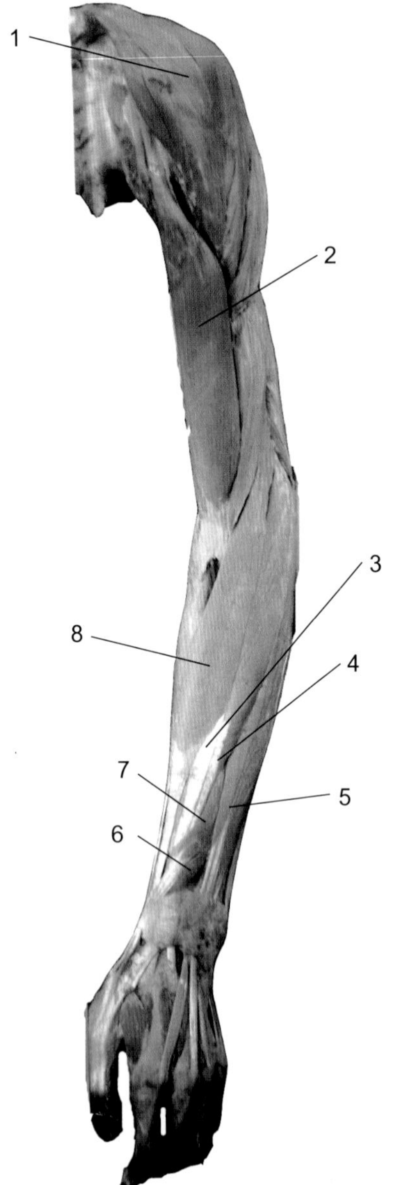

1 三角肌 deltoid 어깨세모근 三角筋
2 肱二头肌biceps brachii
위팔두갈래근 上腕二頭筋
3 桡侧腕长伸肌
extensor carpi radialis longus
긴노쪽손목폄근
長橈側手根伸筋
4 桡侧腕短伸肌
extensor carpi radialis brevis
짧은노쪽손목폄근
短橈側手根伸筋
5 指伸肌extensor digitorum
손가락폄근 指伸筋
6 拇短伸肌extensor pollicis brevis
짧은엄지폄근 短母指伸筋
7 拇长展肌abductor pollicis longus
긴엄지벌림근 長母指外転筋
8 肱桡肌 brachioradialis
위팔노근 腕橈骨筋

112 上肢肌群（2）

Muscles of the upper limb（2）

팔의 근육무리（2）

上肢筋群（2）

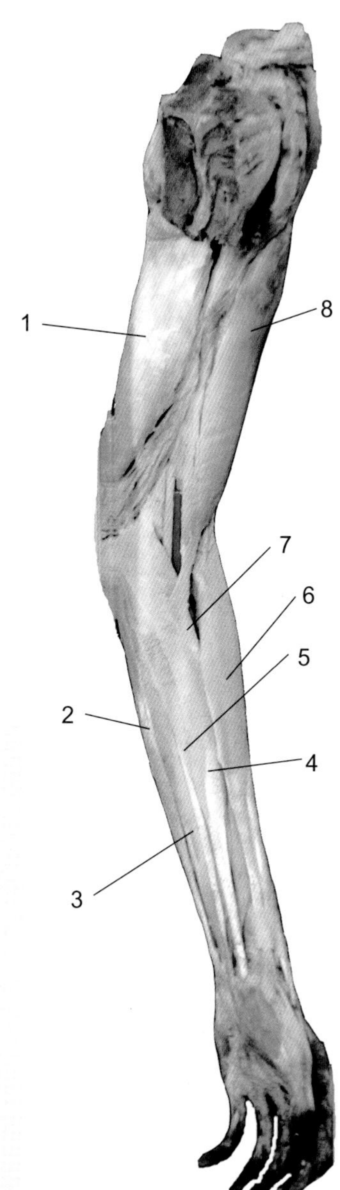

1 肱三头肌 triceps brachii
위팔세갈래근 上腕三頭筋

2 尺侧腕屈肌 flexor carpi ulnaris
자쪽손목굽힘근 尺側手根屈筋

3 指浅屈肌
flexor digitorum superficialis muscle
얕은손가락굽힘근 浅指屈筋

4 桡侧腕屈肌 flexor carpi radialis
노쪽손목굽힘근 橈側手根屈筋

5 掌长肌 palmaris longus
긴손바닥근 長掌筋

6 肱桡肌 brachioradialis
위팔노근 腕橈骨筋

7 旋前圆肌 pronator teres
원엎침근 円回内筋

8 肱二头肌 biceps brachii
위팔두갈래근 上腕二頭筋

113 前臂

The forearm

아래팔

前腕

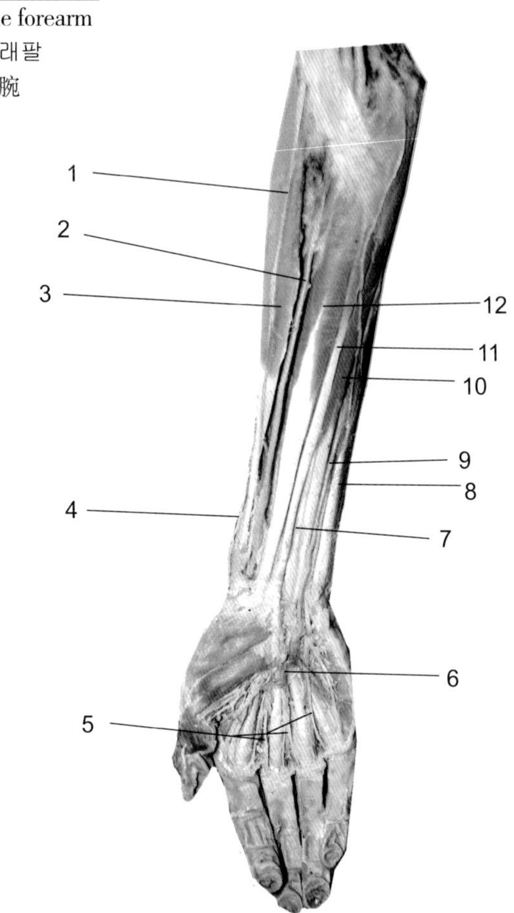

1 前臂外侧皮神经 lateral antebrachial cutaneous nerve
가쪽아래팔피부신경　外側前腕皮神経
2 桡动脉 radial artery　노동맥　橈骨動脈
3 肱桡肌 brachioradialis　위팔노근　腕橈骨筋
4 桡神经浅支 superficial branch of radial nerve　노신경얕은가지　橈骨神経浅枝
5 指掌侧总神经 common palmar digital nerve　온바닥쪽손가락신경　総掌側指神経
6 掌浅弓 superficial palmar arch　얕은손바닥동맥활　浅掌動脈弓
7 正中神经 median nerve　정중신경　正中神経
8 尺侧腕屈肌 flexor carpi ulnaris　자쪽손목굽힘근　尺側手根屈筋
9 尺动脉 ulnar artery　자동맥　尺骨動脈
10 指浅屈肌 flexor digitorum superficialis　얕은손가락굽힘근　浅指屈筋
11 掌长肌 palmaris longus　긴손바닥근　長掌筋
12 桡侧腕屈肌 flexor carpi radialis　노쪽손목굽힘근　橈側手根屈筋

114 前臂深层肌

Deep layer muscles of the forearm

아래팔 깊은층 근육

前腕深層筋

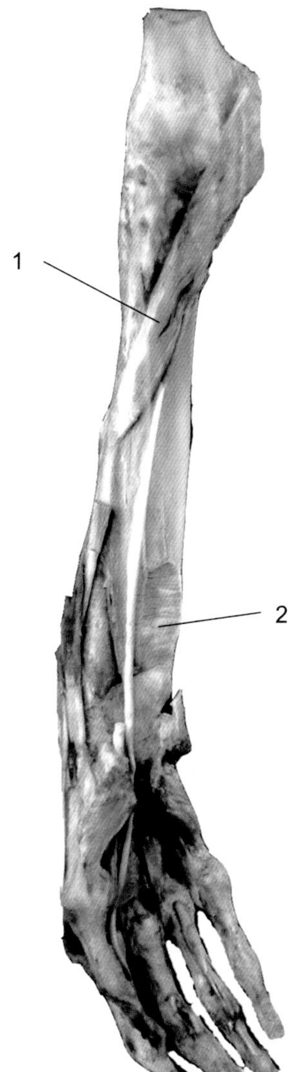

1 旋后肌 supinater
손뒤침근　回外筋
2 旋前方肌 pronator quadratus
사각회내근　方形回内筋

115 手掌面的肌肉（1）

Muscles of the palm of the hand（1）

손바닥면의 근육（1）

手掌面の筋肉（1）

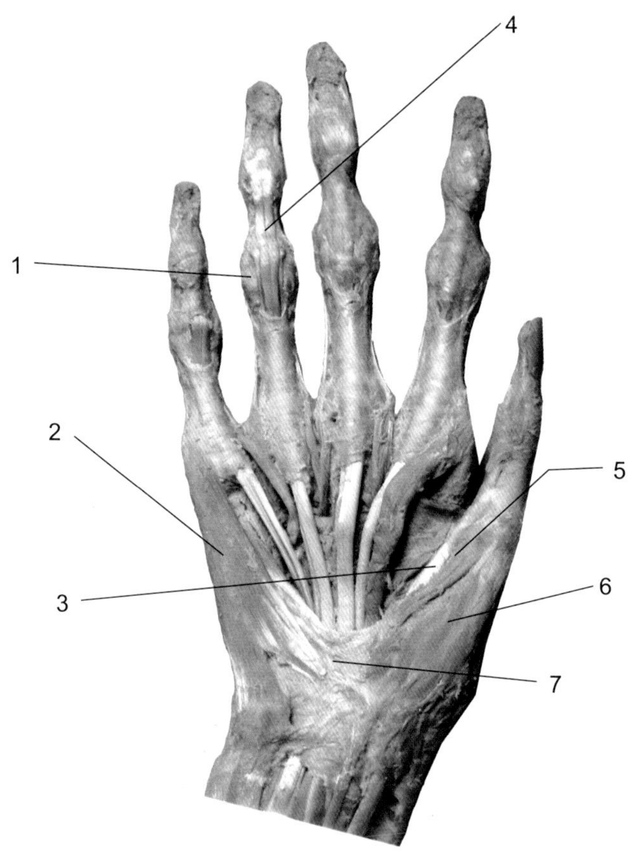

1 指浅屈肌腱 tendon of flexor digitorum superficialis
  얕은손가락굽힘근힘줄　浅指屈筋腱
2 小指短屈肌 flexor digiti minimi brevis　짧은새끼굽힘근　短小指屈筋
3 拇长屈肌腱 tendon of flexor pollicis longus　긴엄지굽힘근힘줄　長母指屈筋腱
4 指深屈肌腱 tendon of flexor digitorum profundus
  깊은손가락굽힘근힘줄　深指屈筋腱
5 拇短屈肌 flexor pollicis brevis　짧은엄지굽힘근　短母指屈筋
6 拇短展肌 abductor pollicis brevis　짧은엄지벌림근　短母指外転筋
7 屈肌支持带 flexor retinaculum　굽힘근지지띠　屈筋支帯

116 手背面的肌肉（2）

Musclesof the dorsum of the hand（2）

손등의 근육（2）

手背の筋肉（2）

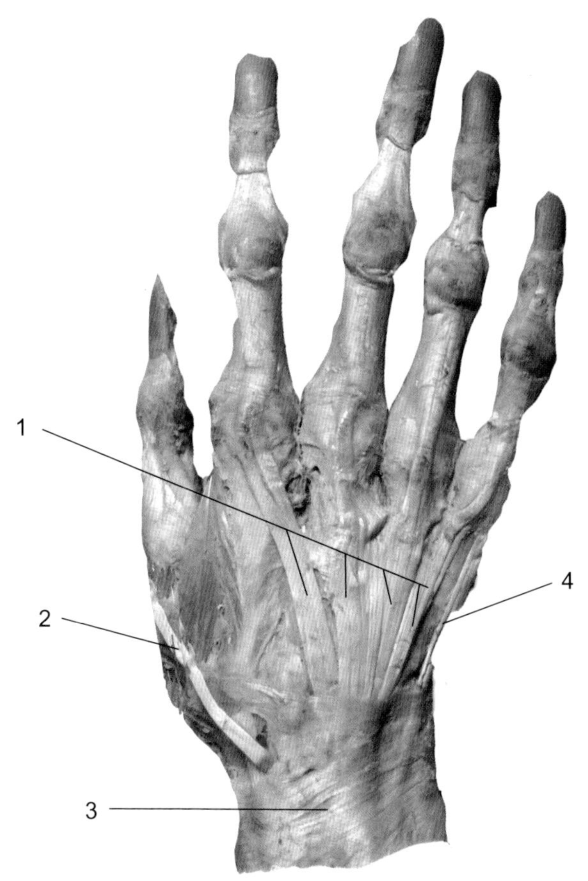

1 指伸肌腱 tendon of extensor digitorum 손가락폄근힘줄 指伸筋腱
2 拇长伸肌腱 tendon of extensor pollicis longus 긴엄지폄근힘줄 長母指伸筋腱
3 伸肌支持带 extensor retinaculum 폄근지지띠 伸筋支帯
4 小指伸肌腱 tendon of extensor digiti minimi 새끼폄근힘줄 小指伸筋腱

117 大腿（前面观）

The thigh (anterior aspect)
넓적다리（앞면）
大腿（前面）

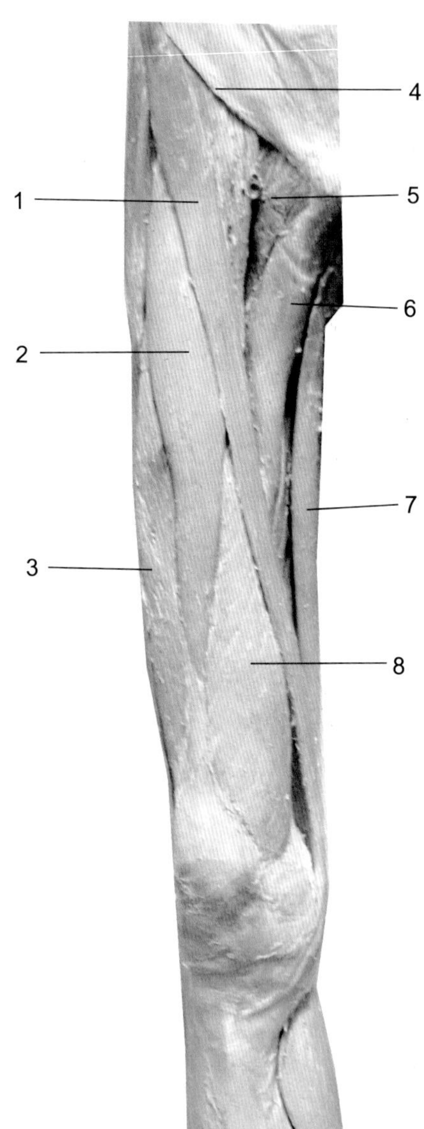

1 缝匠肌 sartorius
넙다리빗근 縫工筋
2 股直肌 rectus femoris
넙다리곧은근 大腿直筋
3 股外侧肌 vastus lateralis
가쪽넓은근 大腿外側広筋
4 腹股沟韧带 inguinal ligament
샅고랑인대 鼠径靱帯
5 耻骨肌 pectineus
두덩근 恥骨筋
6 短收肌 adductor brevis
짧은모음근 短内転筋
7 股薄肌 gracilis
두덩정강근 大腿薄筋
8 股内侧肌 vastus medialis
안쪽넓은근 大腿内側広筋

118 大腿前内侧面的肌肉（1）

Muscles of the anteromedial aspect of the thigh（1）

앞넙다리안쪽면의 근육（1）

大腿の前内側の筋肉（1）

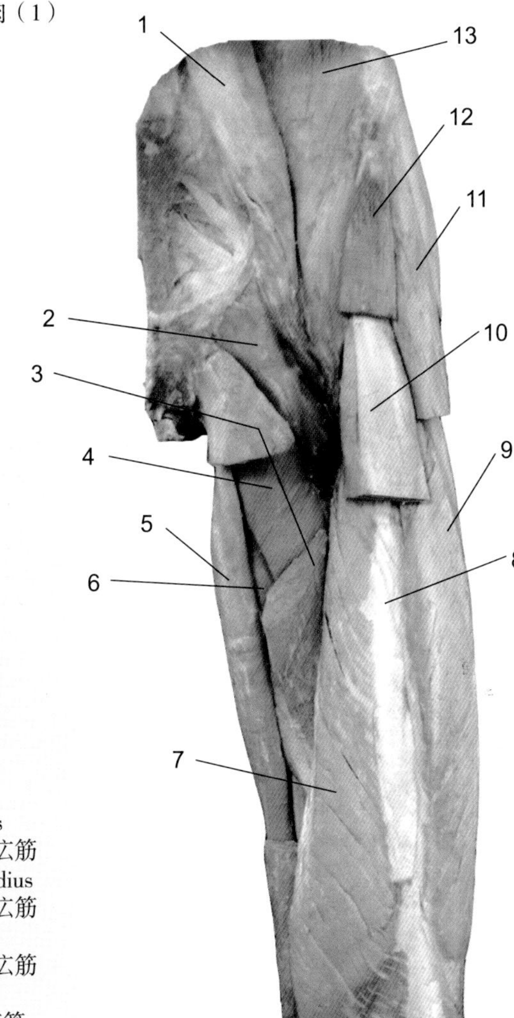

1 髂腰肌 iliopsoas
엉덩허리근 腸腰筋

2 耻骨肌 pectineus
두덩근 恥骨筋

3 长收肌 adductor longus
긴모음근 長内転筋

4 短收肌 adductor brevis
짧은모음근 短内転筋

5 股薄肌 gracilis
두덩정강근 大腿薄筋

6 大收肌 adductor magnus
큰모음근 大内転筋

7 股内侧肌 vastus medialis
안쪽넓은근 大腿内側広筋

8 股中间肌 vastus intermedius
중간넓은근 大腿中間広筋

9 股外侧肌 vastus lateralis
가쪽넓은근 大腿外側広筋

10 股直肌 rectus femoris
넙다리곧은근 大腿直筋

11 阔筋膜张肌 tensor fasciae latae
넙다리근막긴장근
大腿筋膜張筋

12 缝匠肌 sartorius
넙다리빗근 縫工筋

13 髂肌 iliacus
엉덩근 腸骨筋

119 大腿前内侧面的肌肉（2）

Muscles of the anteromedial aspect of the thigh（2）

앞넙다리안쪽면의 근육（2）

大腿の前内側の筋肉（2）

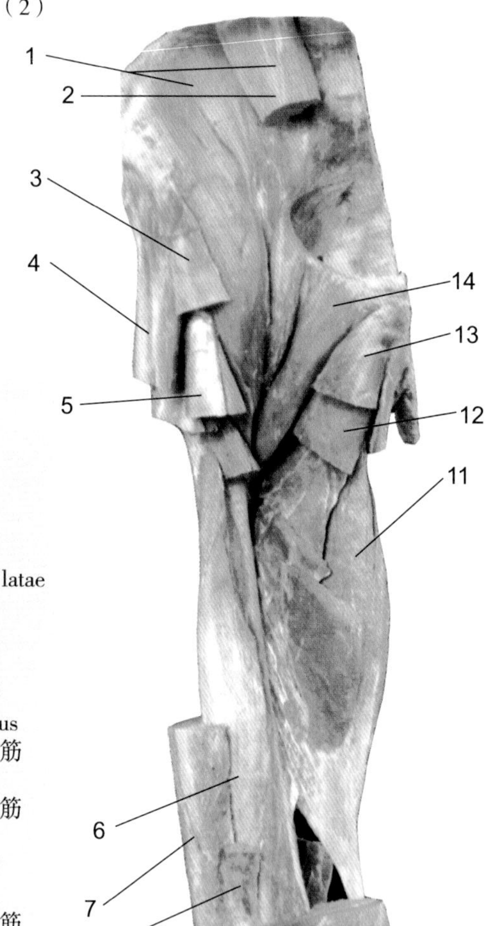

1 髂腰肌 iliopsoas
 엉덩허리근 腸腰筋
2 腰大肌 psoas major
 큰허리근 大腰筋
3 缝匠肌 sartorius
 넙다리빗근 縫工筋
4 阔筋膜张肌 tensor fasciae latae
 넙다리근막긴장근
 大腿筋膜張筋
5 股直肌 rectus femoris
 넙다리곧은근 大腿直筋
6 股中间肌 vastus intermedius
 중간넓은근 大腿中間広筋
7 股外侧肌 vastus lateralis
 가쪽넓은근 大腿外側広筋
8 股直肌 rectus femoris
 넙다리곧은근 大腿直筋
9 股内侧肌 vastus medialis
 안쪽넓은근 大腿内側広筋
10 股薄肌 gracilis
 두덩정강근 大腿薄筋
11 大收肌 adductor magnus
 큰모음근 大内転筋
12 短收肌 adductor brevis
 짧은모음근 短内転筋
13 长收肌 adductor longus
 긴모음근 長内転筋
14 耻骨肌pectineus
 두덩근 恥骨筋

120 下肢肌肉

Muscles of the lower limb

다리근육

下肢の筋肉

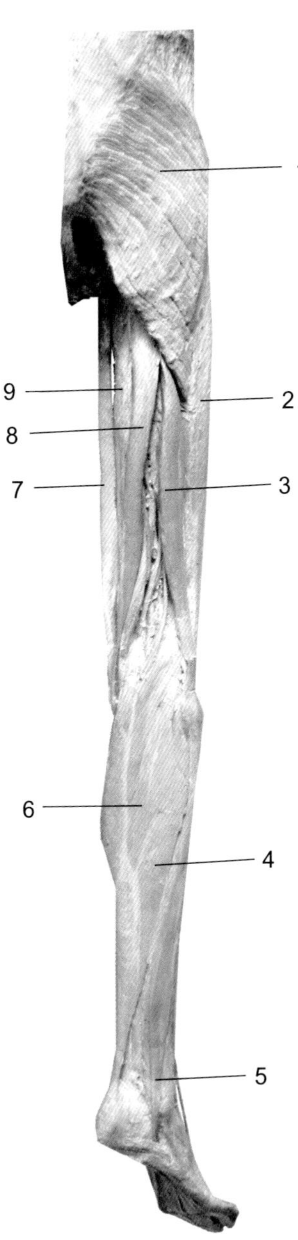

1 臀大肌 gluteus maximus
큰볼기근 大殿筋

2 阔筋膜张肌 tensor fasciae latae
넙다리근막긴장근 大腿筋膜張筋

3 股二头肌 biceps femoris
넙다리두갈래근 大腿二頭筋

4 比目鱼肌 soleus
가자미근 ヒラメ筋

5 腓骨长肌 peroneus longus
긴종아리근 長腓骨筋

6 腓肠肌 gastrocnemius
장딴지근 腓腹筋

7 股薄肌 gracilis
두덩정강근 大腿薄筋

8 半腱肌 semitendinosus
반힘줄모양근 半腱様筋

9 半膜肌 semimembranosus
반막모양근 半膜様筋

121 臀部及大腿后面的肌肉（1）

Muscles of the gluteal region and posterior aspect of the thigh（1）

볼기및 넓적다리뒷면의 근육（1）

殿部と大腿の後面の筋肉（1）

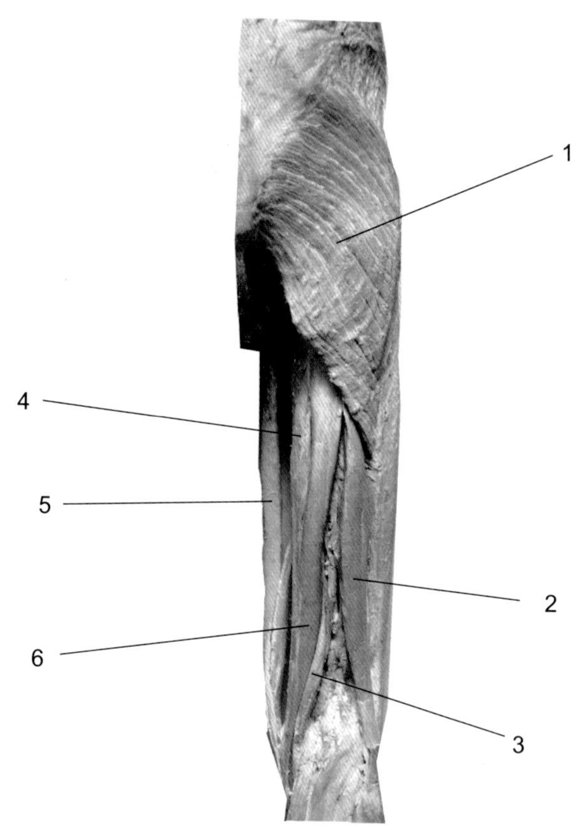

1 臀大肌 gluteus maximus 큰볼기근 大殿筋
2 股二头肌 biceps femoris 넙다리두갈래근 大腿二頭筋
3 半膜肌 semimembranosus 반막모양근 半膜様筋
4 大收肌 adductor magnus 큰모음근 大内転筋
5 股薄肌 gracilis 두덩정강근 大腿薄筋
6 半腱肌 semitendinosus 반힘줄모양근 半腱様筋

122 臀部及大腿后面的肌肉（2）

Muscles of the gluteal region and posterior aspect of the thigh（2）

볼기및 넓적다리뒷면의 근육（2）

殿部と大腿の後面の筋肉（2）

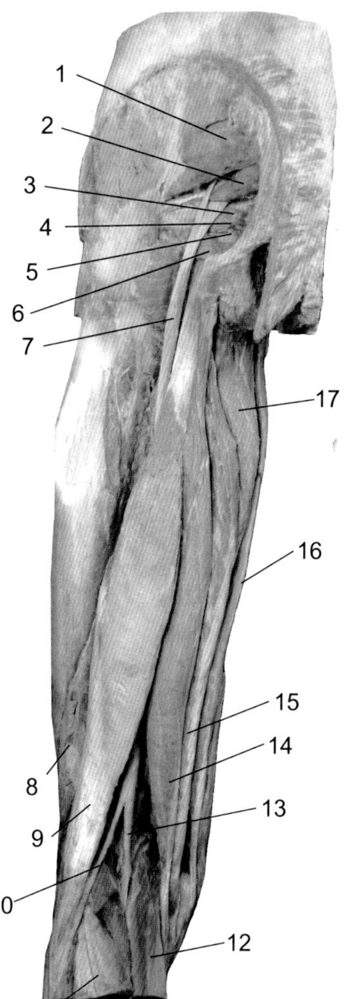

1 臀中肌 gluteus medius
중간볼기근 中殿筋
2 梨状肌 piriformis
궁둥구멍근 梨状筋
3 上孖肌 gemellus superior
위쌍동이근 上双子筋
4 闭孔内肌 obturatorius internus
속폐쇄근 内閉鎖筋
5 下孖肌 gemellus inferior
아래쌍동이근 下双子筋
6 股方肌 quadratus femoris
넙다리네모근 大腿方形筋
7 坐骨神经 sciatic nerve
궁둥신경 坐骨神経
8 股二头肌（短头）
short head of biceps femoris
넙다리두갈래근
大腿二頭筋（短頭）
9 股二头肌（长头）
long head of biceps femoris
넙다리두갈래근(긴갈래)
大腿二頭筋（長頭）
10 腓总神经 common peroneal nerve
온종아리신경 総腓骨神経
11 腓肠肌外侧头
lateral head of gastrocnemius
장딴지근바깥갈래 腓腹筋外側頭
12 腓肠肌内侧头
medial head of gastrocnemius
장딴지근안쪽갈래 腓腹筋内側頭
13 胫神经 tibial nerve
정강신경 脛骨神経
14 半腱肌 semitendinosus
반힘줄모양근 半腱様筋
15 半膜肌 semimembranosus
반막모양근 半膜様筋
16 股薄肌 gracilis
두덩정강근 大腿薄筋
17 大收肌 adductor magnus
큰모음근 大内転筋

123 下肢（后面观）

The lower limb (posterior aspect)

다리 (뒷면)

下肢（後面）

1 臀上皮神经 nervi clunium superiores
위둔부피부신경 上殿皮神経
2 臀下皮神经 nervi clunium inferiores
아래둔부피부신경 下殿皮神経
3 股后皮神经 posterior femoral cutaneous nerve
뒤대퇴피부신경 後大腿皮神経
4 股二头肌 biceps femoris
넙다리두갈래근 大腿二頭筋
5 胫神经 tibial nerve
정강신경 脛骨神経
6 腓总神经 common peroneal nerve
온종아리신경 総腓骨神経
7 腓肠肌 gastrocnemius 장딴지근 腓腹筋
8 腓肠外侧皮神经 lateral sural cutaneous nerve
가쪽장딴지피부신경 外側腓腹皮神経
9 腓肠神经 sural nerve 장딴지신경 腓腹神経
10 小隐静脉 small saphenous vein
작은두렁정맥 小伏在静脈
11 半膜肌 semimembranosus
반막모양근 半膜様筋
12 半腱肌 semitendinosus
반힘줄모양근 半腱様筋
13 股薄肌 gracilis 두덩정강근 大腿薄筋
14 臀大肌 gluteus maximus 큰볼기근 大殿筋

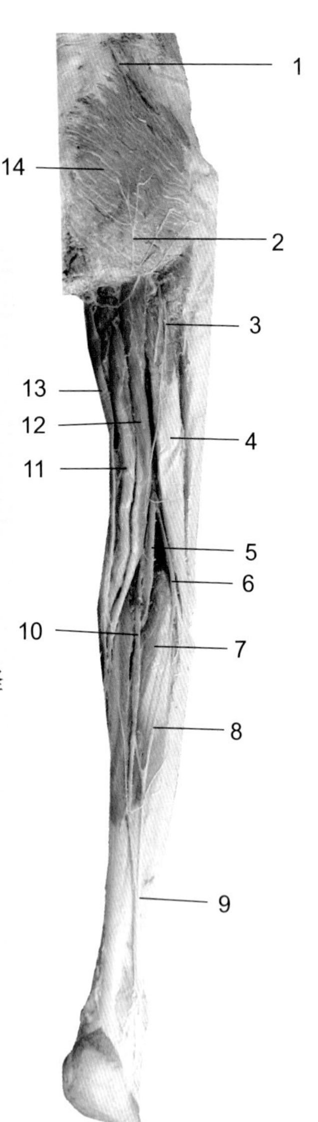

124 臀区的肌肉

Muscles of the gluteal region

볼기의 근육

殿部の筋肉

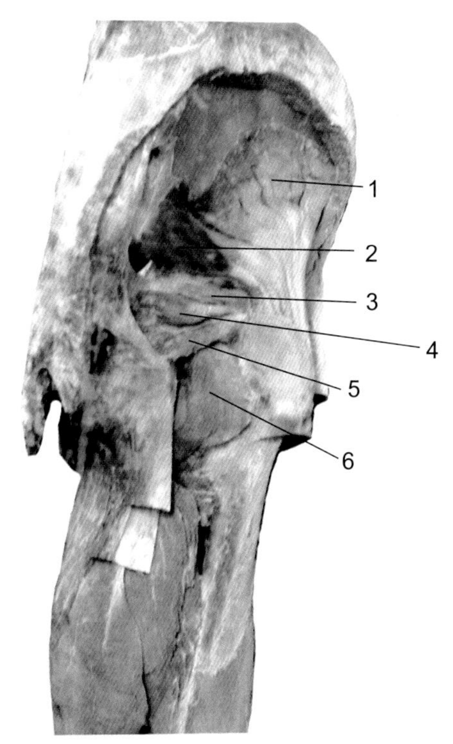

1 臀小肌 gluteus minimus 작은볼기근 小殿筋
2 梨状肌 piriformis 궁둥구멍근 梨状筋
3 上孖肌 gemellus superior 위쌍동이근 上双子筋
4 闭孔内肌 obturator internus 속폐쇄근 内閉鎖筋
5 下孖肌 gemellus inferior 아래쌍동이근 下双子筋
6 股方肌 quadratus femoris 넙다리네모근 大腿方形筋

125 小腿（前面观）（1）

The leg (anterior aspect)（1）

종아리（앞면）（1）

下腿（前面）（1）

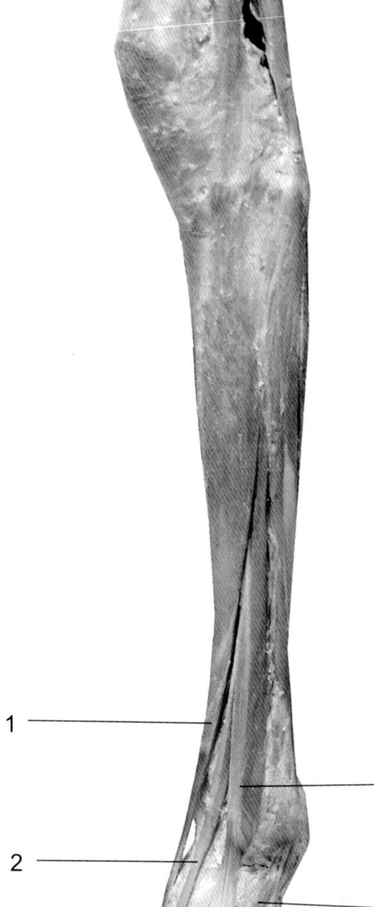

1 胫骨前肌 tibialis anterior
앞정강근　前脛骨筋

2 踇长伸肌 extensor hallucis longus
긴엄지폄근　長母趾伸筋

3 趾长伸肌 extensor digitorum longus
긴발가락폄근　足の長指伸筋

4 趾短伸肌 extensor digitorum brevis
짧은발가락폄근　足の短指伸筋

126 小腿（前面观）（2）

The muscles of leg (anterior aspect)（2）

종아리（앞면）（2）

下腿（前面）（2）

1 比目鱼肌 soleus
가자미근　ヒラメ筋

2 腓骨长肌 peroneus longus
긴종아리근　長腓骨筋

3 腓骨短肌 peroneus brevis
짧은종아리근　短腓骨筋

4 腓骨长肌（腱）
tendon of peroneus longus
긴종아리근(힘줄)　長腓骨筋（腱）

5 腓骨短肌（腱）
tendon of peroneus brevis
짧은종아리근(힘줄)　短腓骨筋（腱）

6 趾短伸肌 extensor digitorum brevis
짧은발가락폄근　足の短指伸筋

7 踇短伸肌 extensor hallucis brevis
짧은엄지폄근　短母趾伸筋

8 趾长伸肌 extensor digitorum longus
긴발가락폄근　足の長指伸筋

9 踇长伸肌extensor hallucis longus
긴엄지폄근　長母趾伸筋

10 胫骨前肌 tibialis anterior
앞정강근　前脛骨筋

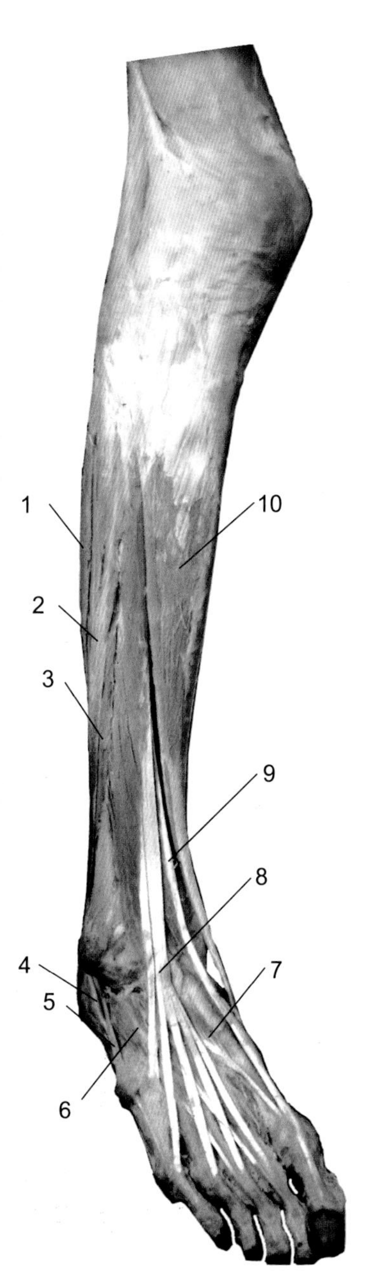

127 小腿（前面观）（3）

The leg (anterior aspect)（3）

종아리（앞면）（3）

下腿（前面）（3）

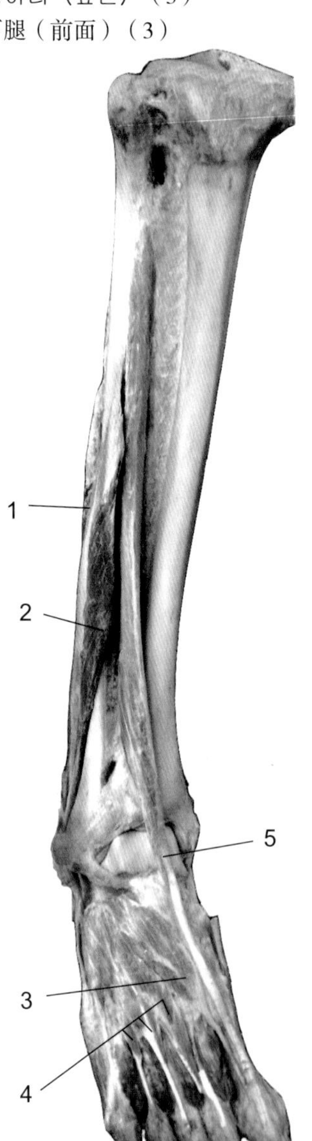

1 腓骨长肌 peroneus longus
긴종아리근　長腓骨筋

2 腓骨短肌 peroneus brevis
짧은종아리근　短腓骨筋

3 踇短伸肌 extensor hallucis brevis
짧은엄지폄근　短母趾伸筋

4 趾短伸肌 extensor digitorum brevis
짧은발가락폄근　足の短指伸筋

5 踇长伸肌 extensor hallucis longus
긴발가락폄근　長母趾伸筋

人体解剖标本图谱

128 小腿（后面观）

The leg (posterior aspect)
종아리의 근육(뒤면)
下腿（後面）

1 腓总神经 common peroneal nerve
온종아리신경 総腓骨神経
2 跖肌 plantaris
장딴지빗근 足底筋
3 腓肠肌外侧头
lateral head of gastrocnemius
장딴지근바깥갈래
腓腹筋外側頭
4 胫骨后肌 tibialis posterior
뒤정강근 後脛骨筋
5 趾长屈肌 flexor digitorum longus
긴발가락굽힘근 足の長指屈筋
6 跗长屈肌 flexor hallucis longus
긴발가락굽힘근 長母趾屈筋
7 腓骨长肌 peroneus longus
긴종아리근 長腓骨筋
8 腓骨短肌 peroneus brevis
짧은종아리근 短腓骨筋
9 腓肠肌内侧头
medial head of gastrocnemius
장딴지근안쪽갈래
腓腹筋内側頭
10 胫神经 tibial nerve
정강신경 脛骨神経

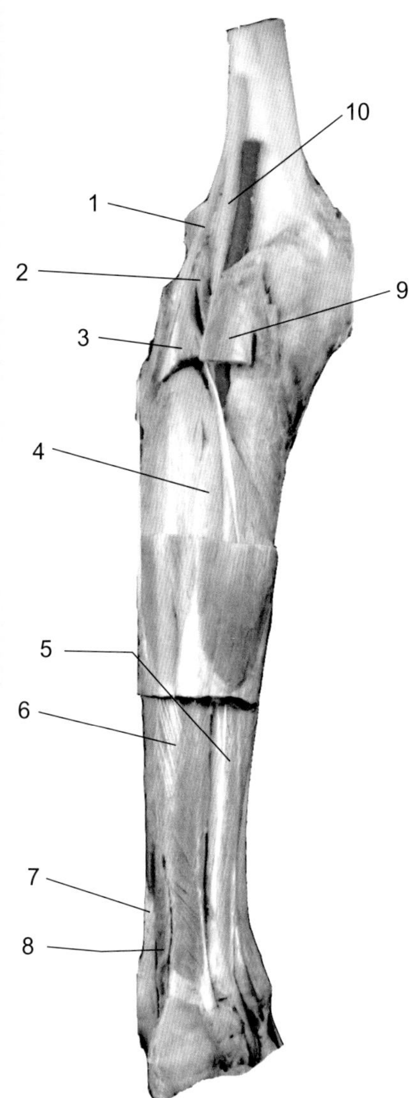

129 足底肌群

Muscles of the sole of the foot

발바닥

足底筋群

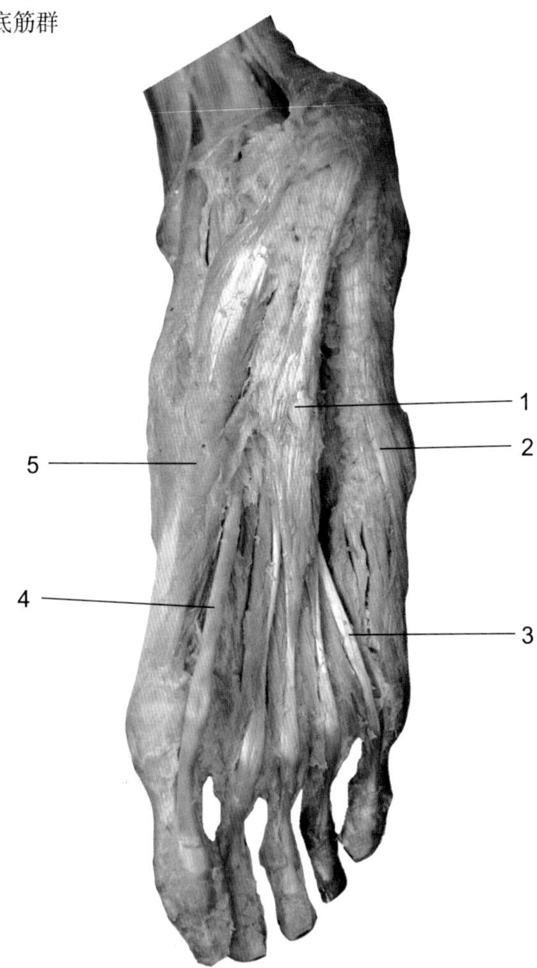

1 趾短屈肌 flexor digitorum brevis　짧은발가락굽힘근　足の短指屈筋
2 小趾展肌 abductor digiti minimi　새끼벌림근　足の小指外転筋
3 趾长屈肌腱 tendon of flexor digitorum longus
　긴발가락굽힘근힘줄　足の長指屈筋腱
4 踇长屈肌键 tendon of flexor hallucis longus
　긴엄지굽힘근힘줄　長母趾屈筋腱
5 踇展肌 abductor hallucis　엄지벌림근　母指外転筋

130 足底的肌肉（1）

Muscles of the sole of the foot（1）

발바닥의 근육（1）

足底の筋肉（1）

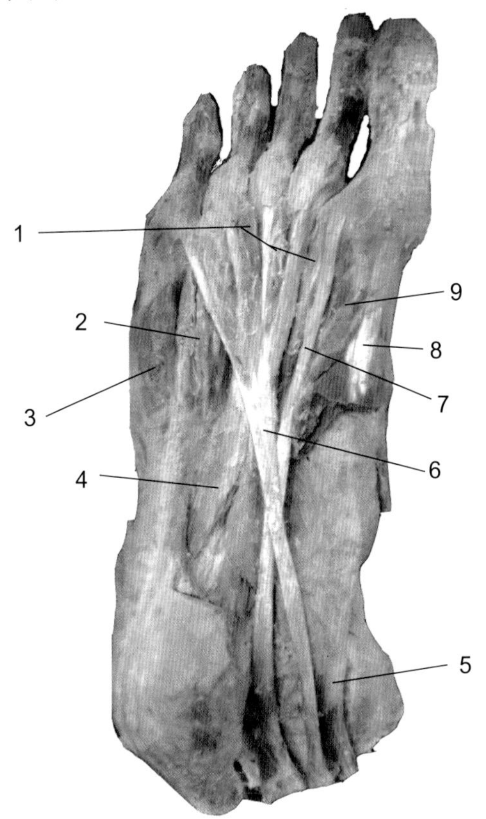

1 蚓状肌 lumbricales 벌레모양근 虫様筋
2 小趾短屈肌 flexor digitiminimi brevis 짧은새끼굽힘근 足の短小指屈筋
3 小趾展肌 abductor digitiminimi 새끼벌림근 足の小指外転筋
4 足底方肌 quadratus plantae 발바닥네모근 足底方形筋
5 胫骨后肌腱 tendon of tibialis posterior 뒤정강근힘줄 後脛骨筋腱
6 趾长屈肌腱 tendon of flexor digitorum longus
긴발가락굽힘근힘줄 足の長指屈筋腱
7 踇长屈肌键 tendon of flexoris hallucis longus 긴엄지굽힘근힘줄 長母趾屈筋腱
8 踇展肌 abductor hallucis 엄지벌림근 母指外転筋
9 踇短屈肌 flexor hallucis brevis 짧은엄지굽힘근 短母趾屈筋

131 足底的肌肉（2）

Muscles of the sole of the foot（2）

발바닥의 근육（2）

足底の筋肉（2）

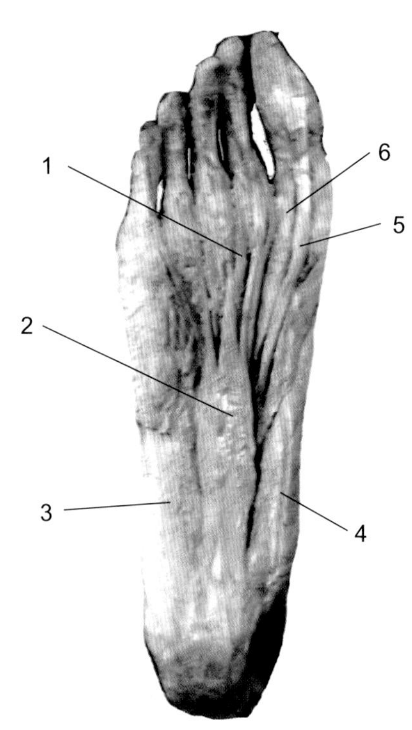

1 蚓状肌 lumbricales 벌레모양근 虫様筋
2 趾短屈肌 flexor digitorum brevis 짧은발가락굽힘근 足の短指屈筋
3 小趾展肌 abductor digiti minimi 새끼벌림근 足の小指外転筋
4 踇展肌 abductor pollicis brevis 엄지벌림근 母指外転筋
5 踇长屈肌腱 tendon of flexor pollicis longus 긴엄지굽힘근힘줄 長母趾屈筋腱
6 踇短屈肌 flexor hallucis brevis 짧은엄지굽힘근 短母趾屈筋

第二章 消化系统

Alimentary system
소화기계
消化器系

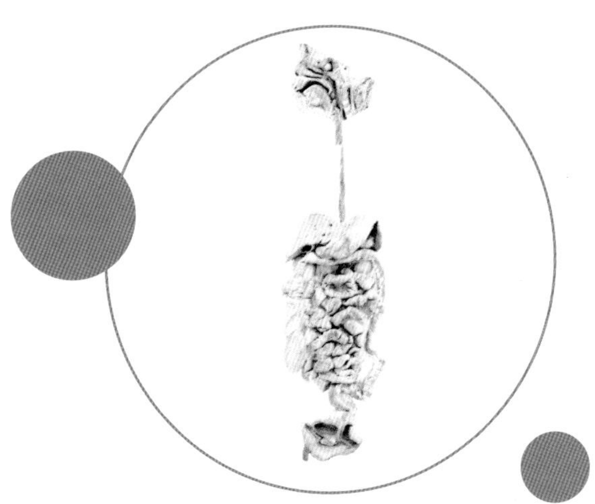

132 消化系统全貌

Overview of the alimentary system

소화기계

消化器系全貌

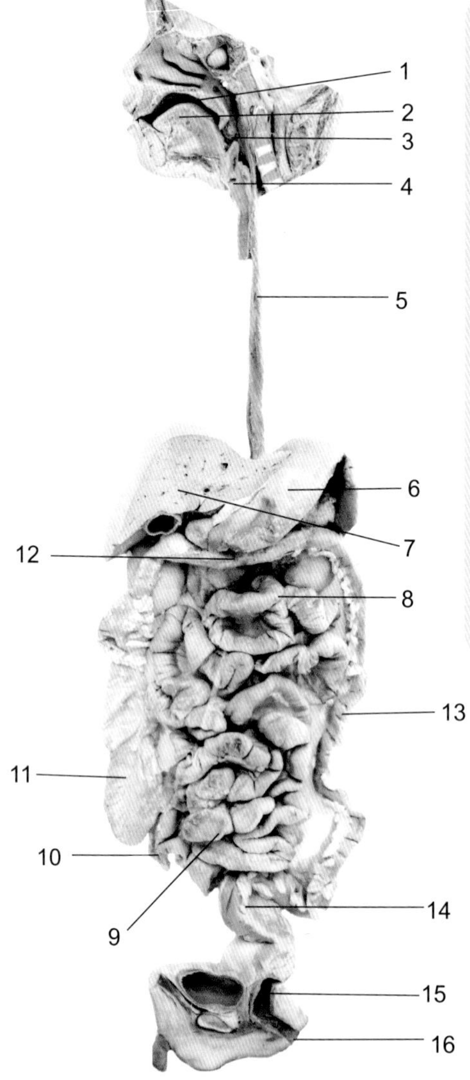

1 口腔 oral cavity 구강 口腔
2 舌 tongue 혀 舌
3 咽 pharynx 인두 咽頭
4 喉 larynx 후두 喉頭
5 食管 esophagus 식도 食道
6 胃 stomach 위 胃
7 肝 liver 간 肝臟
8 空肠 jejunum 공장 空腸
9 回肠 ileum 회장 回腸
10 阑尾 vermiform appendix 충수 虫垂
11 升结肠 ascending colon 상행결장 上行結腸
12 横结肠 transverse colon 횡행결장 横行結腸
13 降结肠 descending colon 하행결장 下行結腸
14 乙状结肠 sigmoid colon 에스자결장 S状結腸
15 直肠 rectum 직장 直腸
16 肛门 anus 항문 肛門

133 口咽部

Oropharyngeal part
인두구강부
口咽部

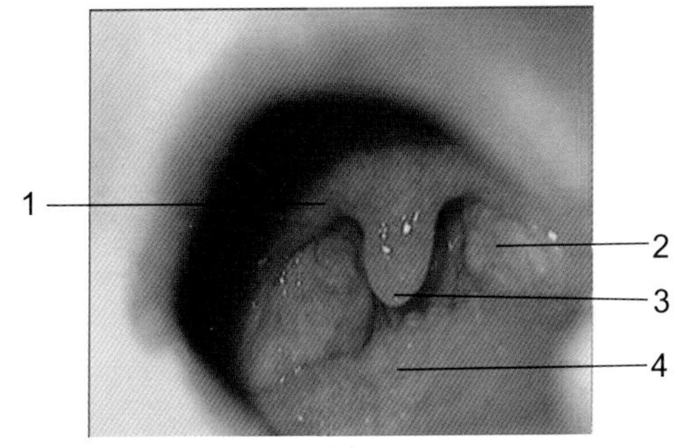

1 软腭 soft palate
연구개 難口蓋
2 腭扁桃体 palatine tonsil
구개편도 口蓋扁桃
3 腭垂 uvula 현수 懸垂
4 舌 tongue 혀 舌

134 恒牙

Permanent teeth
영구치

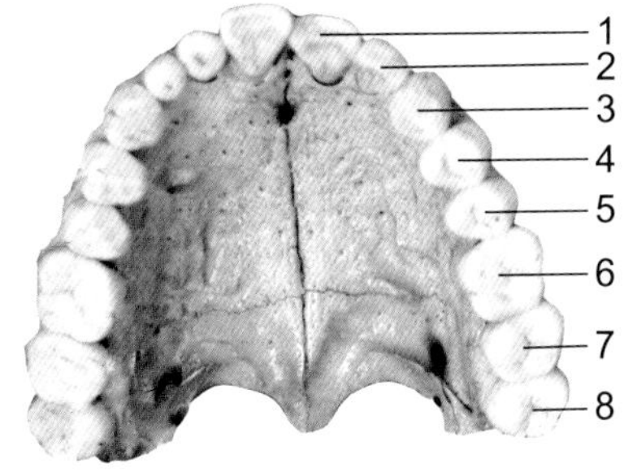

1 中切牙 central incisor
중간절치 中切歯
2 侧切牙 lateral incisor
외측절치 側切歯
3 尖牙 canine teeth 견치 犬歯
4 第一前磨牙 first premolar
제1소구치 第一前臼歯
5 第二前磨牙
second premolar
제2소구치 第二前臼歯
6 第一磨牙 first molar
제1대구치 第一大臼歯
7 第二磨牙 second molar
제2대구치 第二大臼歯
8 第三磨牙 third molar
제3대구치 第三大臼歯

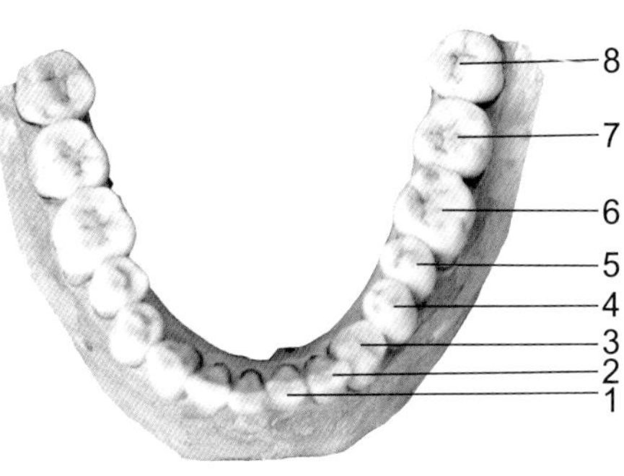

135 舌背面

The dorsum of the tongue

혀등

舌背面

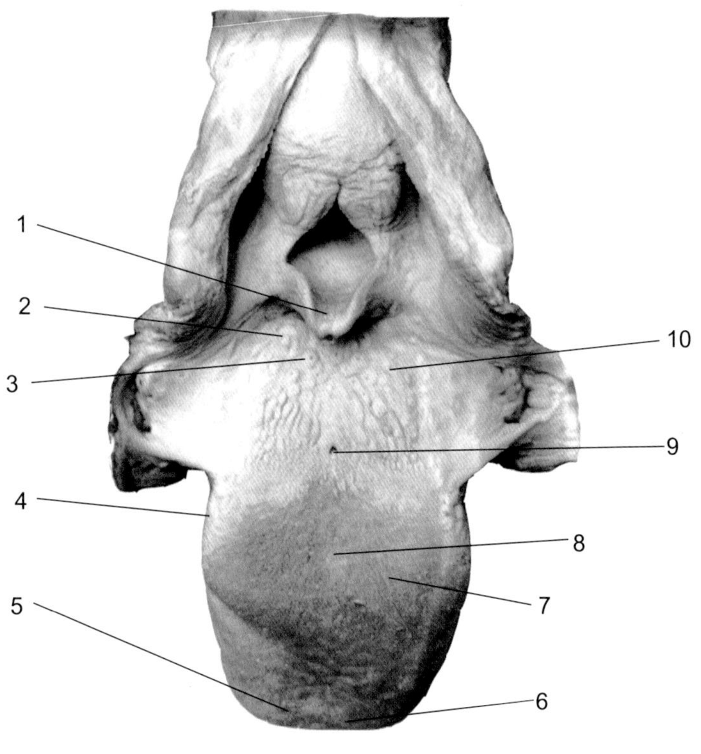

1 会厌 epiglottis 후두개 喉頭蓋
2 舌扁桃体 lingual tonsil 혀편도 舌扁桃
3 轮状乳头 vallate papillae 성곽유두 円状乳頭
4 叶状乳头 foliate papillae 잎새유두 葉状乳頭
5 菌状乳头 fungiform papillae 버섯유두 ポリープ状乳頭
6 舌尖 apex of tongue 혀끝 舌尖
7 丝状乳头 filiform papillae 실유두 糸状乳頭
8 舌体 body of tongue 혀체 舌体
9舌盲孔foramen cecum of tongue 혀맹공 舌盲孔
10舌根root of tongue 혀뿌리 舌根

136 腮腺、下颌下腺及舌下腺（外侧面）

The parotid gland, submandibular gland and sublingual gland (lateral aspect)

이하선、악하선、설하선（외측면）

耳下腺、顎下腺と舌下腺（外側面）

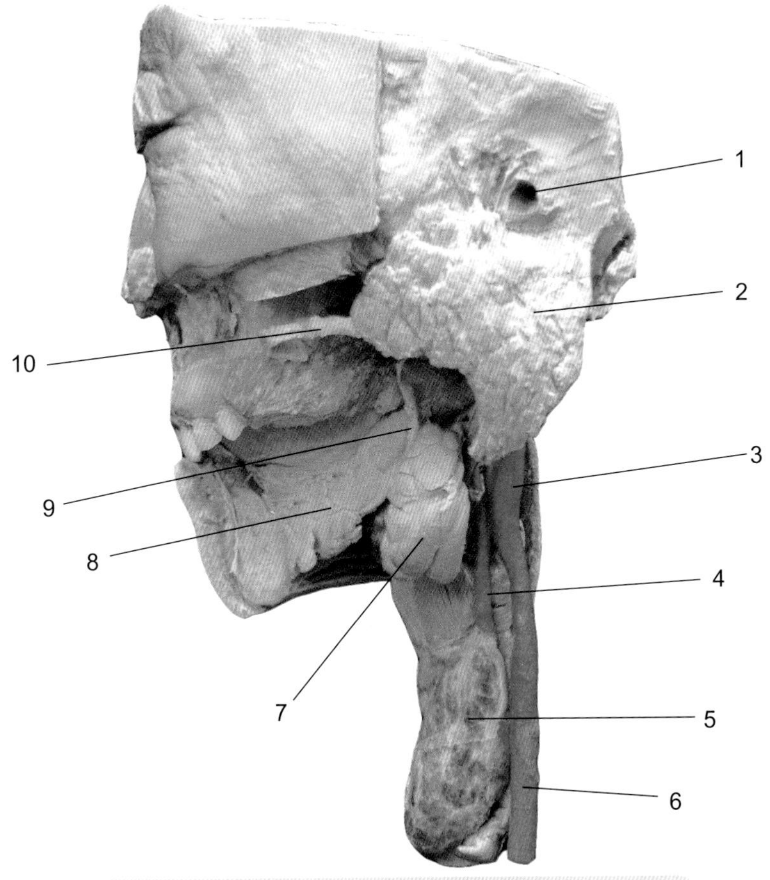

1 外耳门 external acoustic pore 외이도 外耳門
2 腮腺 parotid gland 이하선 耳下腺
3 颈外动脉 external carotid artery 외경동맥 外頸動脈
4 颈内动脉 interior carotid artery 내경동맥 内頸動脈
5 甲状腺 thyroid gland 갑상선 甲状腺
6 颈总动脉 common carotid artery 총경동맥 総頸動脈
7 下颌下腺 submandibular gland 악하선 顎下腺
8 舌下腺 sublingual gland 설하선 舌下腺
9 舌神经 lingual nerve 설신경 舌神経
10 腮腺管 parotid duct 이하선관 耳下腺管

137 咽腔矢状面

Pharyngeal cavity (sagittal section)

인두강 (시상면)

咽頭腔矢状面

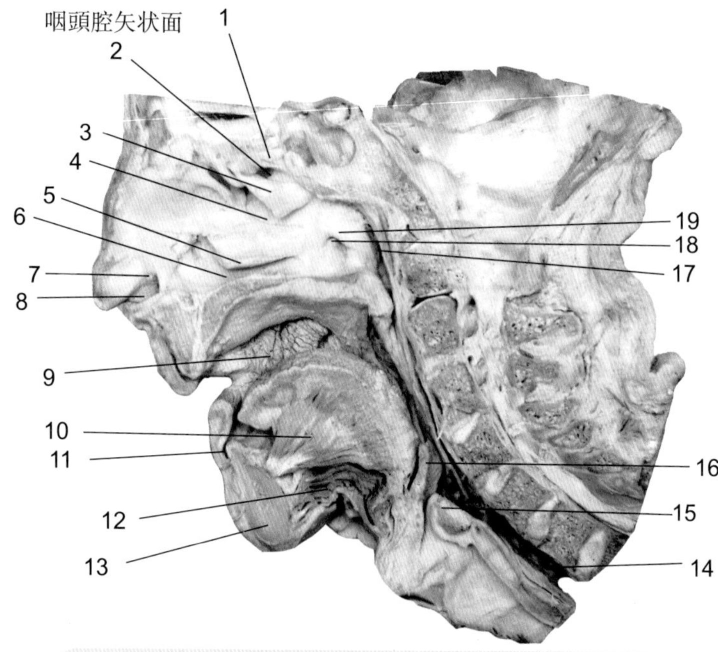

1 上鼻甲 superior nasal concha 상비갑개 上鼻甲介
2 上鼻道 superior nasal meatus 상비도 上鼻道
3 中鼻甲 middle nasal concha 중비갑개 中鼻甲介
4 中鼻道 middle nasal meatus 중비도 中鼻道
5 下鼻甲 inferior nasal concha 하비갑개 下鼻甲介
6 下鼻道 inferior nasal meatus 하비도 下鼻道
7 鼻阈 limen nasi 비역 鼻閾
8 鼻前庭 nasal vestibule 비전정부 鼻前庭
9 固有口腔 oral cavity proper 고유구강 固有口腔
10 颏舌肌 genioglossus 턱끝혀근 おとがい舌筋
11 口腔前庭 oral vestibule 구강전정 口腔前庭
12 颏舌骨肌 geniohyoid 턱끝 설골근 おとがい舌骨筋
13 下颌骨 mandible 하악골 下顎骨
14 食管 esophagus 식도 食道
15 喉 larynx 후두 喉頭
16 会厌 epiglottis 후두개 喉頭蓋
17 咽隐窝 pharyngeal recess 인두함요 咽頭陥凹
18 咽鼓管咽口pharyngeal opening of auditory tube
이관인두구 耳管咽頭口
19咽鼓管圆枕tubal torus 이관인두융기 耳管円環体

138 咽腔（后面观）

Pharyngeal cavity (posterior aspect)

인두강 (뒷면)

咽頭腔(後面)

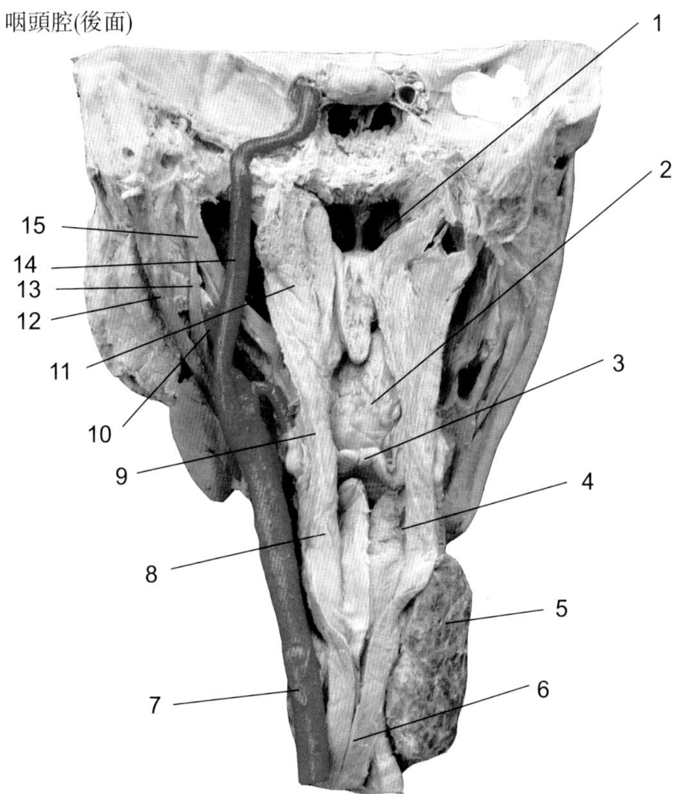

1 下鼻甲 inferior nasal concha 하비갑개 下鼻甲介
2 舌根 root of tongue 혀뿌리 舌根
3 会厌 epiglottis 후두개 喉頭蓋
4 咽隐窝 pharyngeal recess 인두함요 咽頭陥凹
5 甲状腺 thyroid gland 갑상선 甲狀腺
6 食管 esophagus 식도 食道
7 颈总动脉 common carotid artery 총경동맥 総頸動脈
8 咽下缩肌 inferior constrictor muscle of pharynx 하인두수축근 下咽頭収縮筋
9 咽中缩肌 middle constrictor muscle of pharynx 중인두수축근 中咽頭収縮筋
10 颈外动脉 external carotid artery 외경동맥 外頸動脈
11 咽上缩肌 superior constrictor muscle of pharynx 상인두수축근 上咽頭収縮筋
12 二腹肌（后腹） posterior belly of the digastric 이복근 (후복) 二腹筋
13 茎突舌骨肌 stylohyoid muscle 경돌설골근 茎突舌骨筋
14 颈内动脉 internal carotid artery 내경동맥 内頸動脈
15 茎突咽肌 stylopharyngeal muscle 경돌인두근 茎突咽頭筋

139 胃

The stomach

위

胃

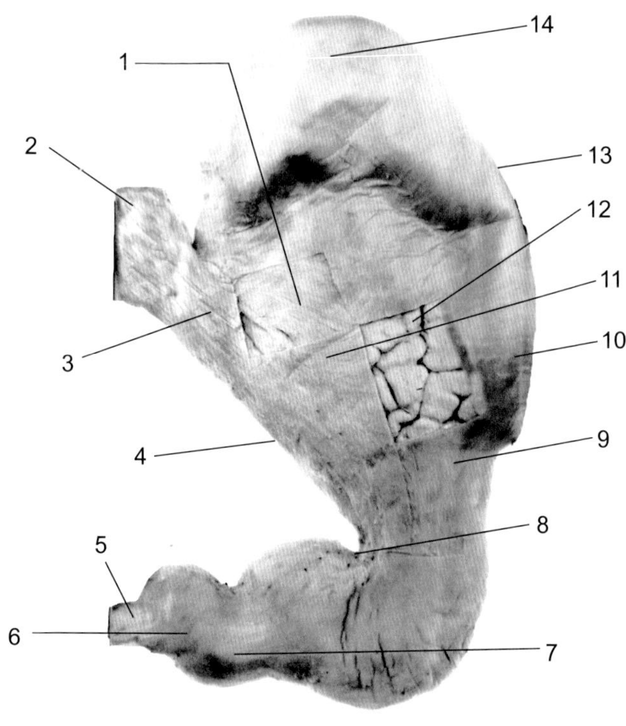

1 斜肌 oblique muscle　사근　斜角筋
2 食管 esophagus　식도　食道
3 贲门部 cardiac part　분문부　噴門
4 胃小弯 lesser curvature of stomach　위소만　胃小彎
5 十二指肠 duodenum　십이지장　十二指腸
6 幽门 pylorus　유문　幽門
7 幽门部 pyloric part　유문부　幽門部
8 角切迹 angular incisure　각절흔　角切痕
9 胃体 body of stomach　위체부　胃体
10 纵肌 longitudinal muscle　종주근　縦走筋
11 环肌 circular muscle　환상근　環状筋
12 粘膜皱襞 mucosal folds　점막주름　粘膜ひだレリーフ
13 胃大弯 greater curvature of stomach　위대만　胃大彎
14 胃底 fundus of stomach　위기저부　胃底

140 胃腔（1）

The cavity of the stomach（1）

위강（1）

胃腔（1）

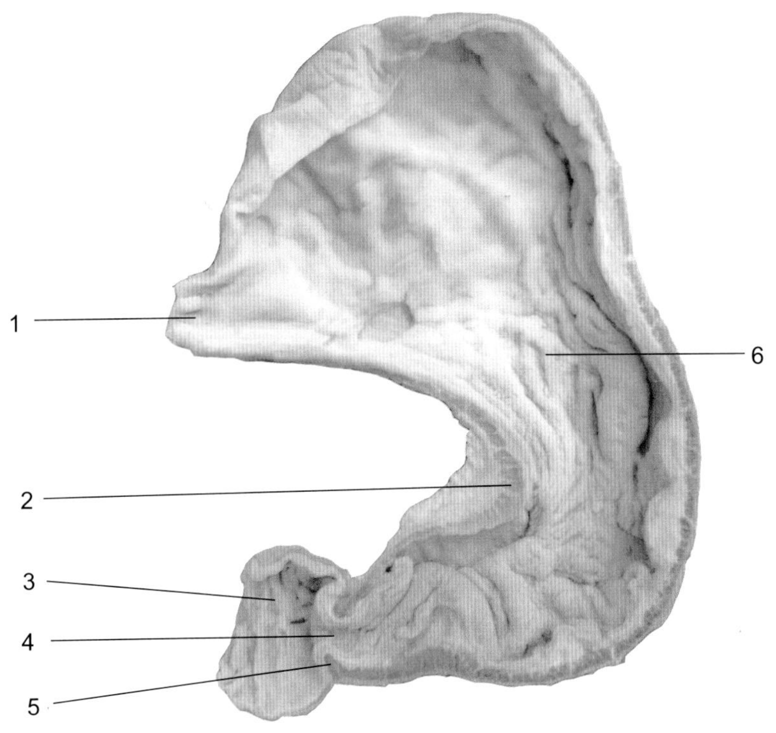

1 贲门 cardia 분문 噴門
2 胃肌 muscles of stomach 위근육 胃筋
3 十二指肠 duodenum 십이지장 十二指腸
4 幽门瓣 pyloric valve 유문판 幽門弁
5 幽门括约肌 pyloric sphincter 유문괄약근 幽門括約筋
6 胃黏膜 gastric mucosa 위점막 胃黏膜

141 胃腔（2）

The cavity of the stomach （2）

위강（2）

胃腔（2）

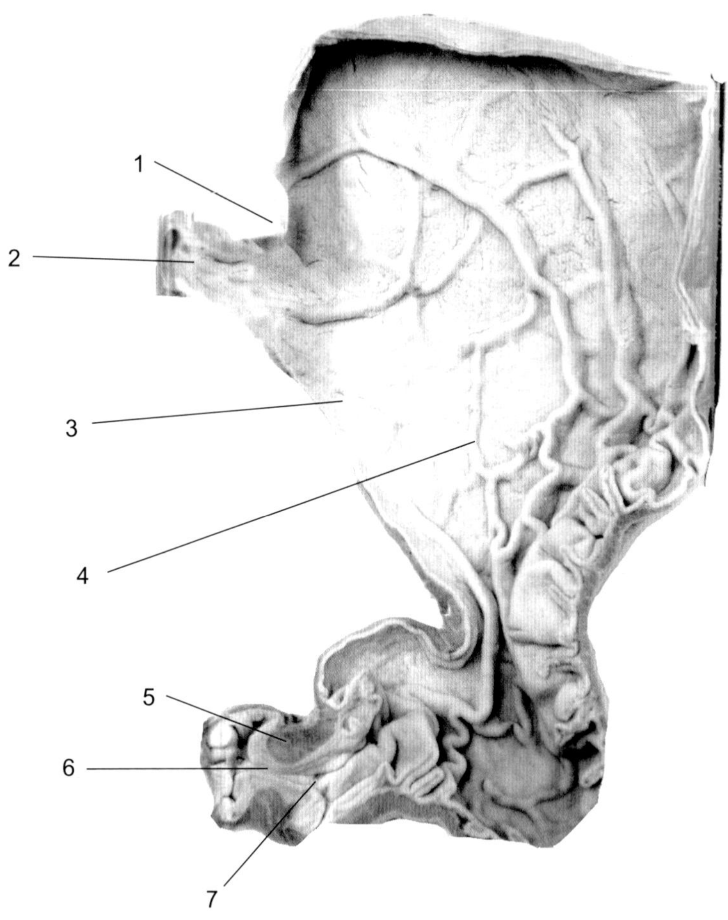

1 贲门切迹 cardiac incisure 분문절흔 噴門切痕
2 贲门 cardia 분문 噴門
3 胃道 gastropore 위도 胃道
4 黏膜皱襞 mucosal folds 점막주름 黏膜ひだレリーフ
5 幽门括约肌 pyloric sphincter 유문괄약근 幽門括約筋
6 幽门口 pyloric orifice 유문구 幽門口
7 幽门管 pyloric canal 유문관 幽門管

142 空肠

The jejunum

공장

空腸

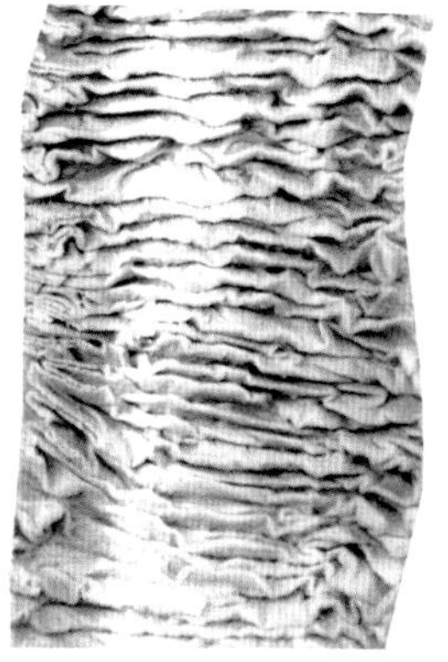

143 回肠

The ileum

회장

回腸

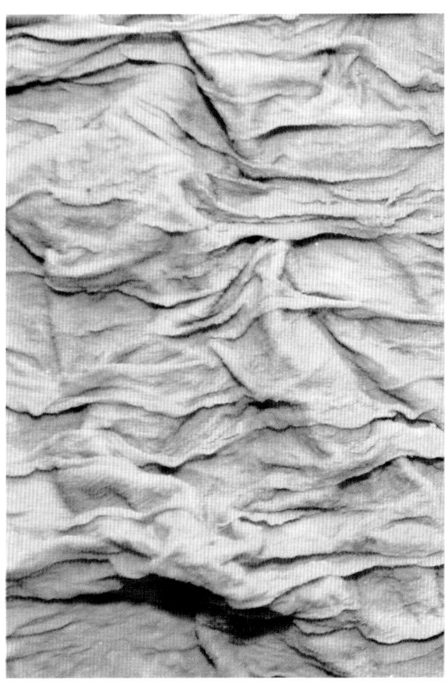

144 回盲部（内侧面）

The ileocecal part (internal aspect)

회맹부 (내측면)

回盲部 (内側面)

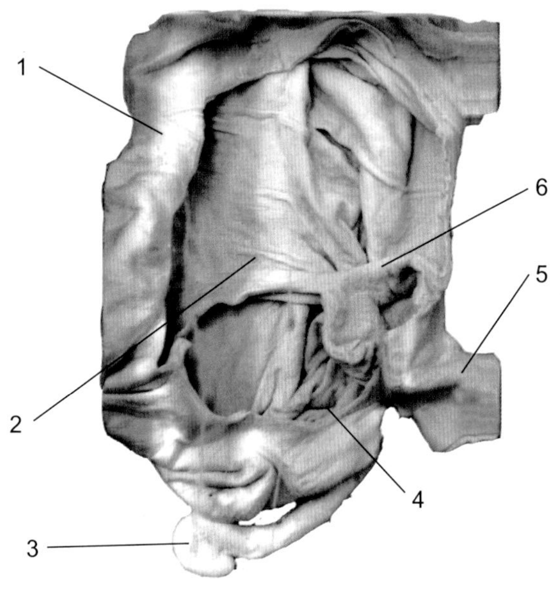

1 结肠袋 haustra of colon 결장팽대 結腸弁
2 结肠半月襞 plicae semilunares coli
결장반월주름 結腸半月ひだ
3 阑尾 vermiform appendix 충수 虫垂
4 阑尾口 orifice of vermiform appendix 충수구 虫垂口
5 回肠 ileum 회장 回腸
6 回盲瓣 ileocecal valve 회맹판 回腸弁

145 大肠

The large intestine

대장

大腸

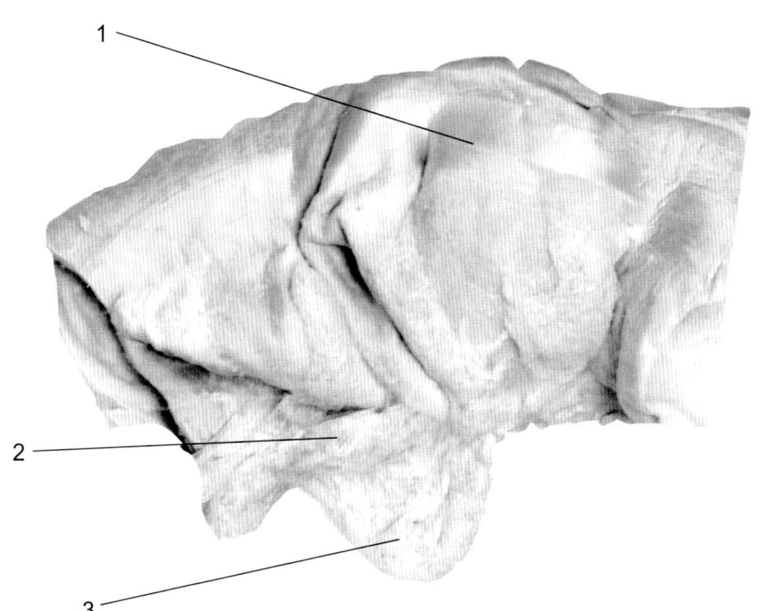

1 结肠袋 haustra of colon　결장팽대　結腸弁
2 结肠带 colic bands　결장끈　結腸ひも
3 肠脂垂 epiploic appendices　장막수　腹膜垂

146 直肠

The rectum

직장

直腸

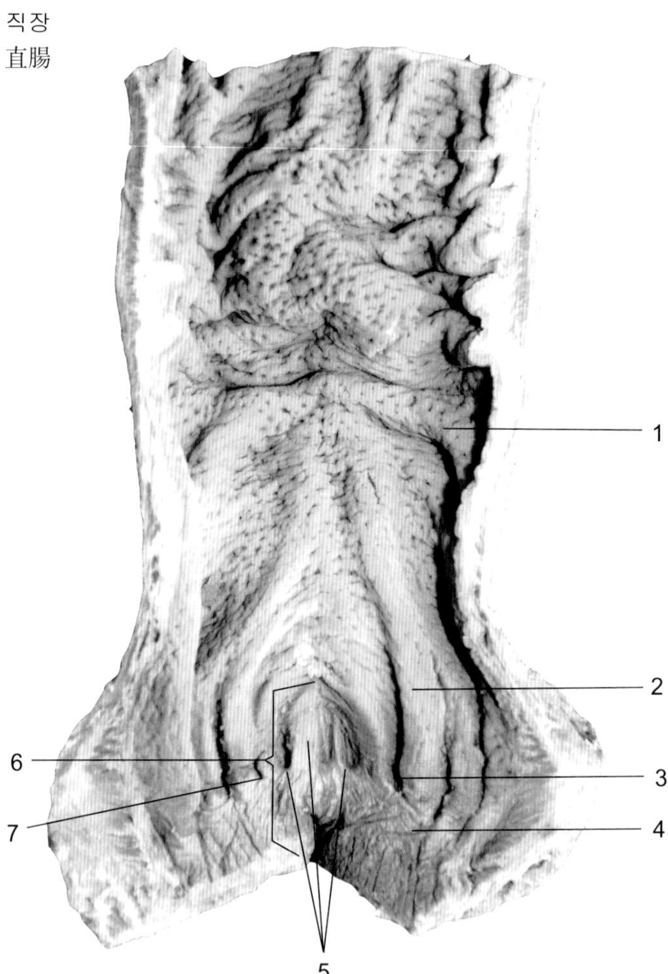

1 直肠横襞 transverse fold of rectum　직장주름　直腸横ひだ
2 肛柱 anal column　항문기둥　肛門柱
3 肛窦 anal sinus　항문굴　肛門洞
4 肛梳 anal pecten　항문소　肛門櫛
5 肛皮线 linea anocutaneus　항문피부선　肛門皮膚線
6 肛管 anal canal　항문관　肛門管
7 肛瓣 anal valves　항문판막　肛門弁

人体解剖标本 图谱

147 **肝脏（上面观）**

The liver (superior aspect)

간 (윗면)

肝臓（上面）

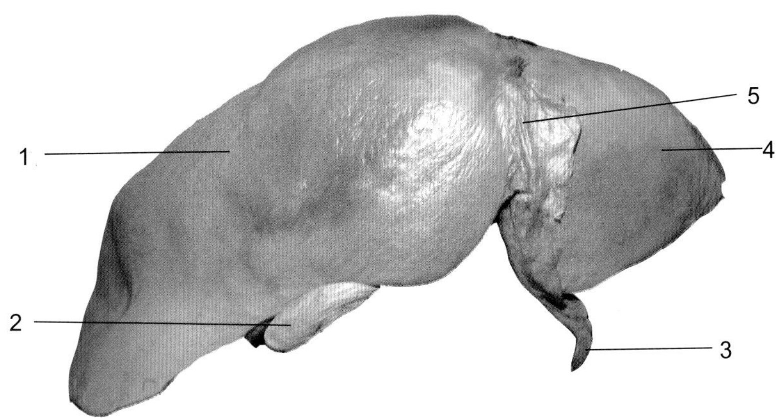

1 肝右叶 right lobe of liver 간우엽 肝右葉
2 胆囊 gallbladder 담낭 胆嚢
3 肝圆韧带 ligamentum teres hapatis 간원삭 肝円索
4 肝左叶 left lobe of liver 간좌엽 肝左葉
5 镰状韧带 falciform ligament 간낫인대 鎌状靭帯

148 肝脏（下面观）

The liver (inferior aspect)

간(밑면)

肝臟(下面)

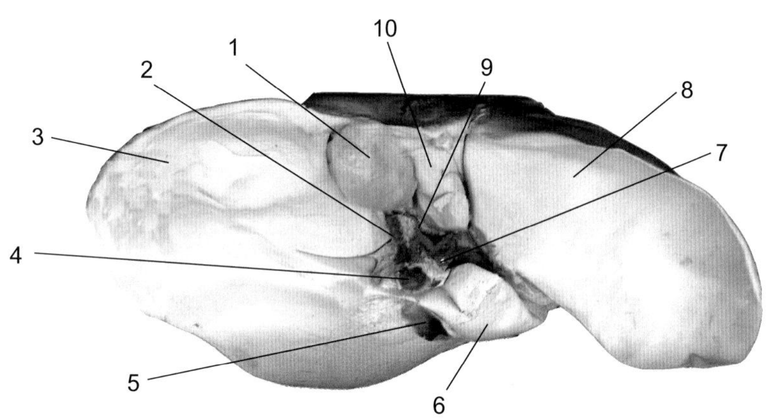

1 胆囊 gallbladder 담낭 胆嚢
2 胆总管 common bile duct 총담관 総胆管
3 肝右叶 right lobe of liver 간우엽 肝右葉
4 门静脉 portal vein 간문맥 門脈
5 下腔静脉 inferior vena cava 하대정맥 下大腔静脈
6 方叶 quadrate lobe 네모엽 方形葉
7 肝固有动脉 proper hepatic artery 고유간동맥 固有肝動脈
8 肝左叶 left lobe of liver 간좌엽 肝左葉
9 胆囊动脉 cystic artery 담낭동맥 胆嚢動脈
10 尾状叶 caudate lobe 꼬리엽 尾状葉

149 胆道系统

The biliary system
담도계
胆道系統

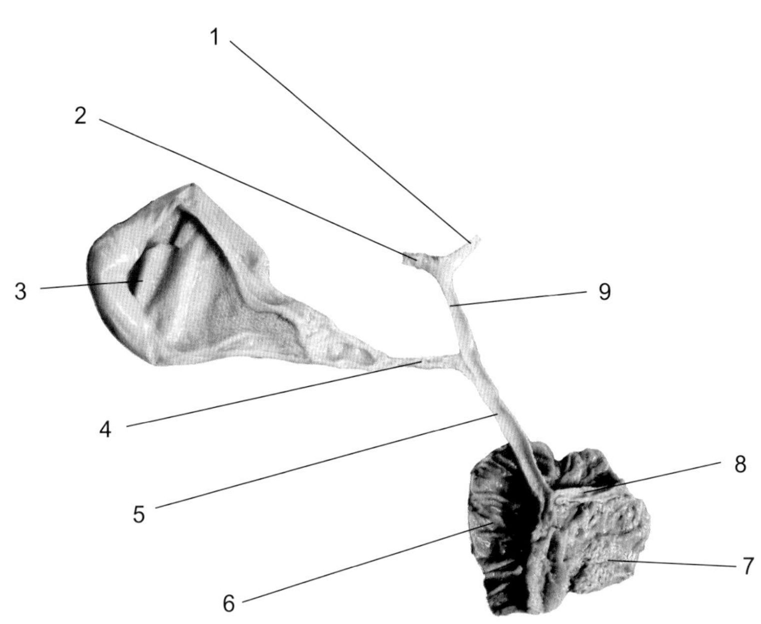

1 左肝管 left hepatic duct 좌간관 左肝管
2 右肝管 right hepatic duct 우간관 右肝管
3 胆囊 gallbladder 담낭 胆嚢
4 胆囊管 cystic duct 담낭관 胆嚢管
5 胆总管 common bile duct 총담관 総胆管
6 十二指肠 duodenum 십이지장 十二指腸
7 胰腺 pancreas 췌장 膵臓線
8 胰管 pancreatic duct 주췌관 膵管
9 肝总管 common hepatic duct 총간관 総肝管

150 胰腺（1）

The pancreas（1）

췌장（1）

膵臓（1）

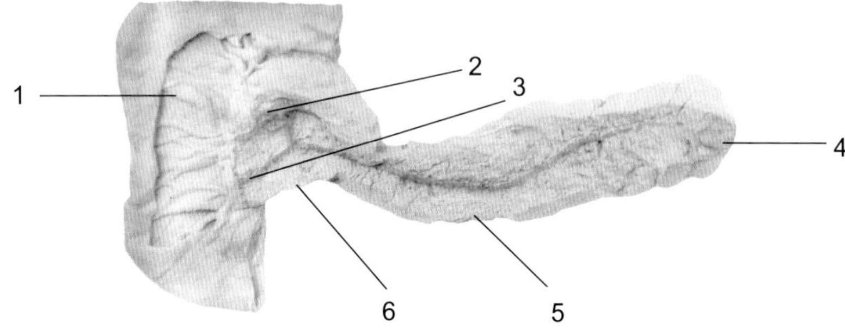

1 十二指肠 duodenum 십이지장 十二指腸
2 副胰管 accesory pancreatic duct 덧췌장관 副膵管
3 胰管 pancreatic duct 주췌관 膵管
4 胰尾 pancreatic tail 췌장꼬리 膵尾
5 胰体 pancreatic body 췌장몸 膵体
6 胰头 pancreatic head 췌장머리 膵頭

151 胰腺（2）

The pancreas（2）

췌장（2）

膵臟（2）

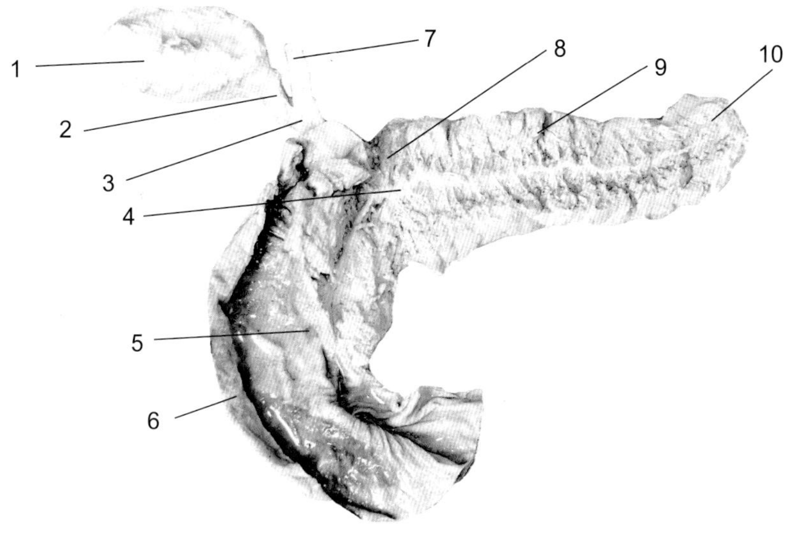

1 胆囊 gallbladder　담낭　胆嚢
2 胆囊管 cystic duct　담낭관　胆嚢管
3 胆总管 common bile duct 총담관　総胆管
4 胰管 pancreatic duct　주췌관　膵管
5 十二指肠大乳头 major duodenal papilla
　큰십이지장유두　大十二指腸乳頭
6 十二指肠 duodenum　십이지장　十二指腸
7 肝总管 common hepatic duct　총간관　総肝管
8 胰头 pancreatic head　췌장머리　膵頭
9 胰体 pancreatic body　췌장몸　膵体
10 胰尾 pancreatic tail　췌장꼬리　膵尾

152 腹膜

The peritoneu
복막
腹膜

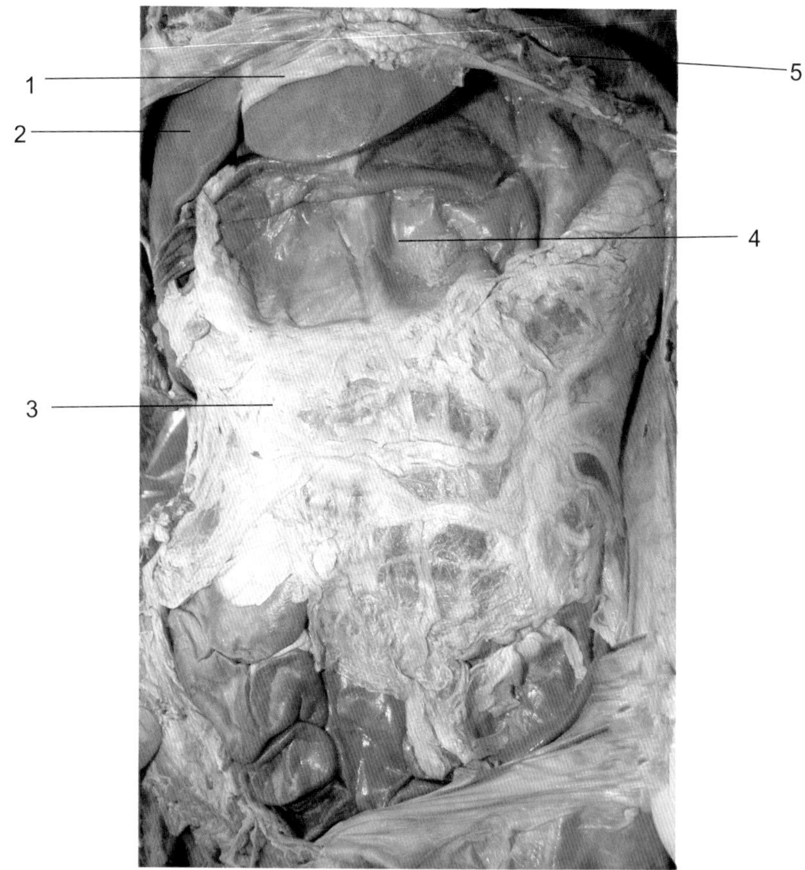

1 镰状韧带 falciform ligament 간낫인대 鎌狀靭帶
2 肝 liver 간 肝臟
3 腹膜 peritoneum 복막 腹膜
4 胃 stomach 위 胃
5 膈肌 diaphragm 횡격막 横隔膜

153 腹膜的分布

Distribution of the peritoneum

복막배열

腹膜の分布

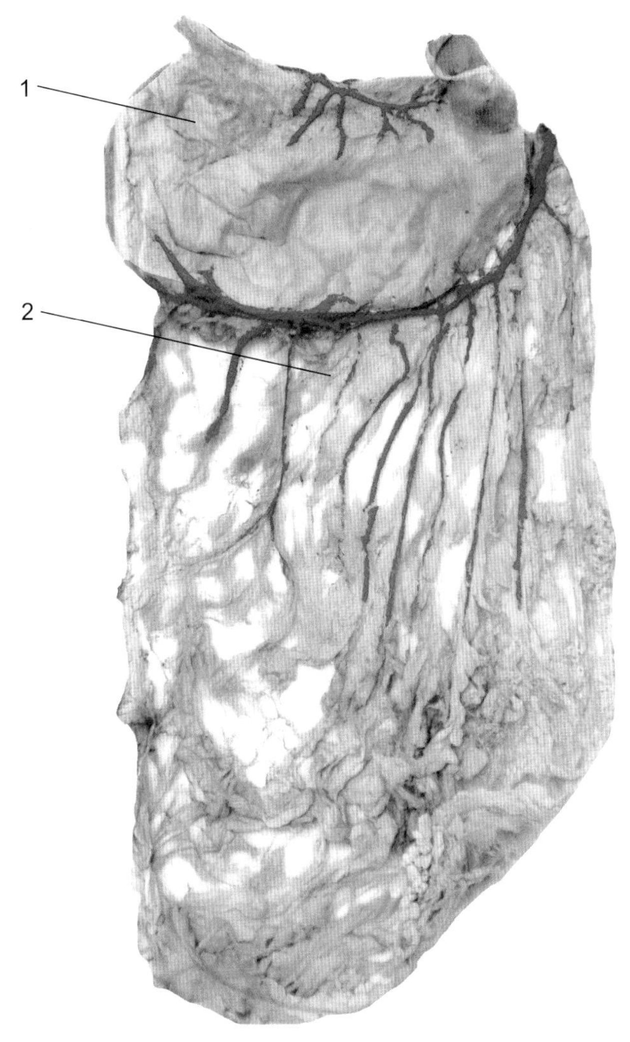

1 胃 stomach 위 胃
2 大网膜 greater omentum 대망 大網

154 食管造影

Esophagogram
식도조영
食道造影

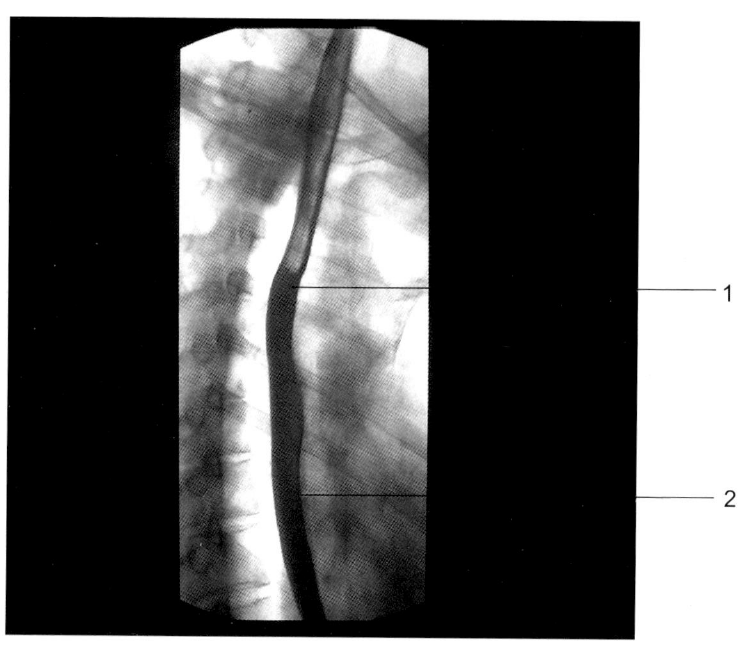

1 主动脉弓压迹 aortic arch impression 대동맥궁압흔 大動脈弓圧痕
2 左心房压迹 left atrium impression 좌심방압흔 左心房圧痕

155 小肠

The small intestine

소장

小腸

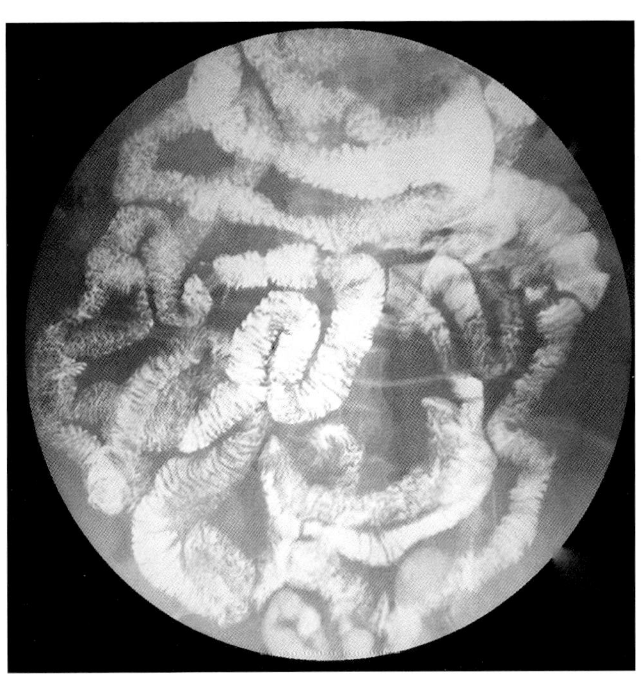

156 全结肠

The colon

결장

結腸

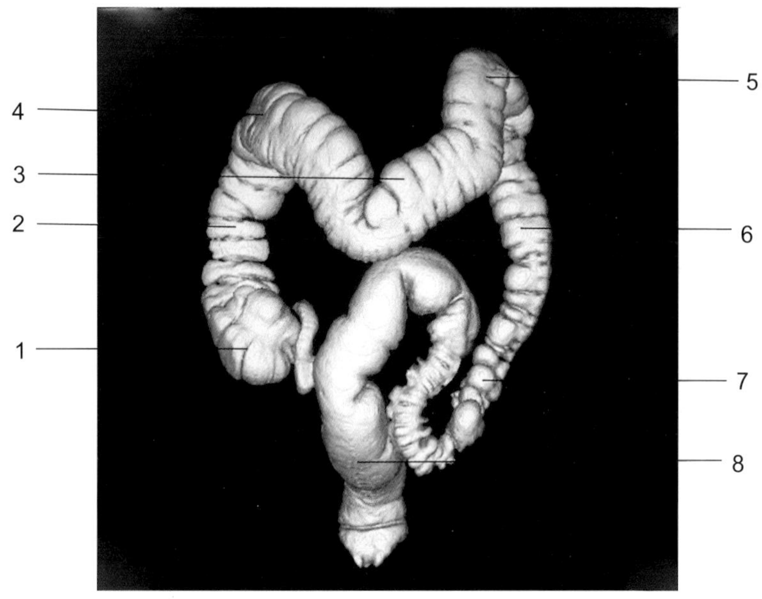

1 盲肠 cecum 맹장 盲腸
2 升结肠 ascending colon 상행결장 上行結腸
3 横结肠 transverse colon 횡행결장 横行結腸
4 结肠右曲 right colic flexure 오른결장굽이 結腸右曲
5 结肠左曲 left colic flexure 왼결장굽이 結腸左曲
6 降结肠 descending colon 하행결장 下行結腸
7 乙状结肠 sigmoid colon 에스자결장 S状結腸
8 直肠 rectum 직장 直腸

157 结肠回盲部

Ileocecal part of the colon

결장회맹부

结肠回盲部

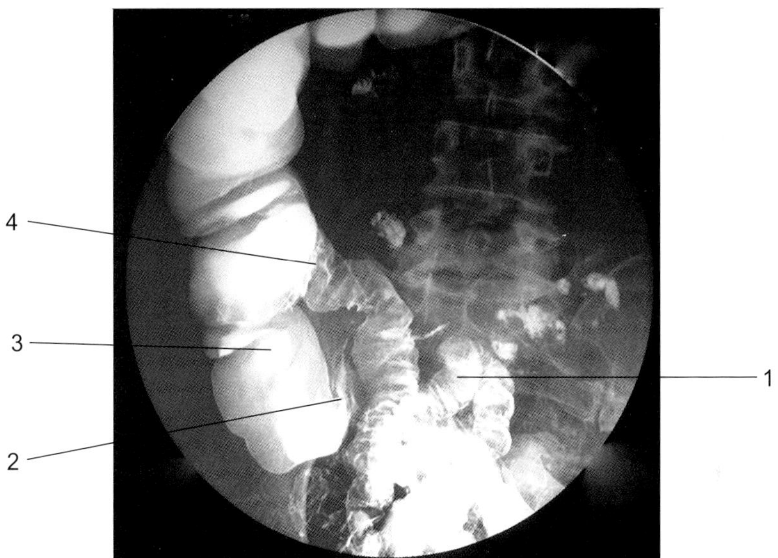

1 回肠 ileum 회장 回腸
2 阑尾 vermiform appendix 충수 虫垂
3 盲肠 cecum 맹장 盲腸
4 回盲口 ileocecal orifice 회맹구 回盲口

158 结肠右曲

Right colic flexure
오른결장굽이
結腸右曲

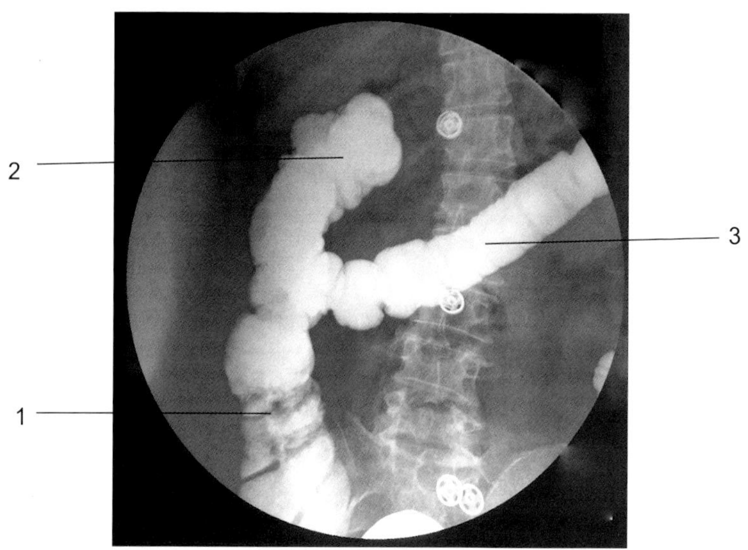

1 升结肠 ascending colon 상행결장 上行結腸
2 结肠右曲 right colic flexure 오른결장굽이 結腸右曲
3 横结肠 transverse colon 횡행결장 横行結腸

159 结肠左曲

Left colic flexure

왼결장굽이

結腸左曲

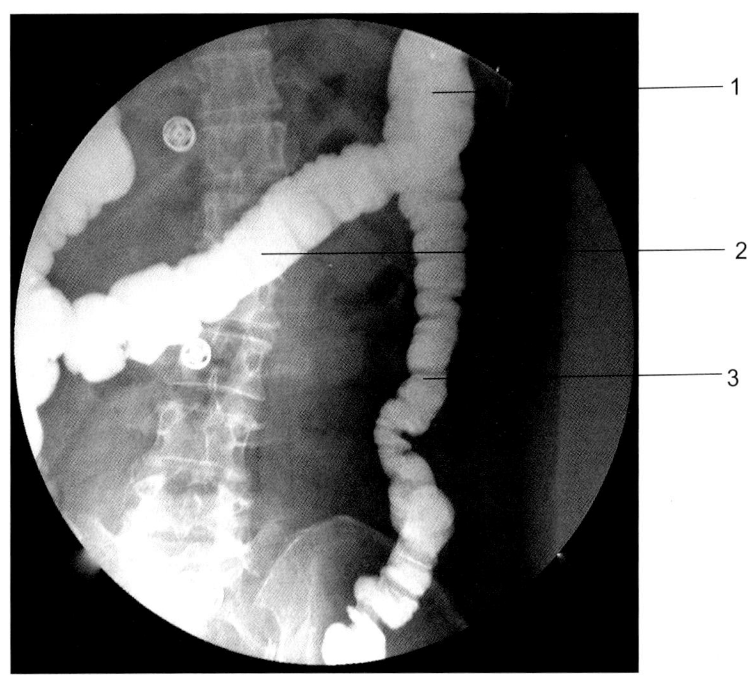

1 结肠左曲 left colic flexure 왼결장굽이 結腸左曲
2 横结肠 transverse colon 횡행결장 横行結腸
3 降结肠 descending colon 하행결장 下行結腸

160 直肠

The rectun

직장

直腸

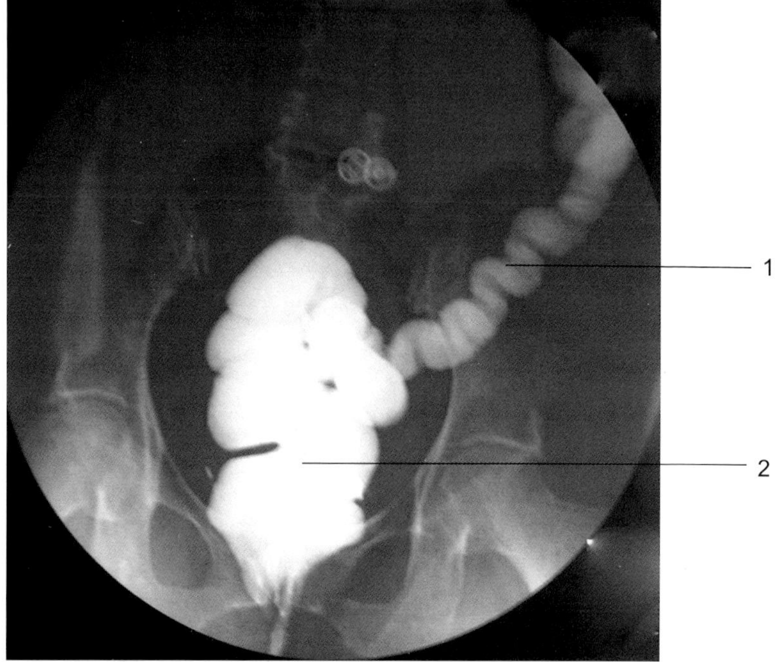

1 乙状结肠 sigmoid colon 에스자결장 S状結腸
2 直肠 rectum 직장 直腸

第三章　呼吸系统

Respiratory system
호흡기계
呼吸器系

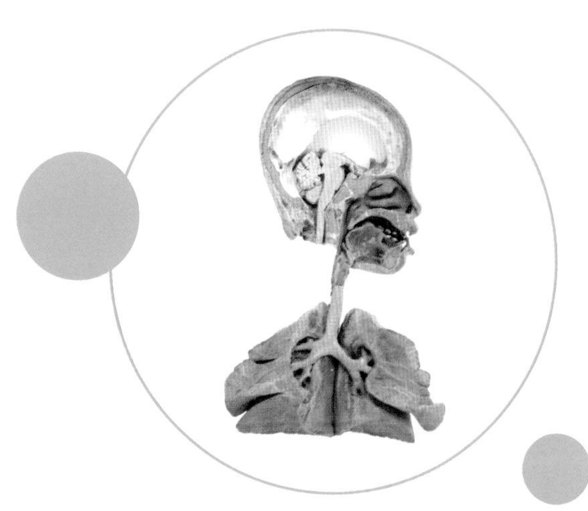

161 呼吸系统全貌

Overview of the respiratory system

호흡기계

呼吸器系

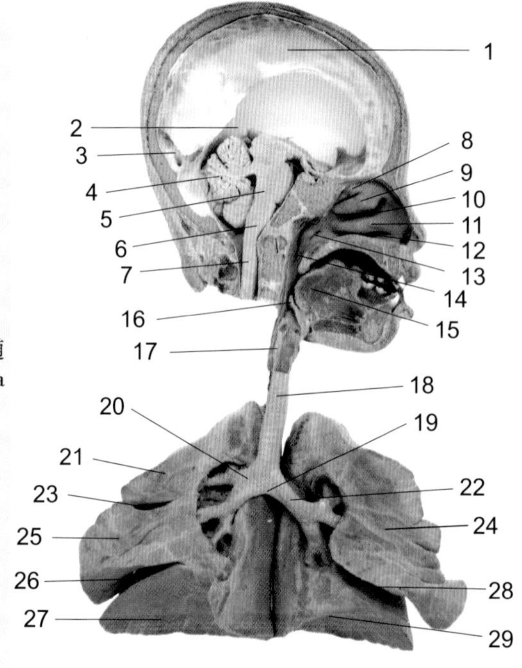

1 大脑镰 cerebral falx
대뇌낫 大脳鎌

2 小脑幕 tentorium cerebelli
소뇌천막 小脳テント

3 窦汇 confluence of sinus
동회 洞合流部

4 小脑 cerebellum
소뇌 小脳

5 脑桥 pons 교뇌 脳橋

6 延髓 medulla oblongata
연수 延髄

7 脊髓 spinal cord 척수 脊髄

8 上鼻甲 superior nasal concha
상비갑개 上鼻甲介

9 中鼻甲
middle nasal concha
중비갑개 中鼻甲介

10 中鼻道
middle nasal meatus
중비도 中鼻道

11 下鼻甲
inferior nasal concha
하비갑개 下鼻甲介

12 下鼻道 inferior nasal meatus 하비도 下鼻道

13 咽鼓管咽口 pharyngeal opening of auditory tube 이관인두구 耳管咽頭口

14 咽 pharynx 인두 咽頭

15 舌 tongue 혀 舌

16 会厌 epiglottis 후두개 喉頭蓋

17 环状软骨 cricoid cartilage 반지연골 輪状軟骨

18 气管 trachea 기관 気管

19 气管杈 bifurcation trachea 기관갈림 気管分岐部

20 右主支气管 right principal bronchus 우기관지 右主気管支

21 右肺上叶 superior lobe of right lung 우폐상엽 右肺上葉

22 左主支气管 left principal bronchus 좌기관지 左主気管支

23 右肺水平裂 horizontal fissure of right lung 우폐수평열 右肺水平裂

24 左肺上叶 superior lobe of left lung 좌폐상엽 左肺上葉

25 右肺中叶 middle lobe of right lung 우폐중엽 右肺中葉

26 右肺斜裂 oblique fissure of right lung 우폐사열 右肺斜裂

27 右肺下叶 inferior lobe of right lung 우폐하엽 右肺下葉

28 左肺斜裂 oblique fissure of left lung 좌폐사열 左肺斜裂

29 左肺下叶 inferior lobe of left lung 좌폐하엽 左肺下葉

162 **鼻软骨**

The nasal cartilage

비연골

鼻軟骨

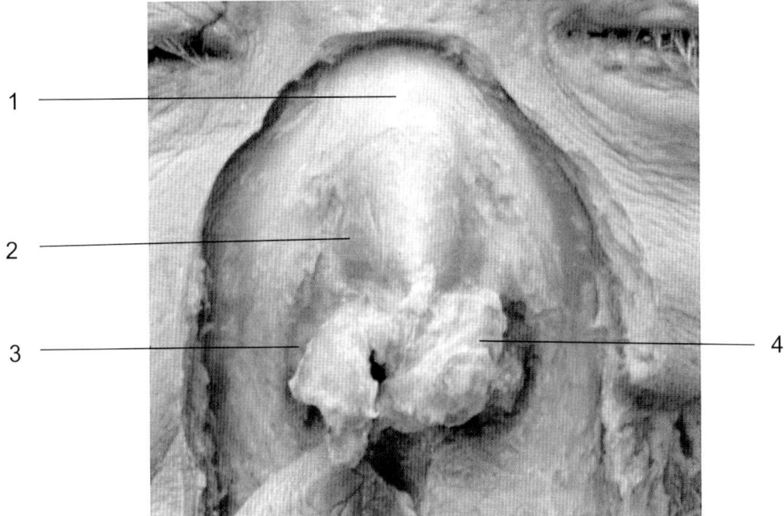

1 鼻骨 nasal bone 코뼈 鼻骨
2 鼻外侧软骨 lateral nasal cartilages 외측비연골 外側鼻軟骨
3 鼻翼小软骨 lesser alar cartilages 소비익연골 小鼻翼軟骨
4 鼻翼大软骨 greater alar cartilages 대비익연골 大鼻翼軟骨

163 鼻腔侧壁

The lateral wall of the nasal c

비강외측벽

鼻腔外側壁

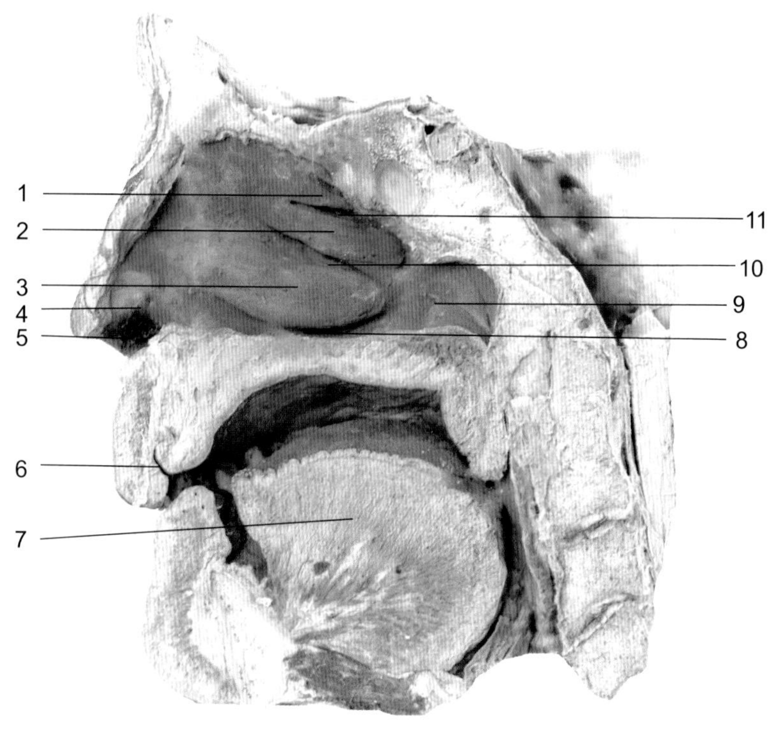

1 上鼻甲 superior nasal concha 상비갑개 上鼻甲介
2 中鼻甲 middle nasal concha 중비갑개 中鼻甲介
3 下鼻甲 inferior nasal concha 하비갑개 下鼻甲介
4 鼻阈 limen nasi 비역 鼻閾
5 鼻前庭 nasal vestibule 비전정 鼻前庭
6 口腔前庭 oral vestibule 구강전정 口腔前庭
7 颏舌肌 genioglossus 이설근 かとがい舌筋
8 下鼻道 inferior nasal meatus 하비도 下鼻道
9 咽鼓管咽口 pharyngeal opening of auditory tube 이관인두구 耳管咽頭口
10 中鼻道 middle nasal meatus 중비도 中鼻道
11 上鼻道 superior nasal meatus 하비도 上鼻道

164 **鼻腔外侧壁**

The lateral wall of the nasal cavity

비강외측벽

鼻腔外側壁

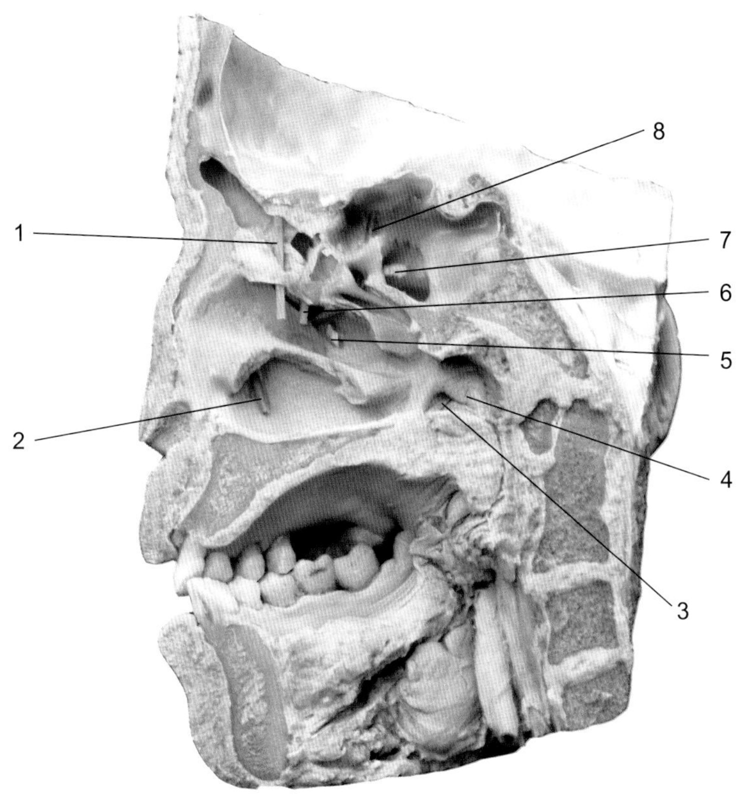

1 探针通额窦 specillum in frontal sinus　전두동 前頭洞
2 探针通鼻泪管 specillum in nasolacrimal duct　비루관 鼻涙管
3 咽鼓管咽口 pharyngeal opening of auditory tube 이관인두구 耳管咽頭口
4 咽鼓管圆枕 tubal torus　이관융기　耳管円環体
5 探针通上颌窦 specillum in maxillary sinus　상악동　上顎洞
6 探针通筛窦前中小房 specillum in anterior and middle group of ethmoidal sinus　중사골동 篩骨洞前の中小房
7 探针通蝶窦 specillum in sphenoidal sinus　접형동　蝶形骨洞
8 探针通筛窦后小房 specillum in posterior group of ethmoidal sinus　후사골동　篩骨洞後の小房

165 中鼻甲

The middle nasal concha
중비갑개
中鼻甲介

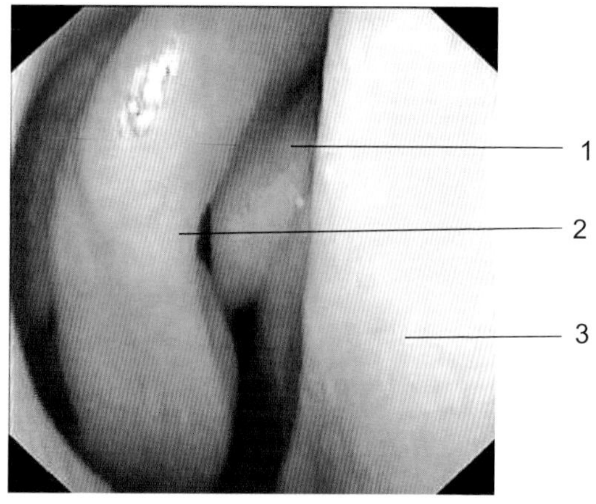

1 上鼻甲 superior nasal concha 상비갑개 上鼻甲介
2 中鼻甲 middle nasal concha 중비갑개 中鼻甲介
3 鼻中隔 nasal septum 비중격 鼻中隔

166 鼻甲

The nasal conchae
비갑개
鼻甲介

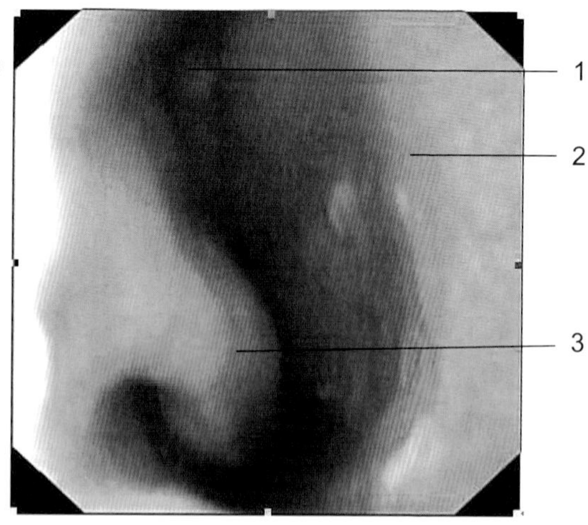

1 中鼻甲 middle nasal concha 중비갑개 中鼻甲介
2 鼻中隔 nasal septum 비중격 鼻中隔
3 下鼻甲 inferior nasal concha 하비갑개 下鼻甲介

167 鼻咽部

Nasopharyngeal part

인두비부

鼻咽頭

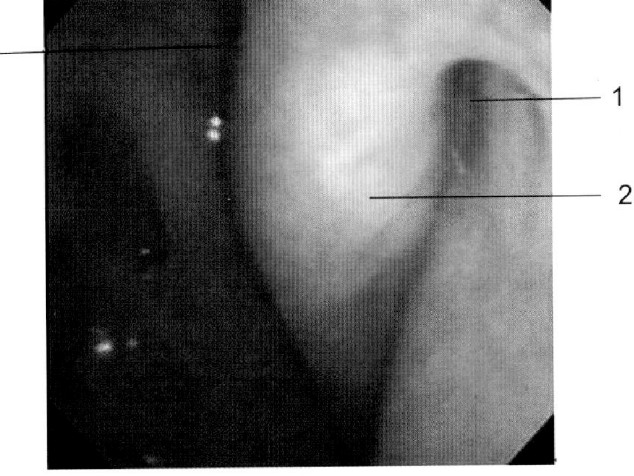

1 咽鼓管咽口 pharyngeal opening of auditory tube 이관인두구 耳管咽頭口
2 咽鼓管圆枕 tubal torus 이관융기 耳管円環体
3 咽隐窝 pharyngeal recess 인두함요 咽頭陥凹

168 鼻后孔

Posterior nasal apertures

후비공

後鼻孔

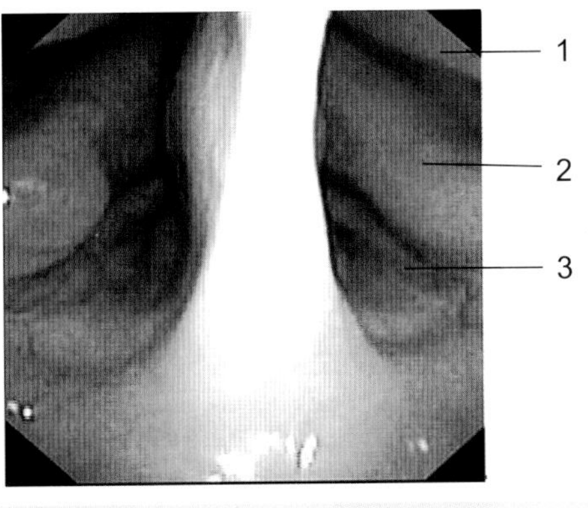

1 下鼻甲 inferior nasal concha 하비갑개 下鼻甲介
2 中鼻甲 middle nasal concha 중비갑개 中鼻甲介
3 上鼻甲 superior nasal concha 상비갑개 上鼻甲介

169 喉软骨（1）

The laryngeal cartilages（1）

후두연골（1）

喉頭軟骨（1）

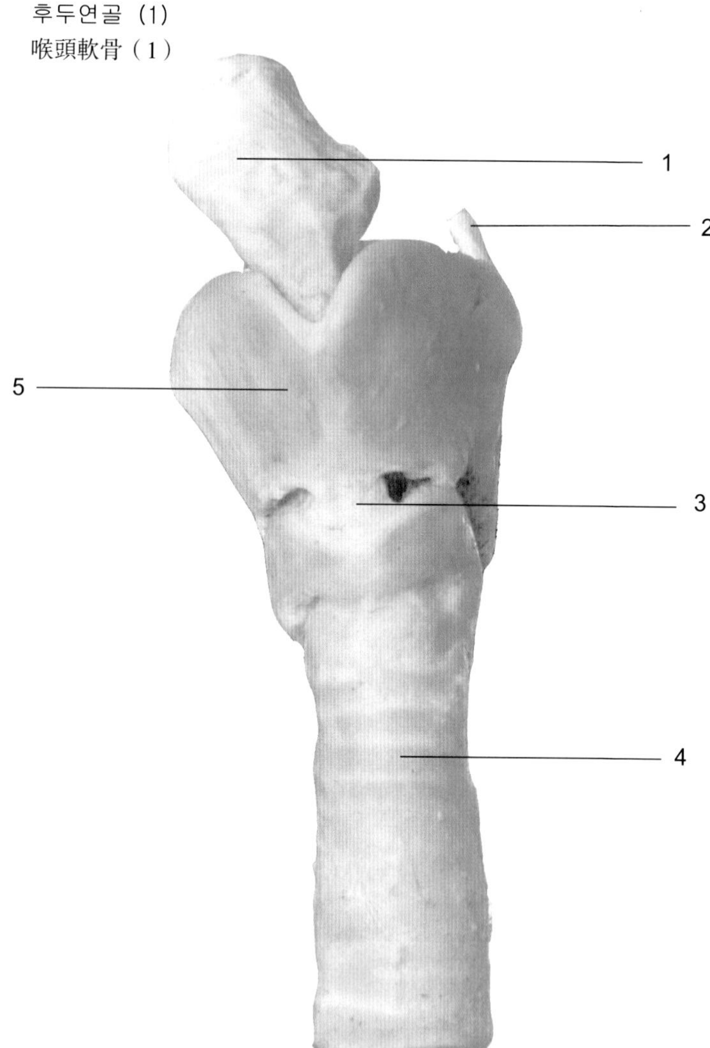

1 会厌软骨 epiglottic cartilage 후두개 喉頭蓋軟骨
2 上角 superior horn 상각 上角
3 环甲韧带 cricothyroid ligament 윤상갑상인대 輪状甲状靭帯
4 气管软骨 tracheal cartilage 기관연골 気管軟骨
5 甲状软骨 thyroid cartilage 갑상연골 甲状軟骨

170 喉软骨（2）

The laryngeal cartilages（2）

후두연골 (2)

喉頭軟骨（2）

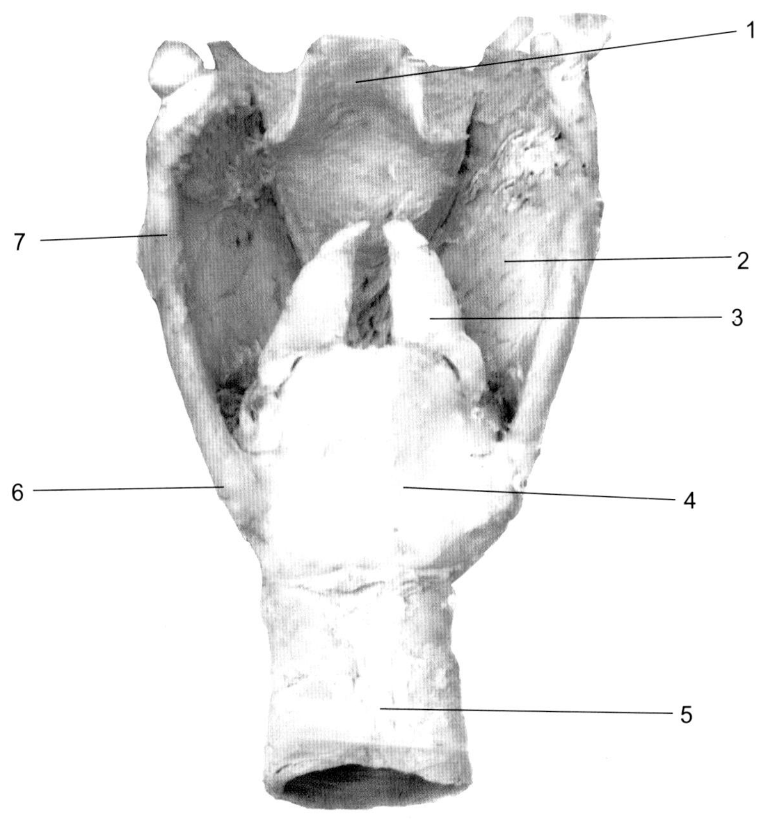

1 会厌软骨 epiglottic cartilage　후두개　喉頭蓋軟骨
2 甲状软骨 thyroid cartilage　갑상연골　甲状軟骨
3 杓状软骨 arytenoid cartilage　모뿔연골　披裂軟骨
4 环状软骨板 lamina of cricoid cartilage　반지연골판　輪状軟骨板
5 气管软骨 tracheal cartilage　기관연골　気管軟骨
6 下角 inferior horn　하각　下角
7 上角 superior horn　상각　上角

171 喉口

Aperture of larynx

후두문

喉頭門

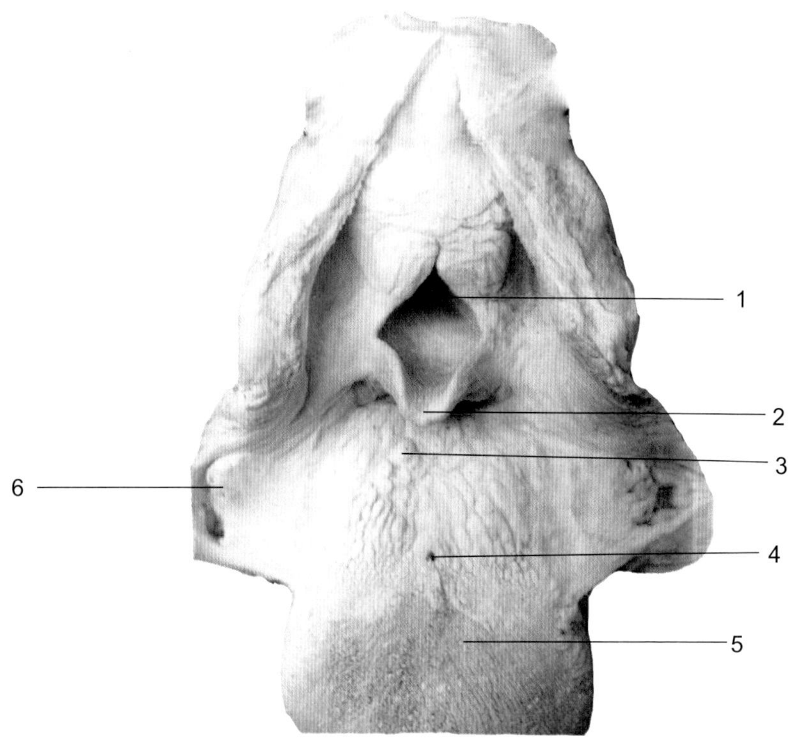

1 口咽 oropharynx 인두구강부 口咽頭
2 会厌软骨 epiglottic cartilage 후두개 喉頭蓋軟骨
3 轮状乳头 vallate papillae 성곽유두 有郭乳頭
4 舌盲孔 foramen cecum of tongue 혀맹공 舌盲孔
5 丝状乳头 filiform papillae 실유두 糸状乳頭
6 舌扁桃体 lingual tonsil 혀편도 舌扁桃

172 喉室后面观

The posterior aspect of the ventricle of lar

후두실뒷면

喉頭室後面

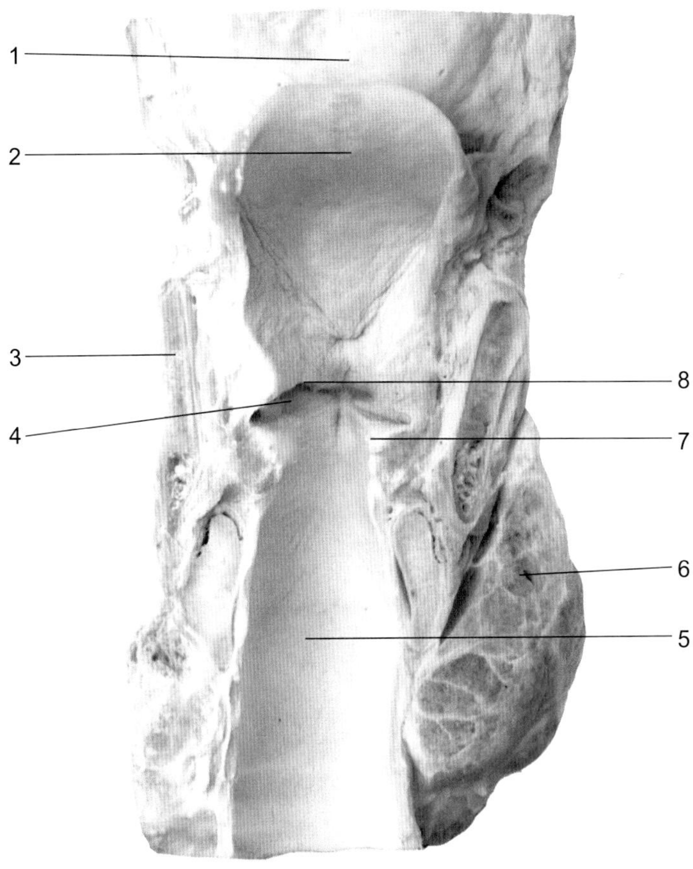

1 舌tongue 혀 舌
2 会厌软骨 epiglottic cartilage 후두개 喉頭蓋軟骨
3 甲状软骨 thyroid cartilage 갑상연골 甲状軟骨
4 喉室 ventricle of larynx 후두실 喉頭室
5 气管 trachea 기관 気管
6 甲状腺 thyroid gland 갑상선 甲状腺
7 声襞 vocal fold 성대주름 声帯ひだ
8 前庭襞 vestibular fold 전정주름 前庭ひだ

【第三章 呼吸系统】

173 **喉室（1）**

The ventricle of larynx（1）

후두실（1）

喉頭室（1）

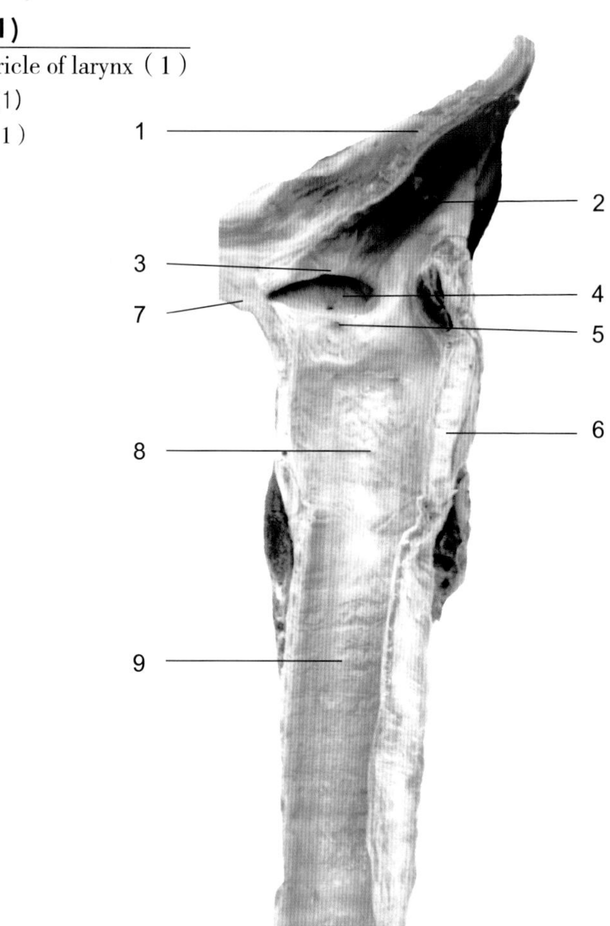

1 会厌 epiglottis 후두개 喉頭蓋
2 喉前庭 vestibule of larynx 후두전정 喉頭前庭
3 前庭襞 vestibular fold 전정주름 前庭ひだ
4 喉室 ventricle of larynx 후두실 喉頭室
5 声襞 vocal fold 성대주름 声帯ひだ
6 环状软骨 cricoid cartilage 반지연골 輪状軟骨
7 甲状软骨 thyroid cartilage 갑상연골 甲状軟骨
8 声门下腔 infraglottic cavity 성대문하강 声門下区
9 气管 trachea 기관 気管

174 喉室（2）

The ventricle of larynx（2）

후두실 (2)

喉頭室（2）

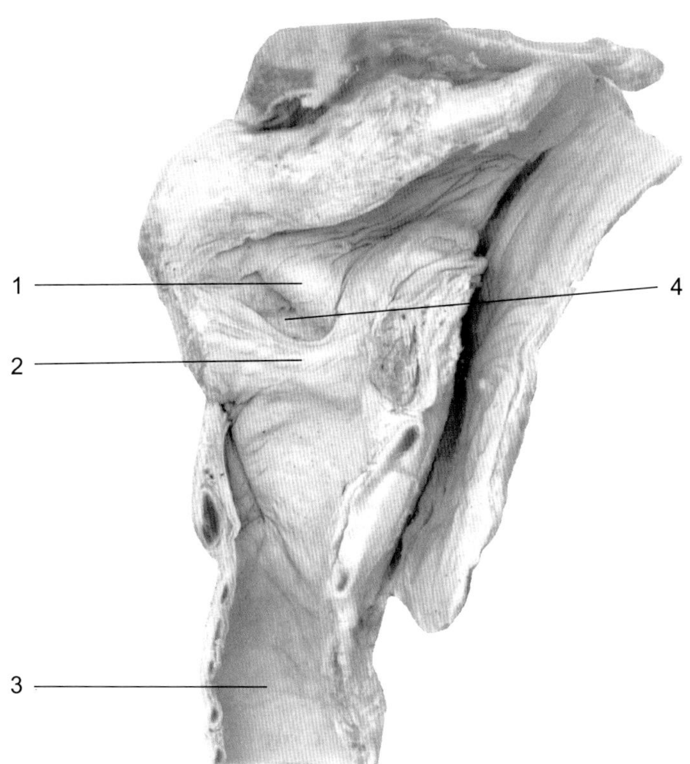

1 前庭襞 vestibular fold　전정주름　前庭ひだ
2 声襞 vocal fold　성대주름　声帯ひだ
3 气管 trachea　기관　気管
4 喉室 ventricle of larynx　후두실　喉頭室

175 喉（1）

The larynx（1）

후두（1）

喉（1）

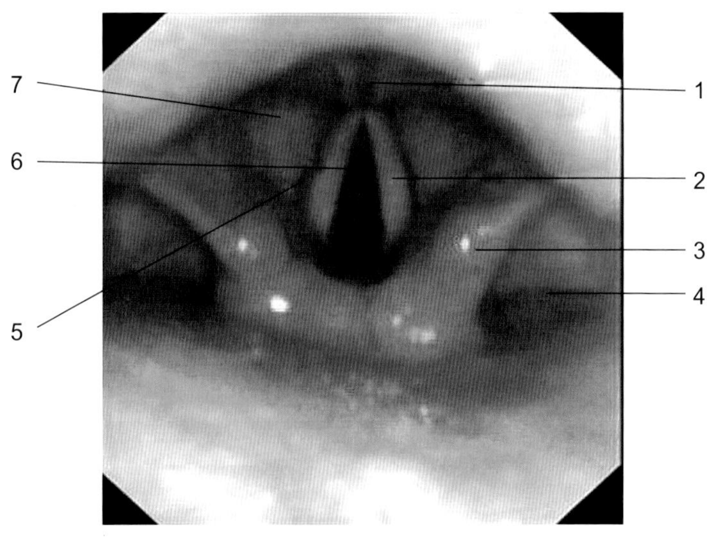

1 会厌 epiglottis　후두개　喉頭蓋
2 声带 vocal cord　성대　声帯
3 杓会厌皱襞 plica aryepiglottica　피열후두주름　披裂喉頭蓋ひだ
4 喉咽 laryngopharynx　인두후두부　咽頭喉頭
5 喉室 ventricle of larynx　후두실　喉頭室
6 声门裂 fissure of glottis　성문열　声門裂
7 室带 ventricle cord　실대　室帯

176 喉（2）

The larynx（2）
후두（2）
喉（2）

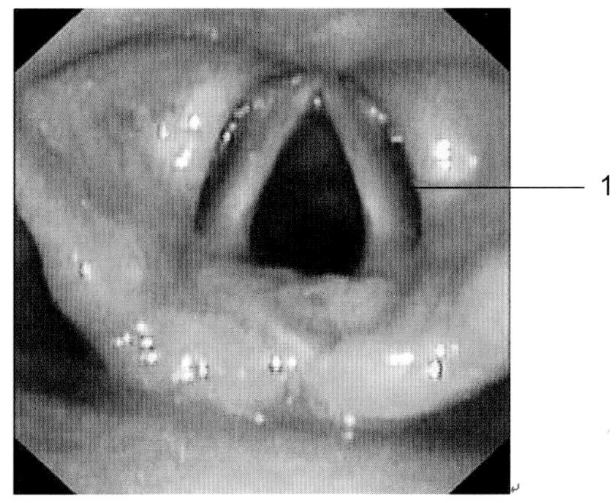

1 喉室 ventricle of larynx　후두실　喉頭室

177 喉咽部

The laryngopharynx part
인두후두부
咽頭喉頭部

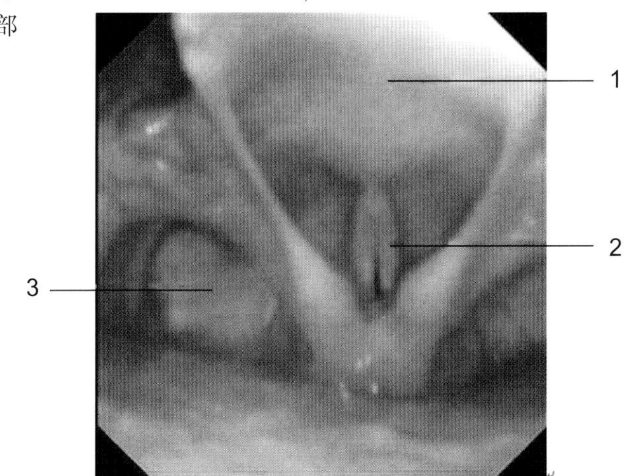

1 会厌epiglottis　후두개　喉頭蓋
2 声带vocal cord　성대　声帯
3 喉咽部梨状窝
piriform recess of laryngopharynx
인두후두부이상와　咽頭喉頭部梨状陥凹

178 支气管树

The bronchial tree

기관지

気管支

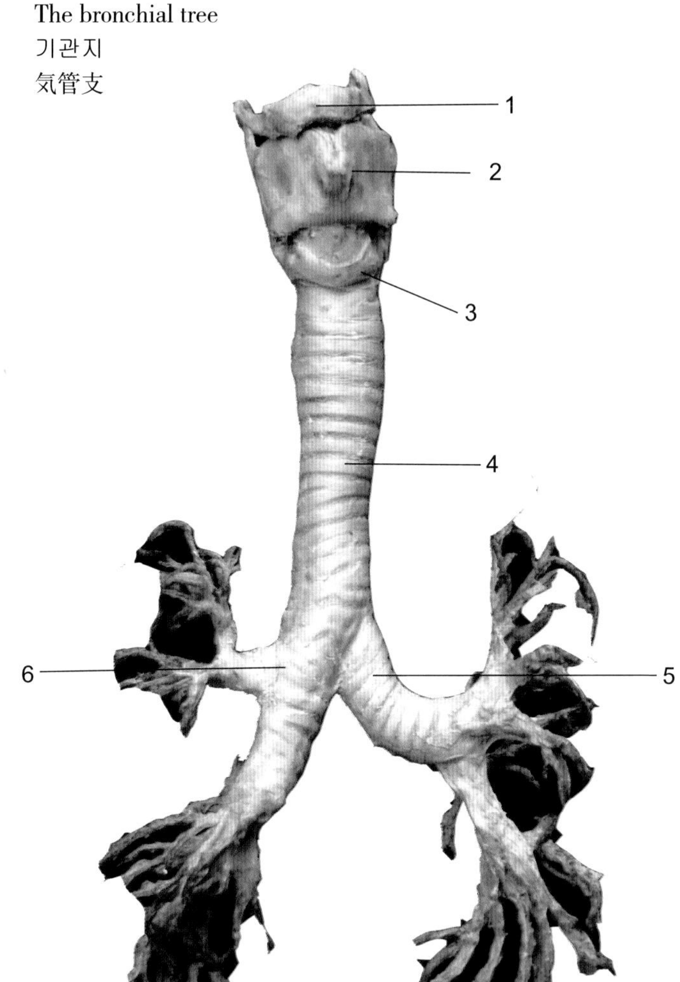

1 舌骨 hyoid 설골 舌骨
2 甲状软骨 thyroid cartilage 갑상연골 甲状軟骨
3 环状软骨 cricoid cartilage 반지연골 輪状軟骨
4 气管 trachea 기관 気管
5 左主支气管 left principal bronchus 좌기관지 左主気管支
6 右主支气管 right principal bronchus 우기관지 右主気管支

179 气管杈

Bifurcation of trachea

기관지갈림

気管分岐部

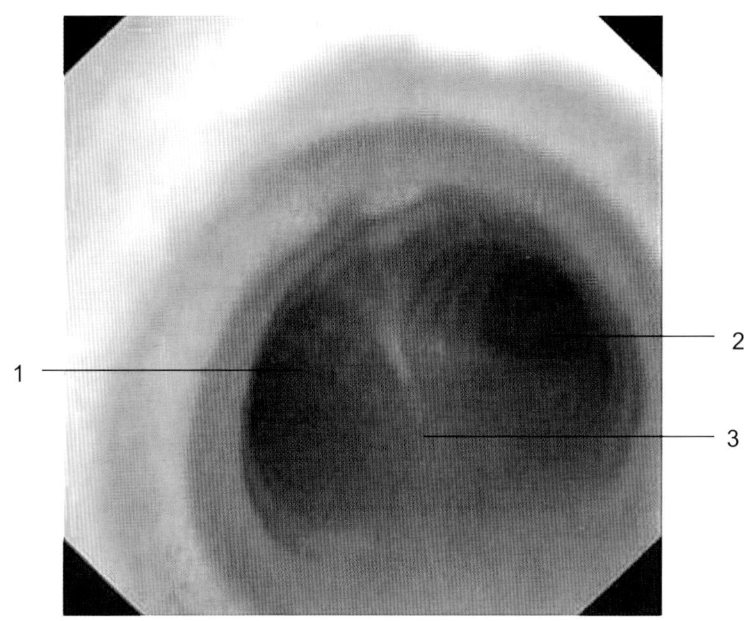

1 左主支气管 left principal bronchus 좌기관지 左主気管支
2 右主支气管 right principal bronchus 우기관지 右主気管支
3 气管隆嵴 carina of trachea 기관지융기 気管隆起

180 右肺（前面观）

The right lung (anterior aspect)

우폐（앞면）

右肺（前面）

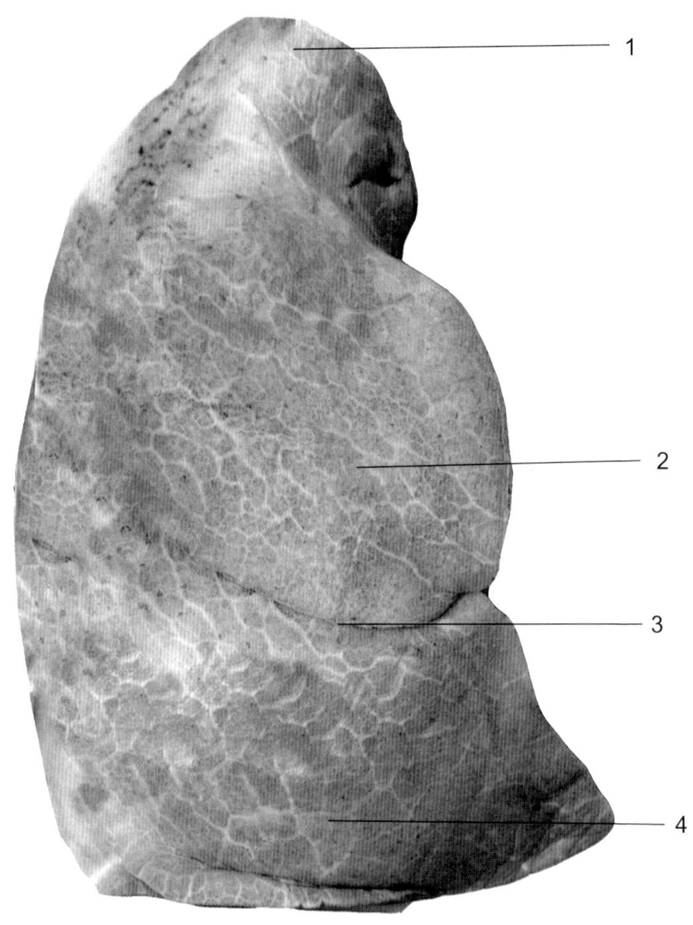

1 肺尖 apex of lung 폐첨부 肺尖
2 上叶 superior lobe 상엽 上葉
3 水平裂 horizontal fissure 수평열 水平裂
4 中叶 middle lobe 중엽 中葉

181 右肺（内侧观）

The right lung (medial aspect)

우폐（내측면）

右肺（内側面）

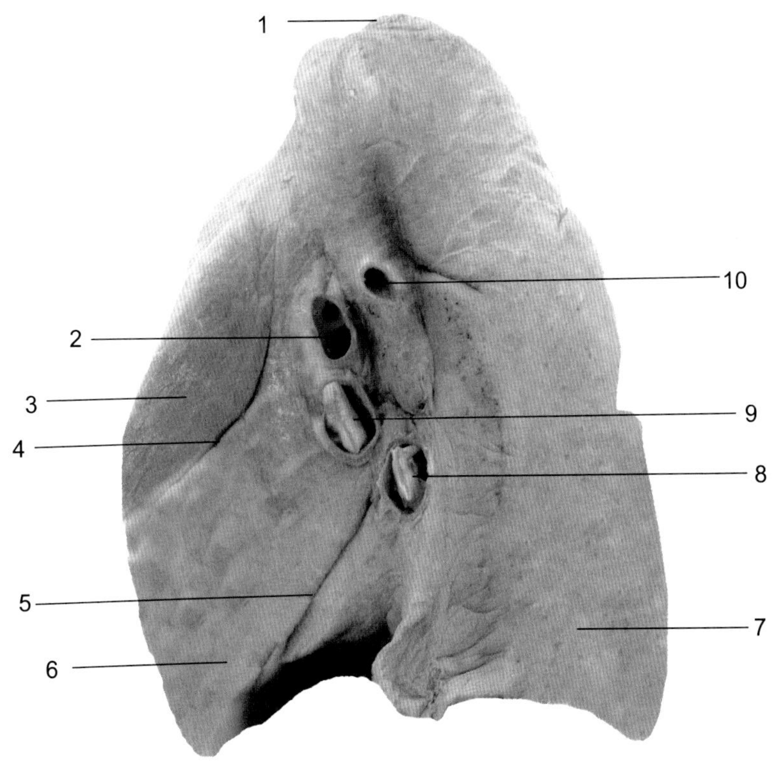

1 肺尖 apex of lung 폐첨부 肺尖
2 肺动脉 pulmonary artery 폐동맥 肺動脈
3 上叶 superior lobe 상엽 上葉
4 水平裂 horizontal fissure 수평열 水平裂
5 斜裂 oblique fissure 사열 斜裂
6 中间叶 middle lobe 중엽 中間葉
7 下叶 inferior lobe 하엽 下葉
8 下肺静脉 inferior pulmonary vein 하대정맥 下肺静脈
9 上肺静脉 superior pulmonary vein 상대정맥 上肺静脈
10 右主支气管 right principal bronchus 우기관지 右主気管支

182 左肺（前面观）

The left lung (anterior aspect)

우폐（앞면）

左肺（前面）

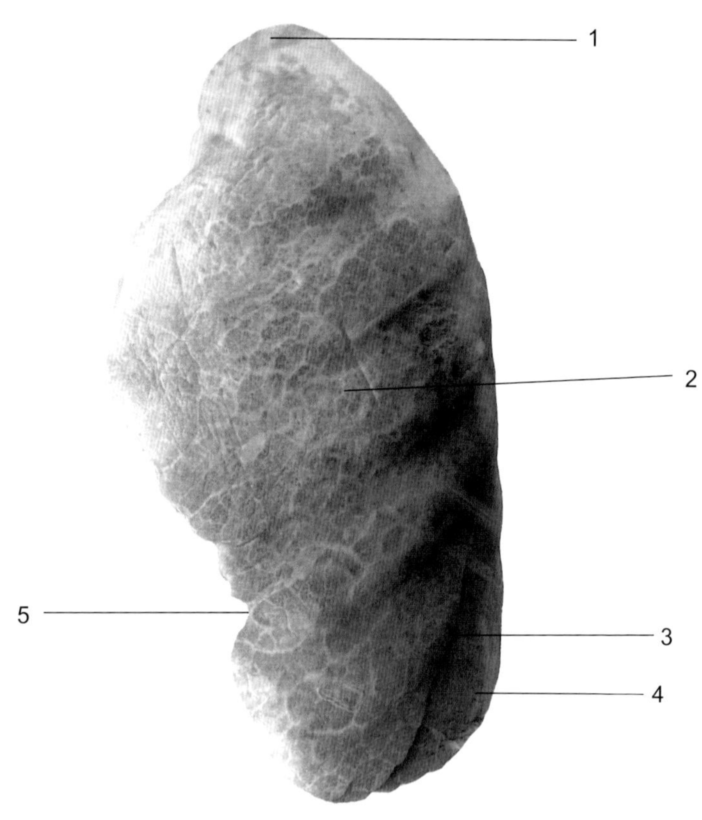

1 肺尖 apex of lung 폐첨부 肺尖
2 上叶 superior lobe 상엽 上葉
3 斜裂 oblique fissure 사열 斜裂
4 下叶 inferior lobe 하엽 下葉
5 心切迹 cardiac notch 심장절흔 心切痕

183 左肺（内侧观）

The eft lung (medial aspect)

좌폐（내측면）

左肺（内側面）

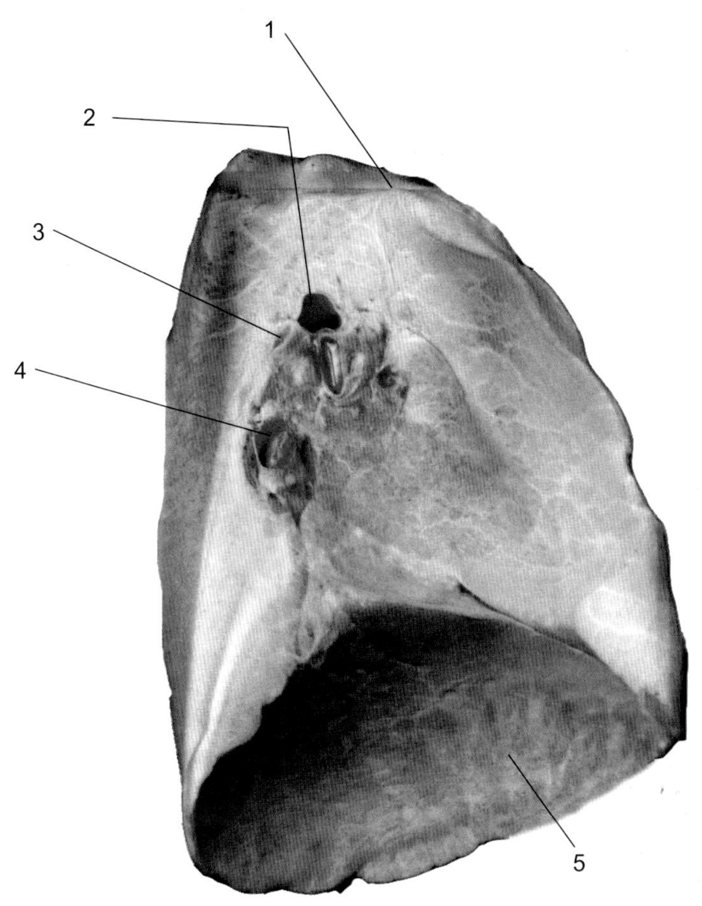

1 左肺上叶 superior lobe of left lung 좌폐상엽 左肺上葉
2 左肺静脉 left pulmonary vein 좌폐정맥 左肺静脈
3 左主支气管 left principal bronchus 좌기관지 左主気管支
4 左肺动脉 left pulmonary artery 좌폐동맥 左肺動脈
5 左肺下叶 inferior lobe of left lung 좌폐하엽 左肺下葉

184 胸部正位

Anterior position of chest

흉부앞면

胸部前面

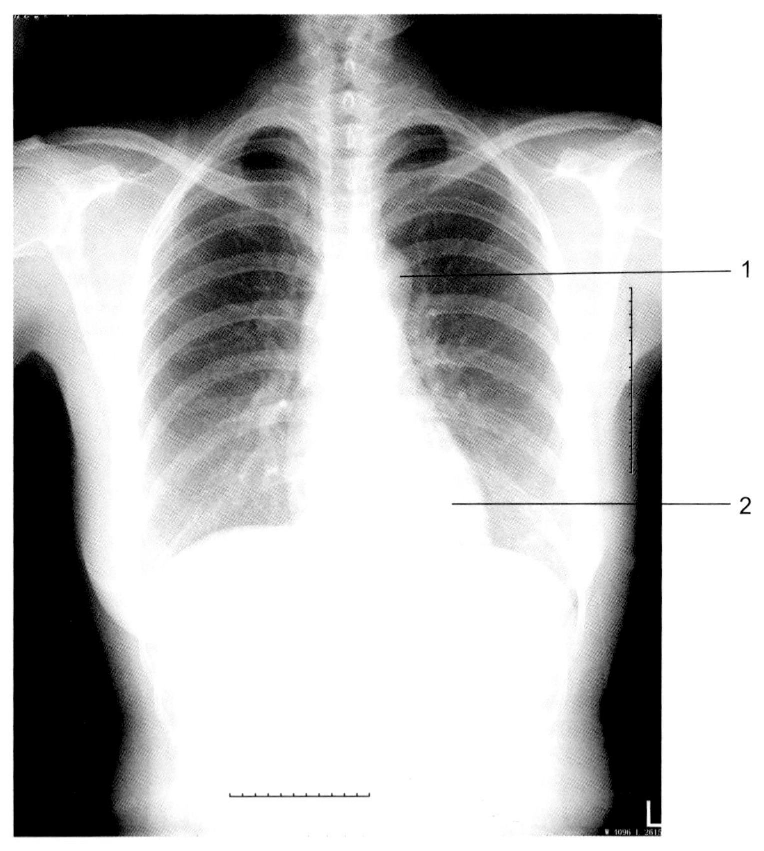

1 主动脉弓 aortic arch 대동맥궁 大動脈弓
2 左心室 left ventricle 좌심실 左心室

185 **胸部侧位**

Lateral position of chest

흉부측면

胸部側面

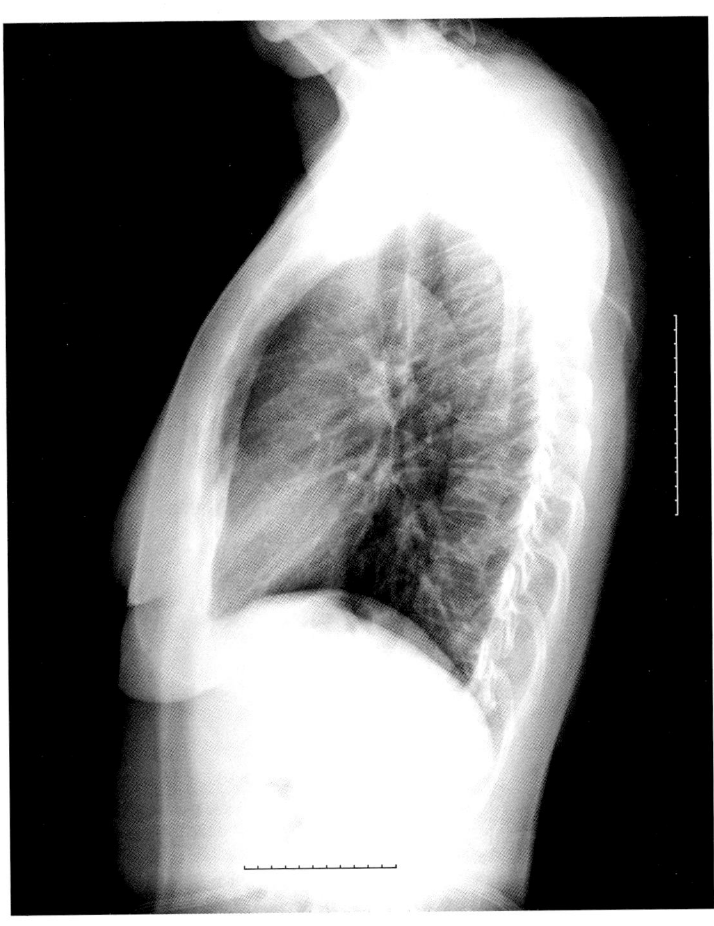

第四章 泌尿与生殖系统

Urinary and Reproductive system
비뇨기과생식기
泌尿器系と生殖器系

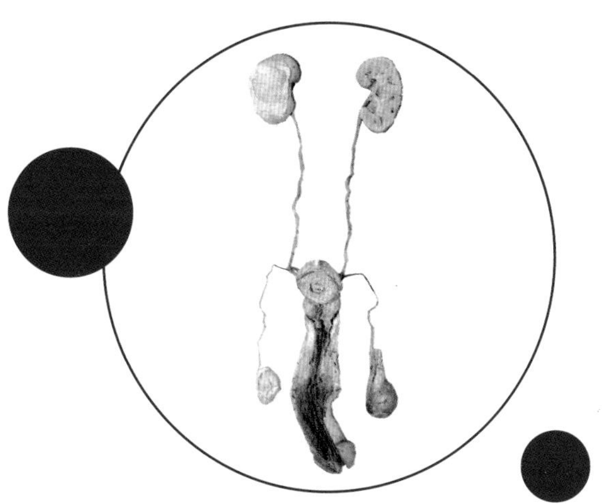

186 男性生殖器（前面观）

Male genital organs (anterior aspect)

남성생식기 (앞면)

男性生殖系前面

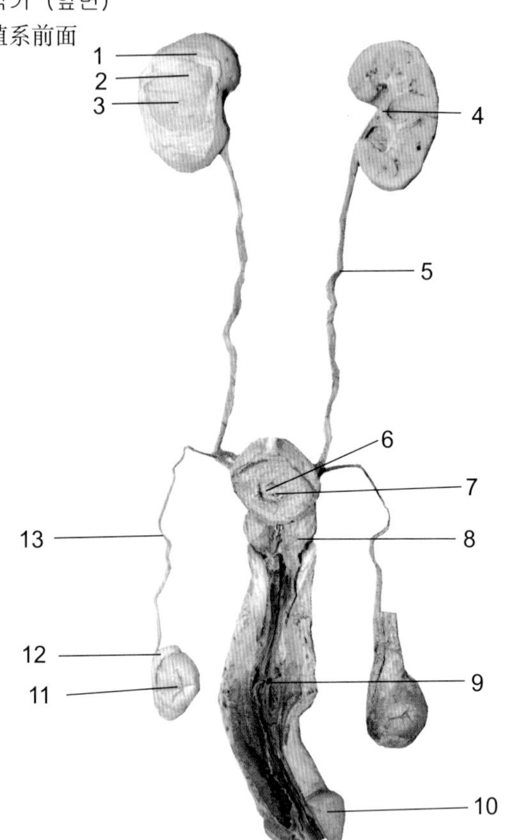

1 肾筋膜 renal fascia 신장근막 腎筋膜
2 脂肪囊 adipose capsule 지방낭 脂肪囊
3 纤维囊 fibrous capsule 섬유낭 纖維囊
4 肾盂 renal pelvis 신우 腎盂
5 输尿管 ureter 요관 尿管
6 膀胱三角 trigone of bladder 방광삼각 膀胱三角
7 尿道内口 internal urethral orifice 내요도구 内尿道口
8 前列腺 prostate gland 전립선 前立腺
9 尿道 urethra 요도 尿道
10 阴茎头 glans penis 음경두 陰茎
11 睾丸 testis 고환 睾丸
12 附睾 epididymis 부고환 精巢上体
13 输精管 ductus deferens 정관 精管

187 男性生殖器（后面观）

Male genital organ（posterior aspect）

남성생식기（뒷면）

男性生殖器（後面）

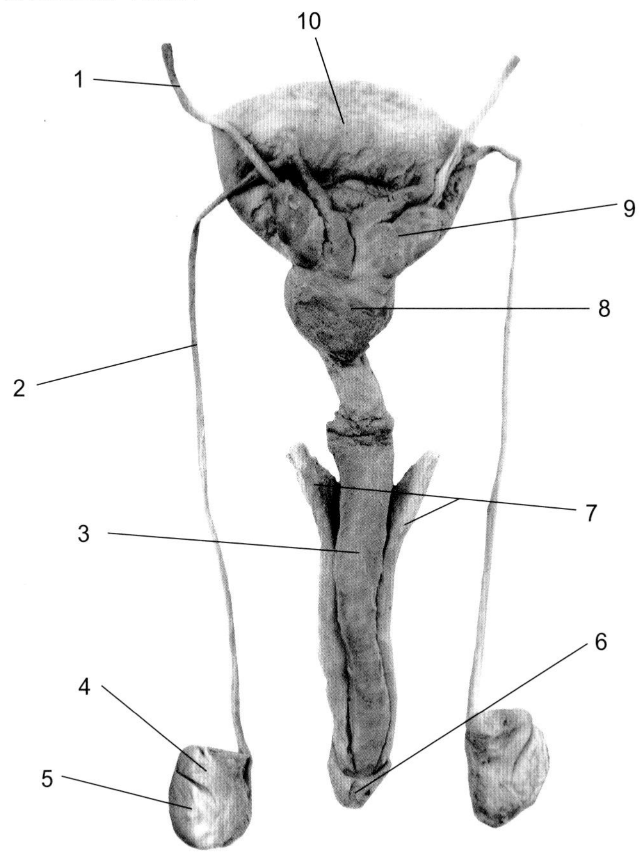

1 输尿管 ureter 요관 尿管
2 输精管 ductus deferens 정관 精管
3 尿道海绵体 cavernous body of urethra 요도해면체 尿道海綿体
4 附睾 epididymis 부고환 精巢上体
5 睾丸 testis 고환 睾丸
6 阴茎头 glans penis 음경두 陰茎亀頭
7 阴茎海绵体 cavernous body of penis 음경해면체 陰茎海綿体
8 前列腺 prostate gland 전립선 前立腺
9 精囊 seminal vesicle 정낭 精囊
10 膀胱 urinary bladder 방광 膀胱

188 女性生殖系统

Female genital system

여성생식기

女性生殖系

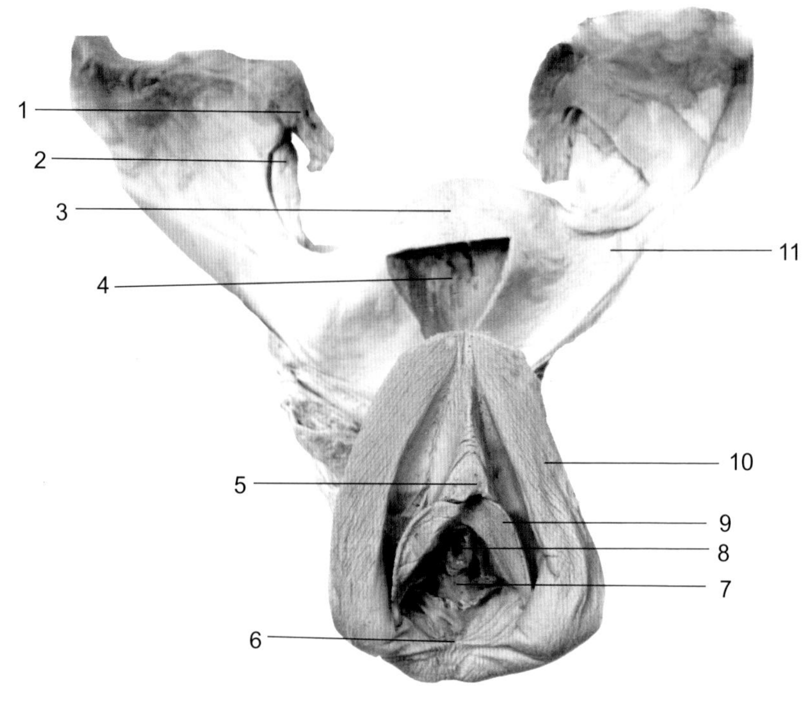

1 输卵管伞 ovarian fimbria 난관채　卵管采
2 输卵管 uterine tube　난관　卵管
3 子宫底 fundus of uterus　자궁저부　子宮底
4 子宫体 body of uterus　자궁체부　子宮体
5 阴蒂 clitoris　음핵　陰核
6 阴道前庭 vaginal vestibule　질전정부　膣前庭
7 阴道口 vaginal orifice　질구　膣口
8 尿道口 urethra orifice　요도구　尿道口
9 小阴唇 lesser lips of pudendum　소음순　小陰唇
10 大阴唇 greater lips of pudendum　대음순　大陰唇
11 子宫阔韧带 broad ligament of uterus　자궁광인대　子宮広間膜

189 子宫

The uterus

자궁

子宫

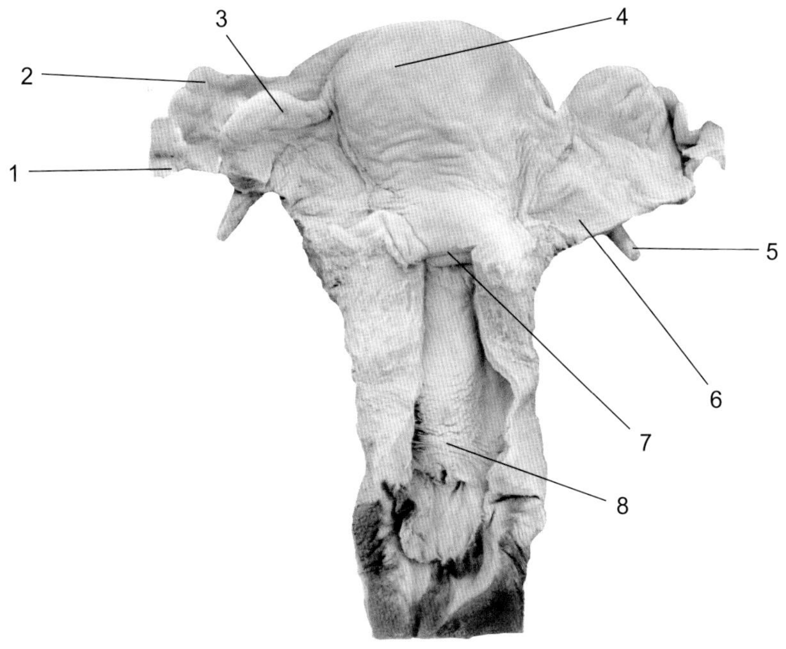

1 输卵管伞 fimbriae of uterine tube　난관채　卵管采
2 输卵管 uterine tube　난관　卵管
3 卵巢 ovary　난소　卵巣
4 子宫 uterus　자궁　子宫
5 子宫圆韧带 round ligament of uterus　자궁원인대　子宫円索
6 子宫阔韧带 broad ligament of uterus　자궁광인대　子宫広間膜
7 子宫口 uterus orifice　질구　子宫口
8 阴道 vagina　질　膣

190 肾被膜

Covering of kidney
신장피막
腎の被膜

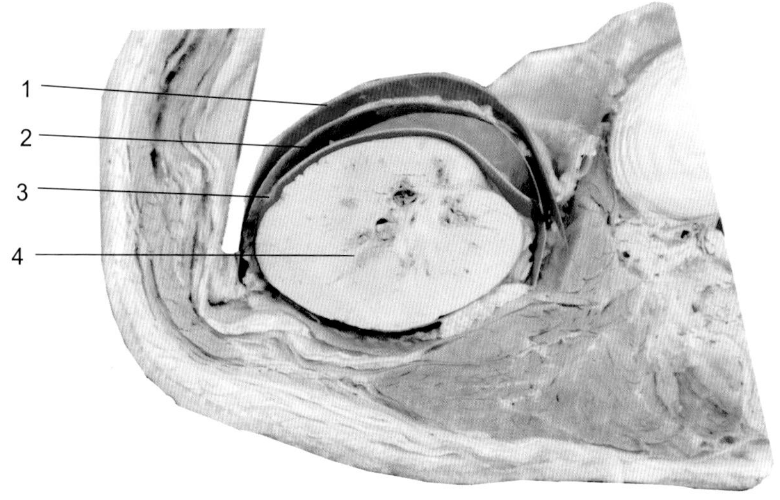

1 肾筋膜 renal fascia　신장근막　腎筋膜
2 脂肪囊 adipose capsule　지방낭　脂肪被膜
3 纤维囊 fibrous capsule　섬유낭　纖維囊
4 肾脏 kidney　신장　腎臟

191 肾脏（马蹄肾）（1）

The kidney（horseshoe kidney）（1）

신짐（1）

腎（馬蹄腎）（1）

1

4

3

2

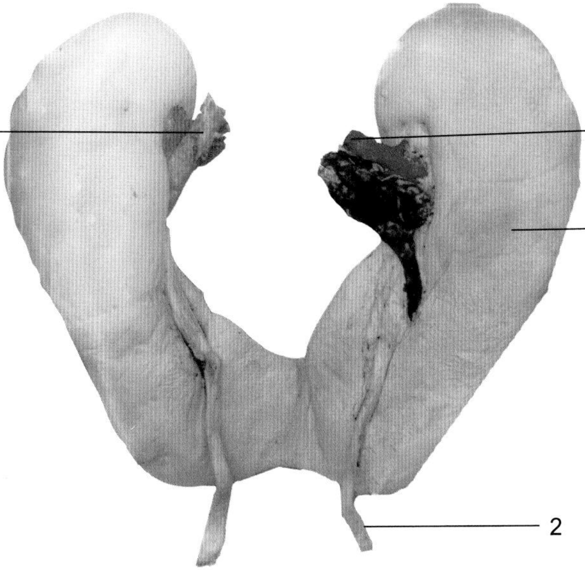

1 肾静脉 renal vein 신정맥 腎靜脈
2 输尿管 ureter 요관 尿管
3 肾 kidney 신장 腎臟
4 肾动脉 renal artery 신동맥 腎動脈

192 肾脏（2）

The kidney（2）

신장（2）

腎臟（2）

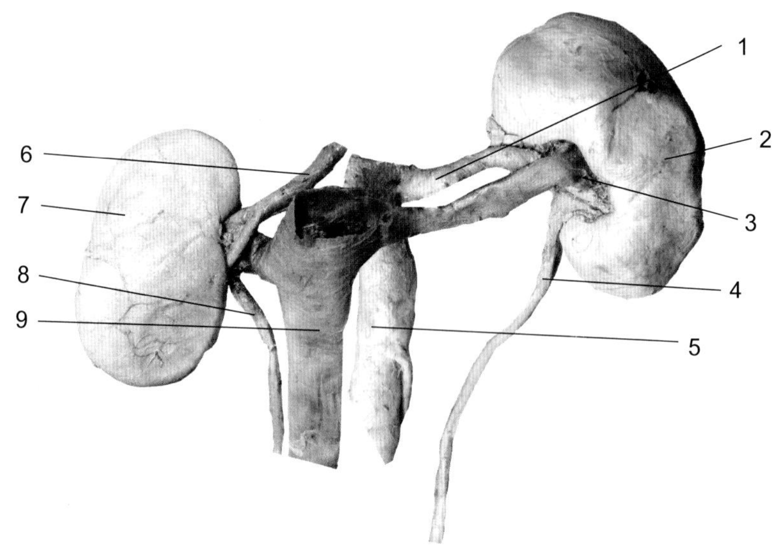

1 左肾动脉 left renal artery 좌측신동맥 左腎動脈
2 左肾 left kidney 좌측신장 左腎
3 肾门 renal hilum 신문 腎門
4 左输尿管 left ureter 좌측요관 左尿管
5 腹主动脉 abdominal aorta 복부대동맥 腹大動脈
6 右肾动脉 right renal artery 우측신동맥 右腎動脈
7 右肾 right kidney 우측신장 右腎
8 右输尿管 right ureter 우측요관 右尿管
9 下腔静脉 inferior vena cava 하대정맥 下大靜脈

193 肾冠状切面

Coronal section of kidney

신장관상단면

腎冠狀平面

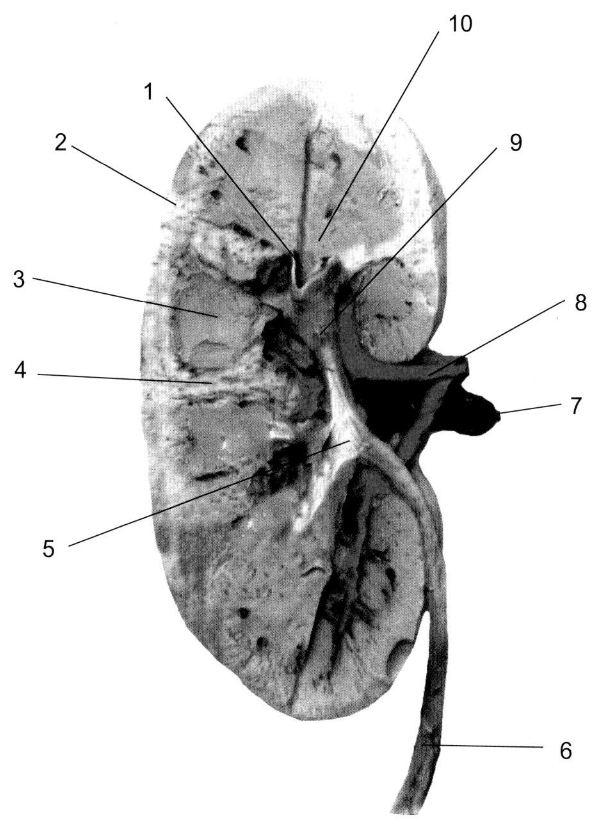

1 肾小盏 minor renal calices 소신배 小腎杯
2 肾皮质 renal cortex 신피질 腎皮質
3 肾锥体 renal pyramids 신추체 腎錐体
4 肾柱 renal columns 신주 腎柱
5 肾盂 renal pelvis 신우 腎盂
6 输尿管 ureter 요관 尿管
7 肾静脉 renal vein 신동맥 腎静脈
8 肾动脉 renal artery 신동맥 腎動脈
9 肾大盏 major renal calices 대신배 大腎杯
10 肾乳头 renal papillae 신유두 腎乳頭

194 膀胱及前列腺（1）

The urinary bladder and prostate g

방광과전립선（1）

膀胱と前立腺（1）

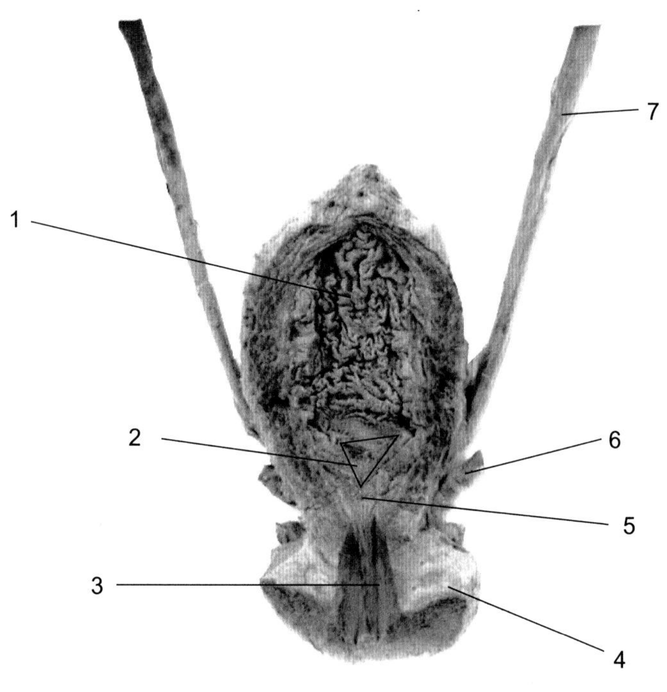

1 膀胱 urinary bladder 방광 膀胱
2 膀胱三角 trigone of bladder 방광삼각 膀胱三角
3 尿道 urethra 요도 尿道
4 前列腺 prostate gland 전립선 前立腺
5 尿道嵴 urethral crest 요도능선 尿道稜
6 输精管 ductus deferens 정관 精管
7 输尿管 ureter 요관 尿管

195 膀胱及前列腺（2）

The urinary bladder and prostate gland（2）

방광과전립선（2）

膀胱と前立腺（2）

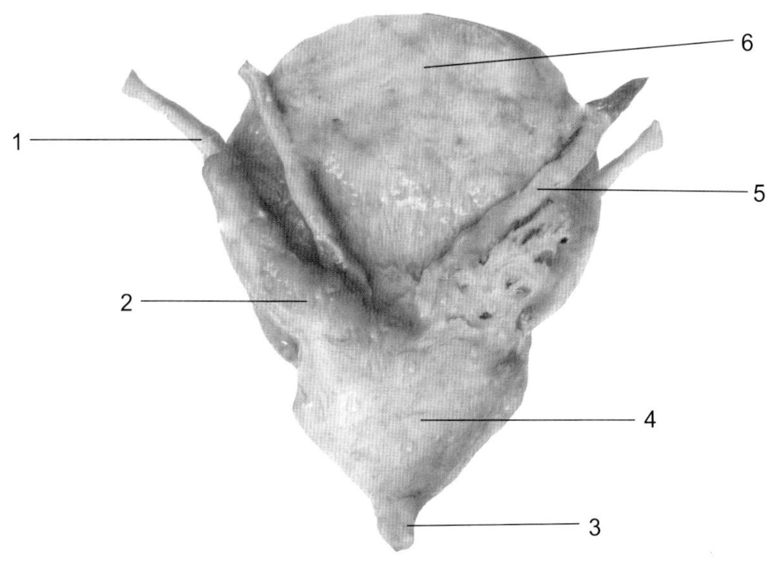

1 输尿管 ureter　요관　尿管
2 精囊 seminal vesicle　정낭　精嚢
3 尿道 urethra　요도　尿道
4 前列腺 prostate gland 전립선　前立腺
5 输精管 ductus deferens　정관　精管
6 膀胱 urinary bladder　방광　膀胱

196 男性盆腔矢状面

The sagittal section of the male pelvis

남성골반시상단면

男性骨盤矢状面

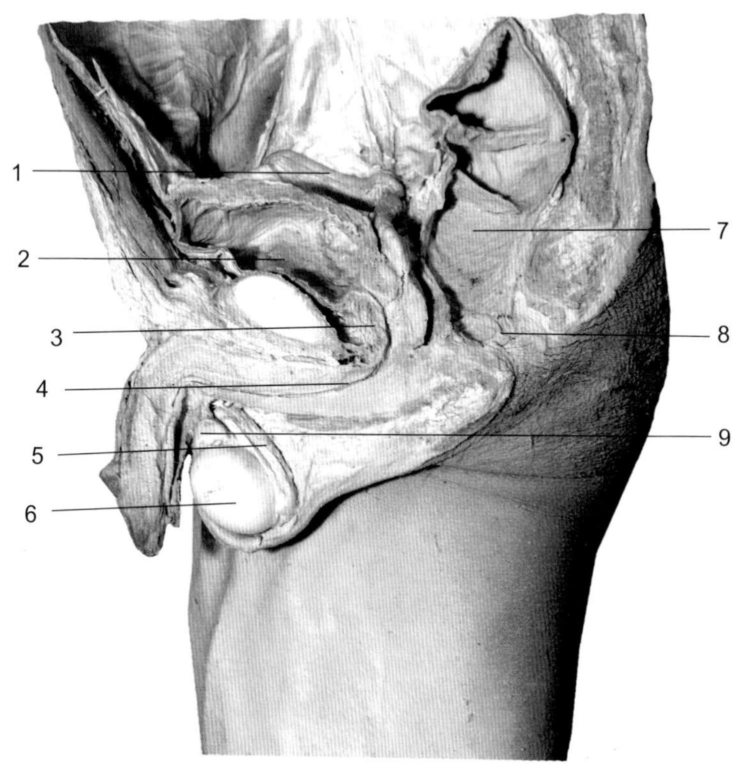

1 输精管 ductus deferens 정관 精管
2 膀胱 urinary bladder 방광 膀胱
3 前列腺 prostate gland 전립선 前立腺
4 尿道 urethra 요도 尿道
5 输精管睾丸部 testicular part of the ductus deferens 정관고환부 精管睾丸部
6 睾丸 testis 고환 睾丸
7 直肠 rectum 직장 直腸
8 肛管 anal canal 항문관 肛門管
9 附睾头 head of epididymis 부고환두 精巣上体頭

197 女性盆腔矢状面

The sagittal section of the female pelvis

여성골반시상단면

女性骨盤矢状面

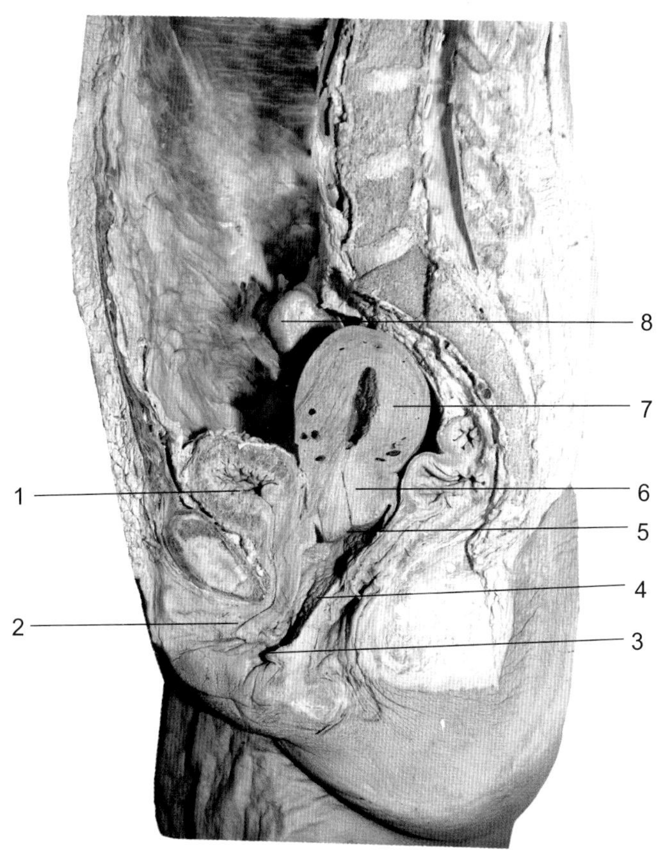

1 膀胱 urinary bladder 방광 膀胱
2 尿道口 urethra orifice 요도구 尿道口
3 阴道口 vaginal orifice 질구 膣口
4 阴道 vagina 질 膣
5 子宫口 uterus orifice 자궁구 子宮口
6 子宫颈 cervix of uterus 자궁경부 子宮頚
7 子宫体 body of uterus 자궁체부 子宮体
8 卵巢 ovary 난소 卵巣

198 乳房

The mamma
유방
乳房

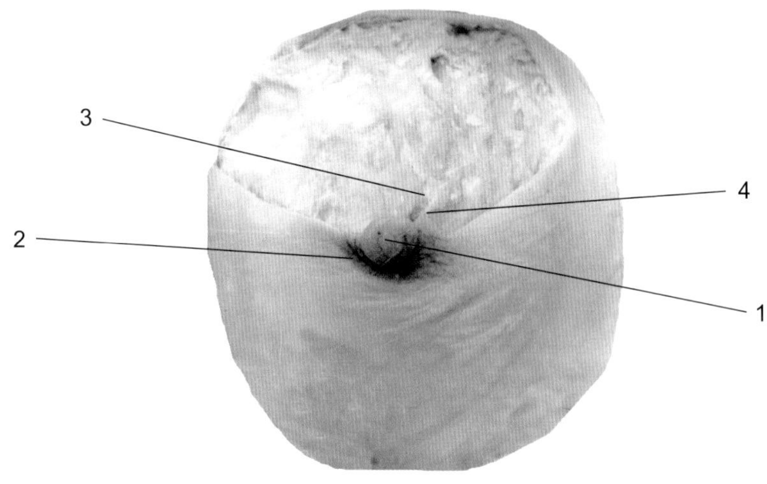

1 乳头 nipple 유두 乳頭
2 乳晕 areola mammae 유륜 乳輪
3 输乳管窦 lactiferous sinus 유관팽대부 輸入管洞
4 输乳管 lactiferous duct 유관 輸入管

199 肛周

Perianal structures

항문주위

肛門周囲

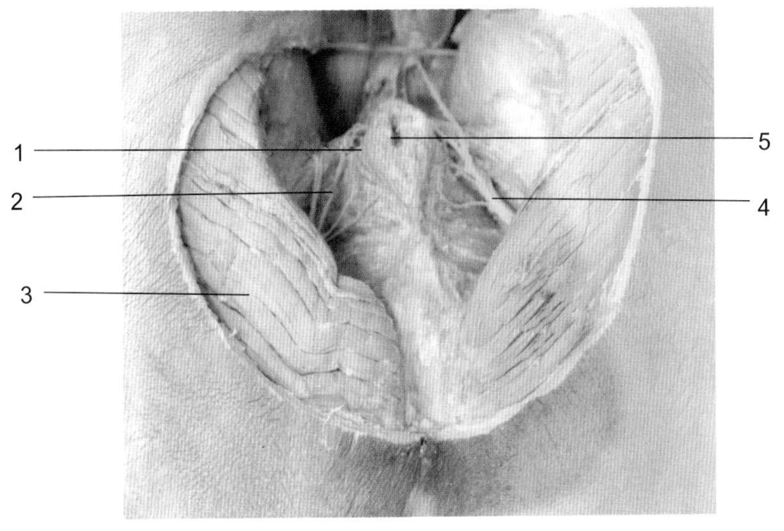

1 肛门外括约肌 external anal sphincter 항문외괄약근 外肛門括約筋
2 阴部神经 pudendal nerve 음부신경 陰部内神経
3 臀大肌 gluteus maximus 대둔근 大殿筋
4 阴部神经 pudendal nerve 음부신경 陰部内神経
5 肛门 anus 항문 肛門

第五章 循环系统

Circulatory system
순환계
循环系

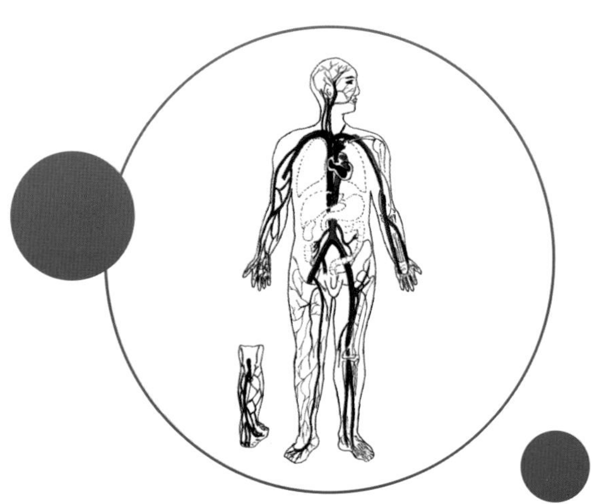

200 循环系统

Circulatory system

순환계

循环系

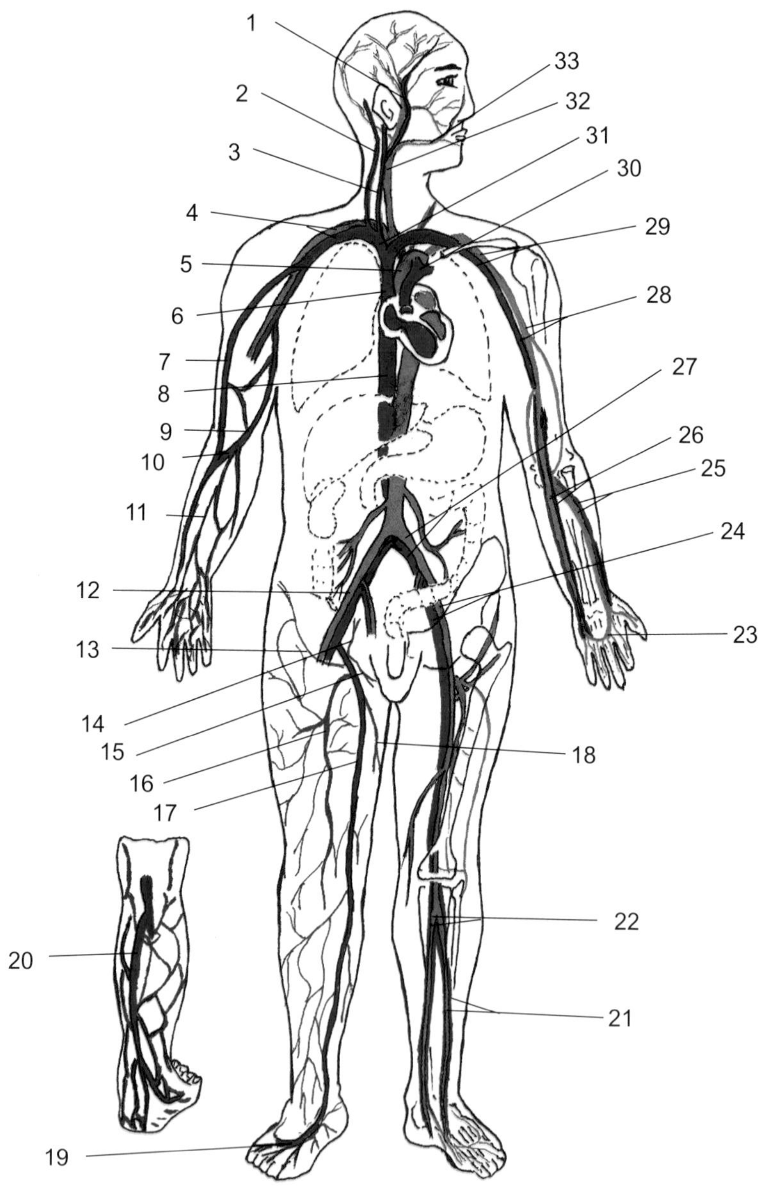

1 颞浅动静脉 superficial temporal artery and vein
얕은관자동맥과 얕은관자정맥 浅側頭静脈
2 颈外静脉 external carotid vein 바깥목정맥 外頸静脈
3 颈内静脉 internal carotid vein 속목정맥 内頸静脈
4 锁骨下动静脉 subclavian artery and vein
빗장밑동맥과 빗장밑정맥 鎖骨下動静脈
5 主动脉弓 arch of aorta 대동맥활 大動脈弓
6 上腔静脉 superior vena cava 위대정맥 上大静脈
7 头静脉 cephalic vein 머리정맥 頭静脈
8 下腔静脉 inferior vena cava 아래대정맥 下大静脈
9 贵要静脉 basilic vein 자쪽피부정맥 尺側皮静脈
10 肘正中静脉 median cubital vein 팔오금중간정맥 肘正中皮静脈
11 前臂正中静脉 median vein of forearm 아래팔중간정맥 前腕正中皮静脈
12 髂内动静脉 internal iliac artery and vein
속엉덩동맥과 속엉덩정맥 内腸骨動静脈
13 旋髂浅静脉 superficial iliac circumflex vein
얕은엉덩휘돌이정맥 浅腸骨回旋静脈
14 腹壁浅静脉superficial epigastric vein 얕은배벽정맥 浅腹壁静脈
15 阴部外静脉 external pudendal vein 바깥음부정맥 外陰部静脈
16 股外侧浅静脉 lateral superficial femoral vein 가쪽넙다리정맥 外側大腿静脈
17 大隐静脉 great saphenous vein 큰두렁정맥 大伏在静脈
18 股内侧浅静脉 medial superficial femoral vein 안쪽넙다리정맥 内側大腿静脈
19 足背静脉弓 dorsal venous arch of foot 발등정맥활 足背静脈弓
20 小隐静脉 small saphenous vein 작은두렁정맥 小伏在静脈
21 胫前动静脉 anterior tibial artery and vein
앞정강동맥과 앞정강정맥 前脛骨動静脈
22 胫后动静脉 posterior tibial artery and vein
뒤정강동맥과 뒤정강정맥 後脛骨動静脈
23 掌浅弓 superficial palmar arch 얕은손바닥동맥활 浅掌動脈弓
24 髂外动静脉 lateral iliac artery and vein
바깥엉덩동맥과 바깥엉덩정맥 外腸骨動静脈
25 桡动静脉 radial artery and vein 노동맥과 노정맥 橈骨動静脈
26 尺动静脉 ulnar artery and vein 자동맥과 자정맥 尺骨動静脈
27 髂总动静脉 common iliac artery and vein
온엉덩동맥과 온엉덩정맥 総腸骨動静脈
28 肱动静脉 brachial artery and vein 위팔동맥과 위팔정맥 上腕動静脈
29 腋动静脉 axillary artery and vein 겨드랑동맥과 겨드랑정맥 腋窩動静脈
30 肺动脉 pulmonary artery 허파동맥 肺動脈
31 头臂干 brachiocephalic trunk 팔머리동맥 腕頭動脈幹
32 颈总动脉 common carotid artery 온목동맥 総頸動脈
33 面动脉 facial artery 얼굴동맥 顔面動脈

201 循环示意图

Circulation profile
순환계
循环系

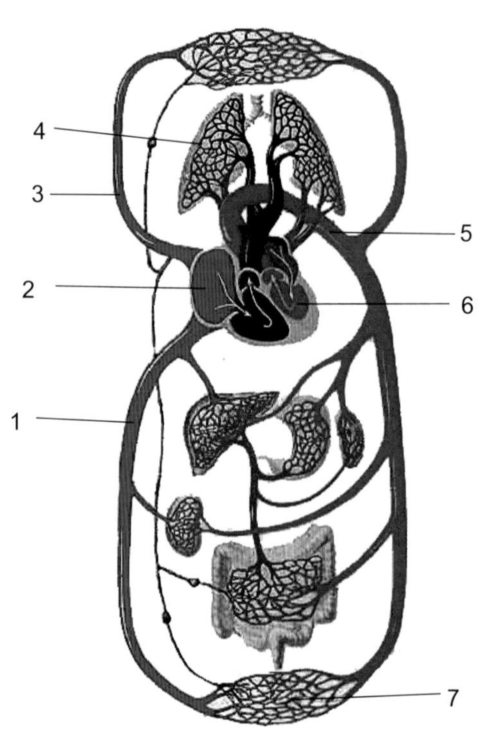

1 下腔静脉 inferior vena cava 아래대정맥 下大静脈
2 右心房 right atrium 오른심방 右心房
3 上腔静脉 superior vena cava 위대정맥 上大静脈
4 肺内毛细血管 pulmonary capillary 허파내모세혈관 肺内毛細血管
5 主动脉 aorta 대동맥 大動脈
6 左心室 left ventricle 왼심실 左心室
7 外周毛细血管 peripheral capillary 말초모세혈관 末梢毛細血管

202 心脏的位置

The location of the heart

심장의 부위

心臓の位置

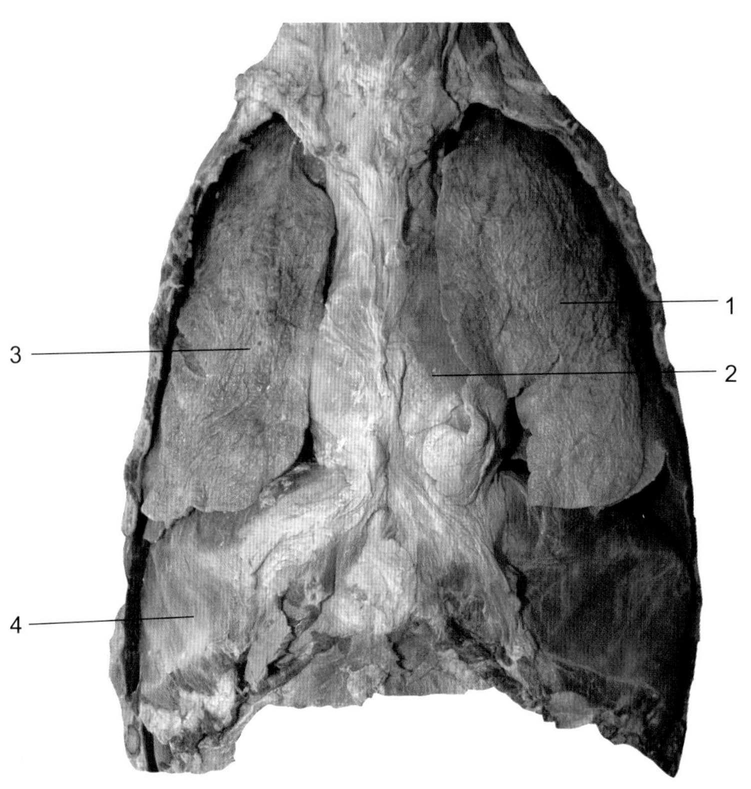

1 左肺 left lung 왼허파 左肺
2 心脏 heart 심장 心臓
3 右肺 right lung 오른허파 右肺
4 膈肌 diaphragm 가로막 横隔膜

203 心脏血管(前面观)

Blood vessels of the heart (anterior aspect)

심장현관 (앞면)

心臟血管 (前面)

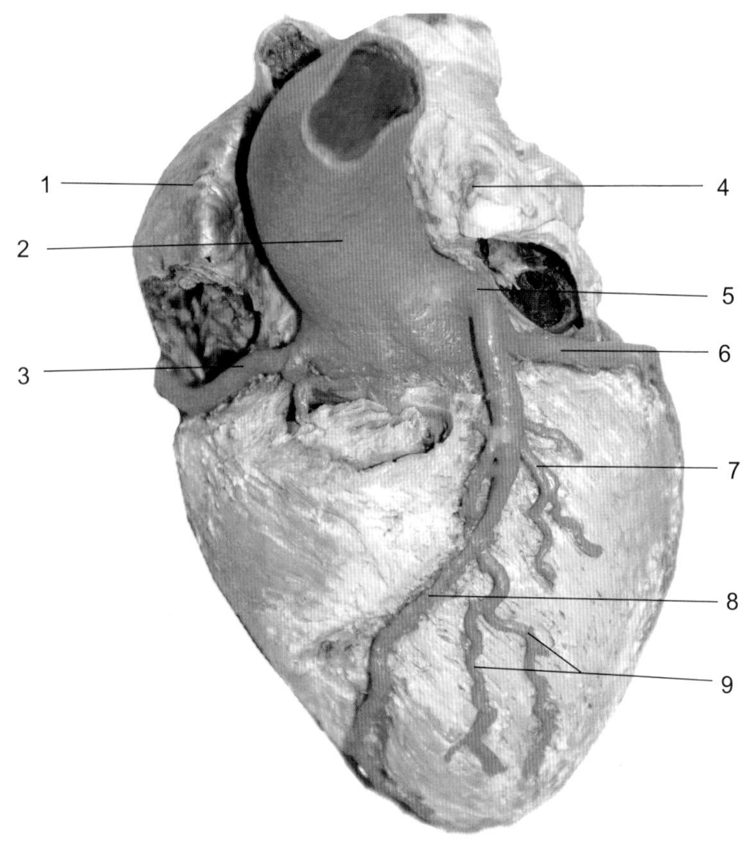

1 右心耳 right auricle 오른심방귀 右心耳
2 升主动脉 ascending aorta 오름대동맥 上行大動脈
3 右冠状动脉 right coronary artery 오른관상동맥 右冠狀動脈
4 肺动脉 pulmonary artery 허파동맥 肺動脈
5 左冠状动脉 left coronary artery 왼심장동맥 左冠狀動脈
6 旋支 circumflex branch 휘돌이가지 回旋枝
7 斜角支 diagonal branch 사선분지 斜角枝
8 前室间支 anterior interventricular branch 앞심실사이가지 前室間枝
9 左室前支 anterior branch of left ventricle 왼심실앞가지 左室前枝

204 心脏血管（后面观）

Blood vessels of the heart (posterior aspect)

심장현괸（뒷면）

心臟血管（後面）

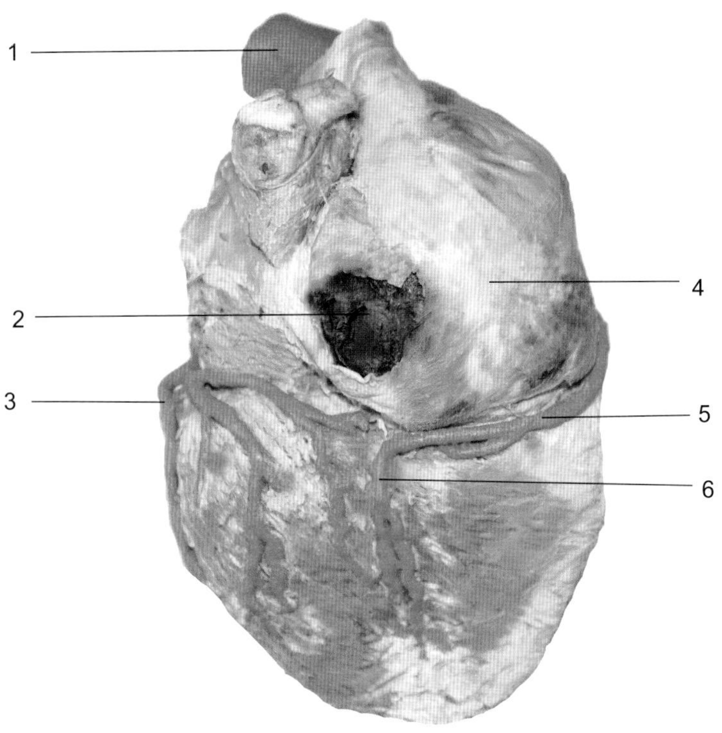

1 主动脉 aorta 대동맥 大動脈
2 下腔静脉 inferior vena cava 아래대정맥 下大静脈
3 左旋支 left circumflex branch 좌회선가지 左旋枝
4 右心房 right atrium 오른심방 右心房
5 右冠状动脉 right coronary artery 오른심장동맥 右冠状動脈
6 后室间支 posterior interventricular branch 뒤심실사이가지 後室間枝

205 心脏的内腔（1）

Lumen of the heart（1）

심장의 내부（1）

心臓の内腔（1）

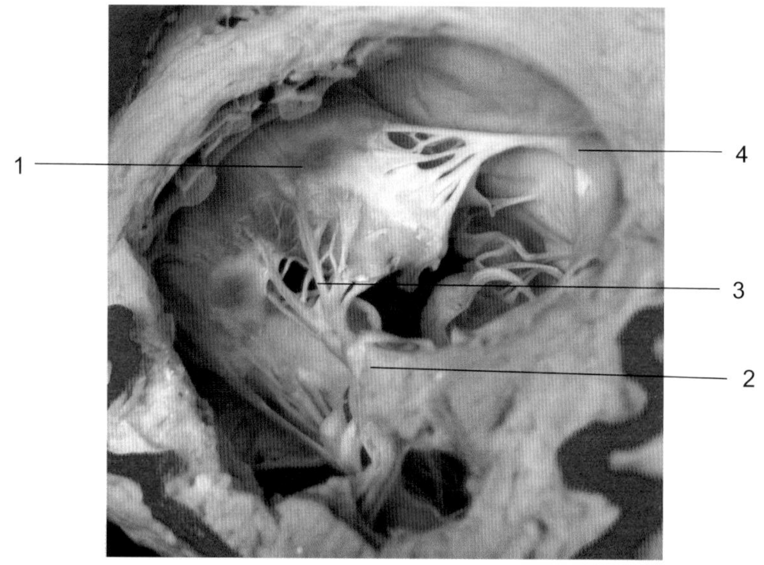

1 三尖瓣 tricuspid　오른심방심실판막　三尖弁
2 前乳头肌 anterior papillary muscle　앞꼭지근　前乳頭筋
3 腱索 chordae tendineae　힘줄끈　腱索
4 室上嵴 supraventricular crest　심실위능선　室上稜

206 心脏的内腔（2）

Lumen of the heart（2）

심장의 내부（2）

心臓の内腔（2）

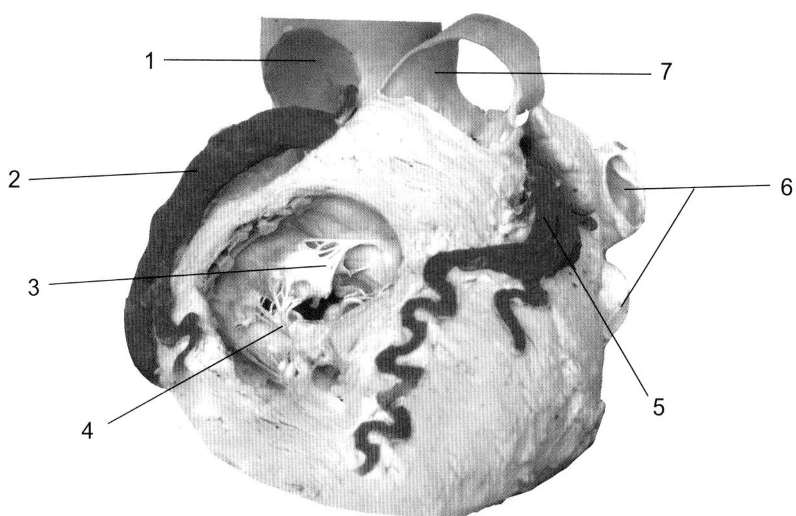

1 主动脉 aorta 대동맥활 大動脈
2 右冠状动脉 right coronary artery 오른심장동맥 右冠状動脈
3 三尖瓣 tricuspid 오른심방심실판막 三尖弁
4 腱索 chordae tendineae 힘줄끈 腱索
5 左冠状动脉 left coronary artery 왼심장동맥 左冠状動脈
6 肺静脉 pulmonary vein 허파정맥 肺静脈
7 肺动脉 Pulmonary artery 허파동맥 肺動脈

207 **心肌**

Cardiac muscles

심장근육

心筋

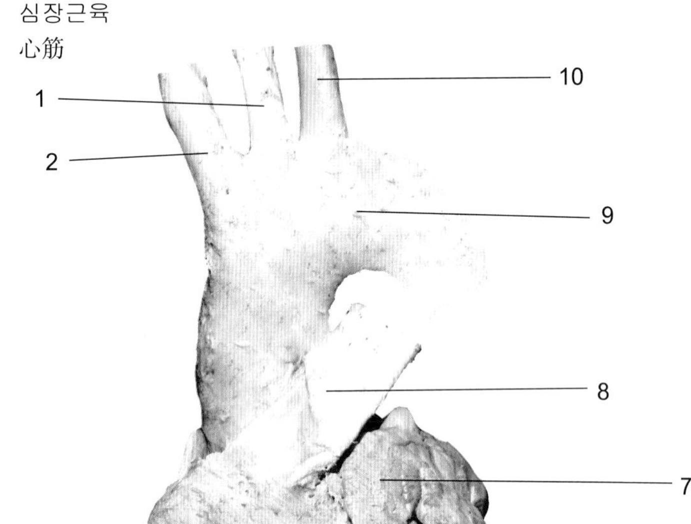

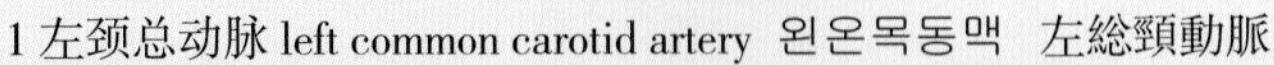

1 左颈总动脉 left common carotid artery 왼온목동맥 左総頸動脈
2 头臂干 brachiocephalic trunk 팔머리동맥 腕頭動脈幹
3 左冠状动脉 left coronary artery 왼심장동맥 左冠状動脈
4 心肌深层 the deep layer cardiac muscles 심장근육깊은층 深層心筋
5心肌中层 the middle layer cardiac muscles 심장근육중간층 中層心筋
6 心肌浅层 the superficial layer cardiac muscles 심장근육얕은층 表在心筋層
7 左心耳 left auricle 왼심방귀 左心耳
8 肺动脉 pulmonary artery 허파동맥 肺動脈
9 主动脉弓 arch of aorta 대동맥활 大動脈弓
10 左锁骨下动脉 left subclavian artery 왼빗장밑동맥 左鎖骨下動脈

208 **心脏剖面**

Section of the heart

심장의 내부

心臓の内腔

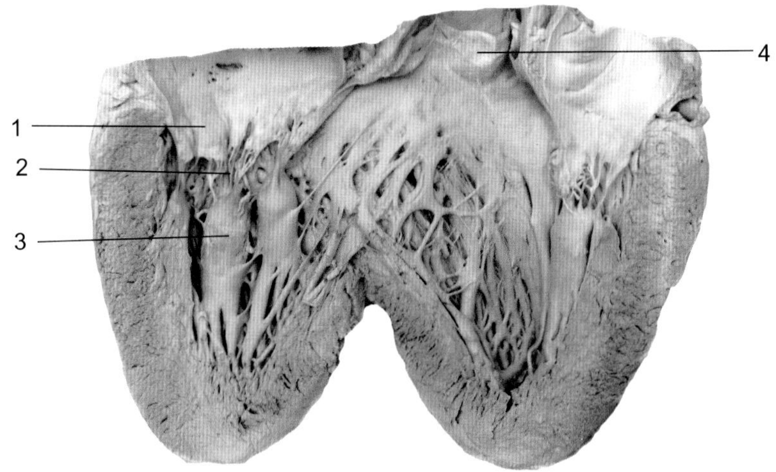

1 瓣膜 valve 판막 弁膜
2 腱索 chordae tendineae 힘줄끈 腱索
3 乳头肌 papillary muscle 꼭지근육 乳頭筋
4 主动脉瓣 aortic valve 대동맥판막 大動脈弁

209 心传导系

Conduct system of the heart

심장전도계

心臓の刺激伝道系

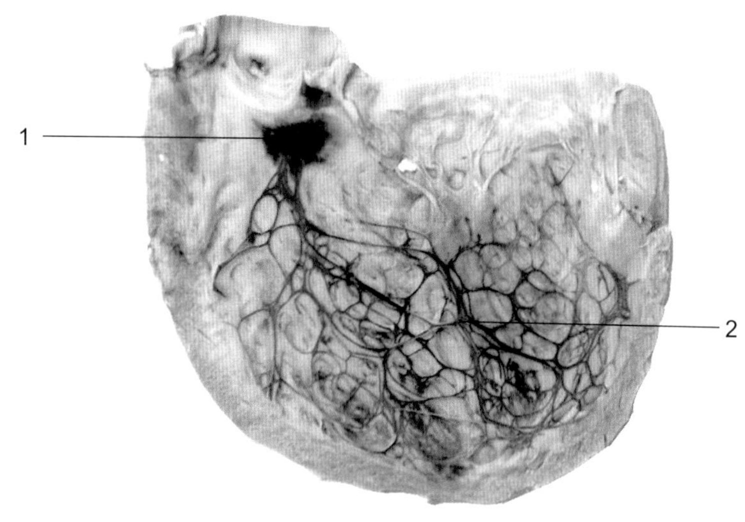

1 房室结 atrioventricular node 방실결절 房室結節
2 浦肯野纤维 Purkinje fibers 푸르키니에섬유 プルキンエ繊維

210 颈外动脉分支

The branches of external carotid artery

바깥목동맥가지

外頸動脈分枝

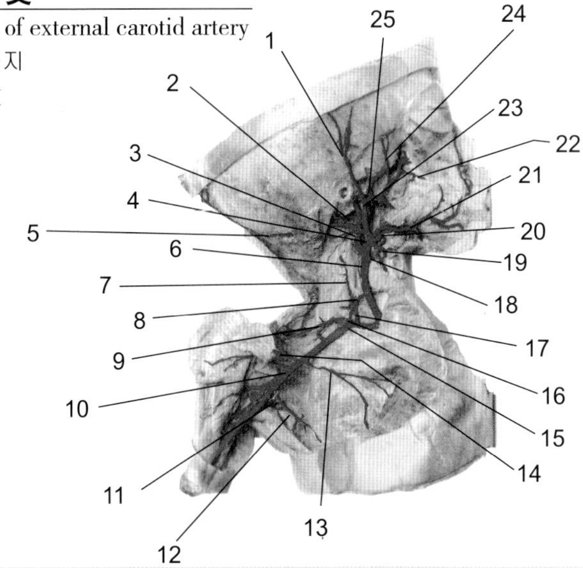

1 颞浅动脉 superficial temporal artery 얕은관자동맥 浅側頭動脈
2 耳后动脉 posterior auricular artery 뒤귓바퀴동맥 後耳介動脈
3 颈内动脉 internal carotid artery 속목동맥 内頸動脈、
4 颈外动脉 external carotid artery 바깥목동맥 外頸動脈
5 枕动脉 occipital artery 뒤통수동맥 後頭動脈
6 颈总动脉 common carotid artery 온목동맥 総頸動脈
7 颈升动脉 ascending cervical artery 오름목동맥 上行頸動脈
8 甲状腺下动脉 inferior thyroid artery 아래갑상동맥 下甲状腺動脈
9 肩胛上动脉 suprascapular artery 어깨위동맥 肩甲上動脈
10 腋动脉 axillary artery 겨드랑동맥 腋窝動脈
11 旋肩胛动脉 circumflex scapular artery 어깨휘돌이동맥 肩甲回旋動脈
12 胸背动脉 thoracodorsal artery 가슴등동맥 胸背動脈
13 胸外侧动脉 lateral thoracic artery 가쪽가슴동맥 外側胸動脈
14 胸肩峰动脉 thoracoacromial artery 가슴어깨동맥 胸肩峰動脈
15 锁骨下动脉 subclavian artery 빗장밑동맥 鎖骨下動脈
16 甲状颈干 thyrocervical trunk 갑상목동맥 甲状頸動脈幹
17 椎动脉 vertebral artery 척추동맥 椎骨動脈
18 甲状腺上动脉 superior thyroid artery 위갑상동맥 上甲状腺動脈
19 喉上动脉 superior laryngeal artery 위후두동맥 上喉頭動脈
20 舌动脉 lingual artery 혀동맥 舌動脈
21 面动脉 facial artery 얼굴동맥 顔面動脈
22 上牙槽后动脉 posterior superior alveolar artery 뒤위이틀동맥 後上歯槽動脈
23 上颌动脉 maxillary artery 위턱동맥 上顎動脈
24 颞深前后动脉 anterior and posterior deep temporal artery
앞깊은관자동맥과 뒤깊은관자동맥 前面、後面の深側頭動脈
25 脑膜中动脉 middle meningeal artery 중간뇌막동맥 中硬膜動脈

211 头部动脉分支

The branches of the head arteries

머리부위동맥의 가지

頭部動脈の分枝

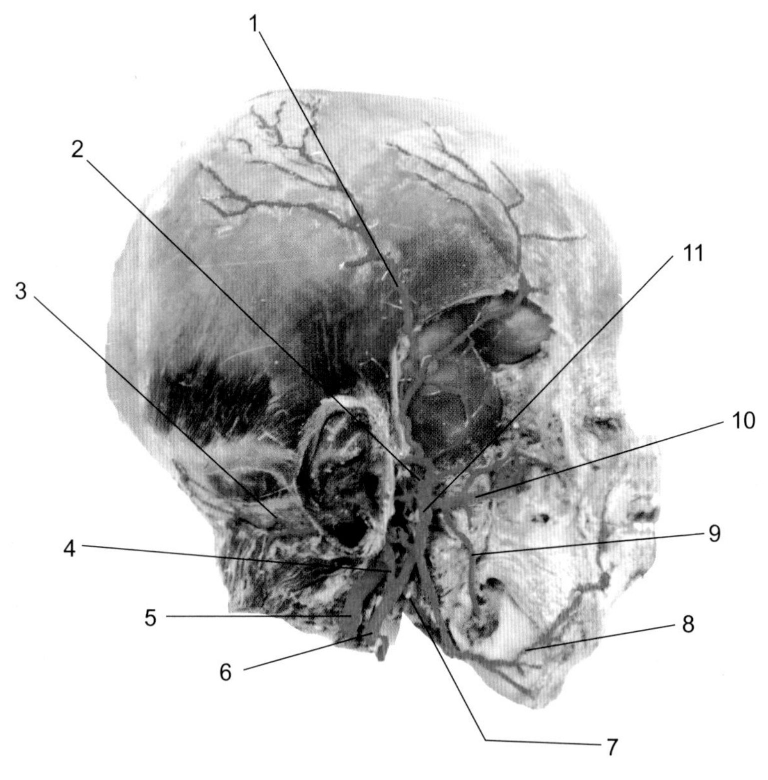

1 颞浅动脉 superficial temporal artery 얕은관자동맥 浅側頭動脈
2 脑膜中动脉 middle meningeal artery 중간뇌막동맥 中硬膜動脈
3 枕动脉 occipital artery 뒤통수동맥 後頭動脈
4 耳后动脉 posterior auricular artery 뒤귓바퀴동맥 後耳介動脈
5 颈内动脉 internal carotid artery 속목동맥 内頸動脈
6 颈外动脉 external carotid artery 겉목동맥 外頸動脈
7 舌动脉 lingual artery 혀동맥 舌動脈
8 面动脉facial artery 얼굴동맥 顔面動脈
9 下牙槽动脉 inferior alveolar artery 아래이틀동맥 下歯槽動脈
10 上牙槽后动脉 posterior superior alveolar artery 뒤위이틀동맥 後上歯槽動脈
11 上颌动脉 maxillary artery 위턱동맥 上顎動脈

212 头部血管

Blood vessels of the head

머리부위의 혈관

頭部の血管

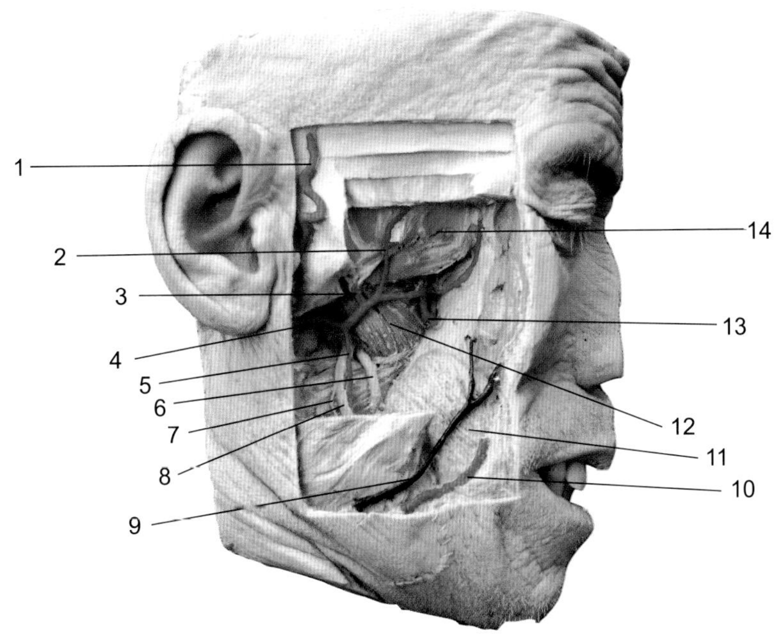

1 颞浅动脉 superficial temporal artery 얕은관자동맥 浅側頭動脈
2 颞深动脉 deep temporal artery 깊은관자동맥 深側頭動脈
3 脑膜中动脉 middle meningeal artery 중간뇌막동맥 中硬膜動脈
4 上颌动脉 maxillary artery 위턱동맥 上顎動脈
5 下牙槽动脉 inferior alveolar artery 아래이틀동맥 下歯槽動脈
6 舌神经 lingual artery 혀신경 舌神経
7 下颌舌骨肌神经 mylohyoid nerve 턱목뿔근신경 顎舌骨筋神経
8 下牙槽神经 inferior alveolar nerve 아래이틀신경 下歯槽神経
9 面静脉 facial vein 얼굴정맥 顔面静脈
10 面动脉 facial artery 얼굴동맥 顔面動脈
11 颊肌 buccinator 볼근 頬筋
12翼内肌 medial pterygoid 안쪽날개근 内側翼突筋
13 颊动脉 buccal artery 볼동맥 頬動脈
14 翼外肌 lateral pterygoid 가쪽날개근 外側翼突筋

213 颈部血管

Blood vessels of the neck

목부위의 혈관

頸部の血管

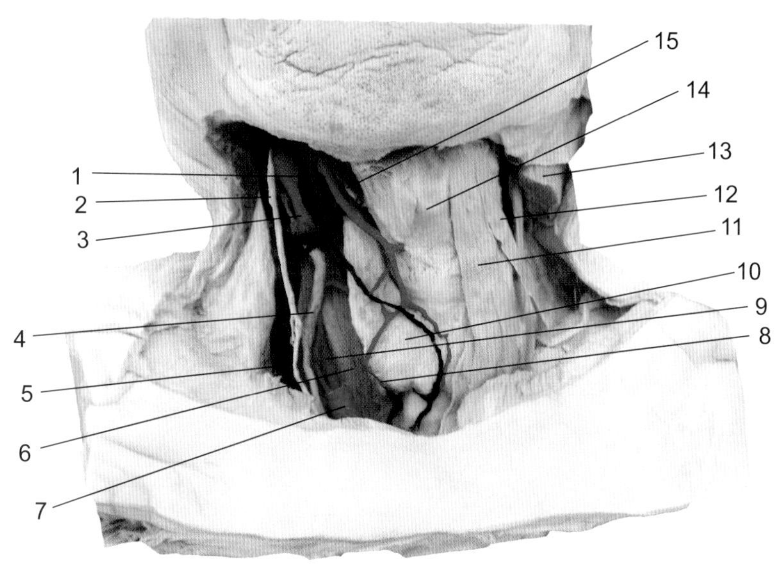

1 甲状腺上动脉 superior thyroid artery 위갑상동맥 上甲状腺動脈
2 膈神经 phrenic nerve 가로막신경 横膈神経
3 颈总动脉 common carotid artery 온목동맥 総頚動脈
4 迷走神经 vagus nerve 미주신경 迷走神経
5 颈内静脉 internal jugular vein 속목정맥 内頚静脈
6 前斜角肌 scalenus anterior 앞목갈비근 前斜角筋
7 颈总动脉 common carotid artery 온목동맥 総頚動脈
8 甲状腺下动脉 inferior thyroid artery 아래갑상동맥 下甲状腺動脈
9 椎动脉 vertebral artery 척추동맥 椎骨動脈
10 甲状腺 thyroid gland 갑생샘 甲状腺
11 胸骨舌骨肌 sternohyoid muscle 복장목뿔근 胸骨舌骨筋
12肩胛舌骨肌 omohyoid 어깨목뿔근 肩甲舌骨筋
13 胸锁乳突肌 sternocleidomastoid 목빗근 胸鎖乳突筋
14 喉结 laryngeal prominence 후두융기 喉頭隆起
15 喉上神经 superior laryngeal nerve 위후두신경 上喉頭神経

214 腋窝的血管

Blood vessels of the axillary fossa

겨드랑혈관

腋窩の血管

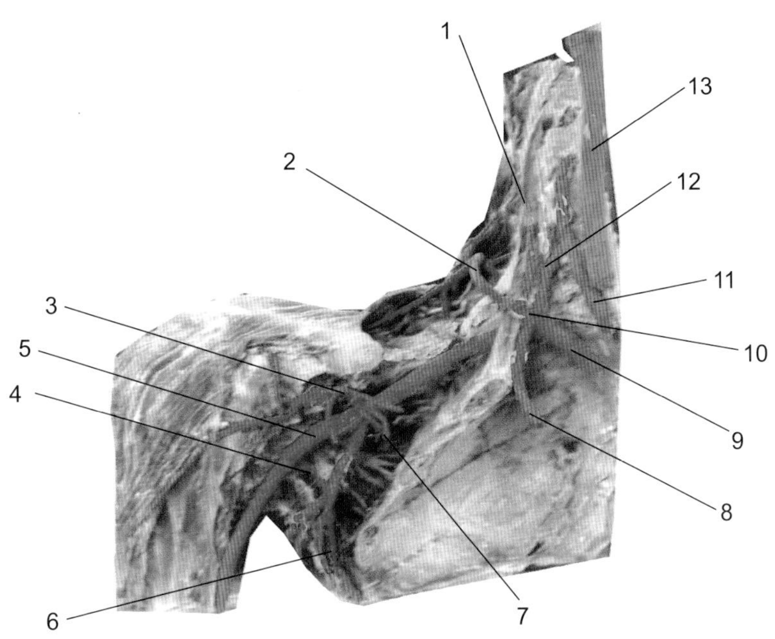

1 颈升动脉 ascending cervical artery 오름목동맥 上行頸動脈
2 肩胛上动脉 suprascapular artery 어깨위동맥 肩甲上動脈
3 胸肩峰动脉 thoracoacromial artery 가슴봉우리동맥 胸肩峰動脈
4旋肩胛动脉 circumflex scapular artery 어깨휘돌이동맥 肩甲回旋動脈
5 腋动脉 axillary artery 겨드랑동맥 腋窩動脈
6 胸背动脉 thoracodorsal artery 가슴등동맥 胸背動脈
7 胸外侧动脉 lateral thoracic artery 가쪽가슴동맥 外側胸動脈
8 胸廓内动脉 internal thoracic artery 속가슴동맥 内胸動脈
9 锁骨下动脉 subclavian artery 빗장밑동맥 鎖骨下動脈
10 甲状颈干 thyrocervical trunk 갑상목동맥 甲状頸動脈幹
11 椎动脉 vertebral artery 척추동맥 椎骨動脈
12 甲状腺下动脉 inferior thyroid artery 아래갑상동맥 下甲状腺動脈
13 颈总动脉 common carotid artery 온목동맥 総頸動脈

215 椎动脉

The vertebral artery

척추동맥

椎骨動脈

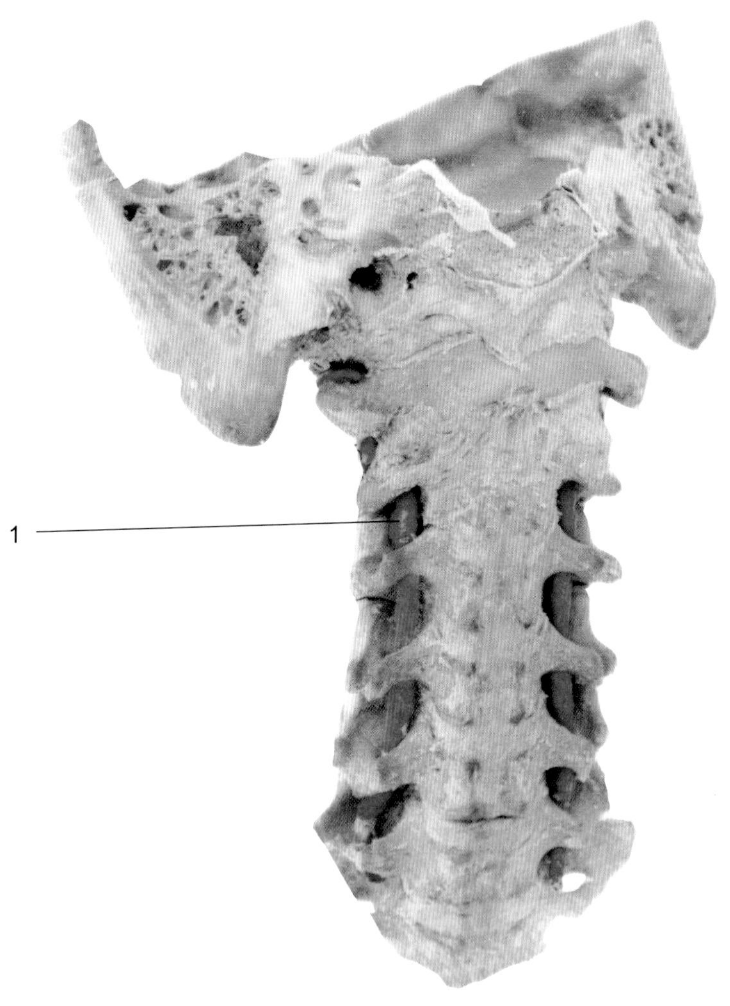

1 椎动脉 vertebral artery 척추동맥 椎骨動脈

216 上肢动脉（左侧）

The arteries of the upper limb （left side）

팔의 동맥（왼쪽）

上肢の動脈（左側）

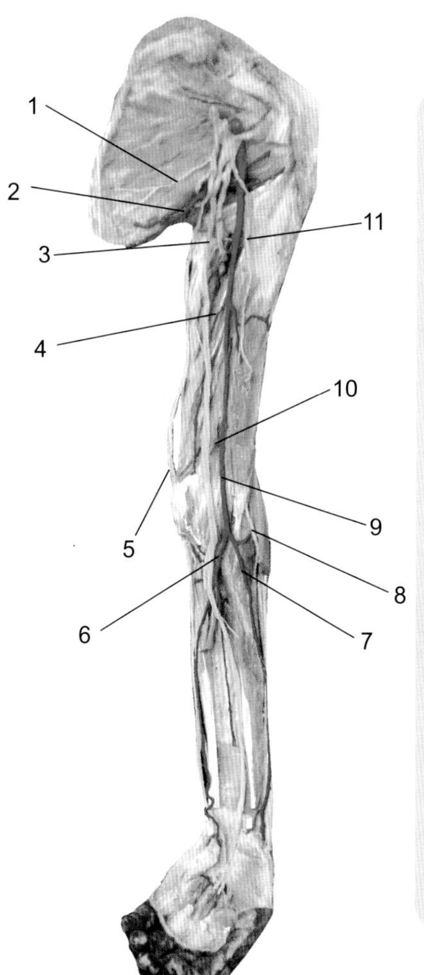

1 肩胛下神经 subscapular nerve
어깨밑신경 肩甲下神経

2 肩胛下动脉 subscapular artery
어깨밑동맥 肩甲下動脈

3 正中神经 median nerve
정중신경 正中神経

4 尺侧上副动脉
superior collateral ulnar artery
위자쪽곁동맥
上尺側側副動脈

5 尺神经 ulnar nerve
자신경 尺骨神経

6 尺动脉 ulnar artery
자동맥 尺骨動脈

7 桡动脉 radial artery
노동맥 橈骨動脈

8 桡神经 radial nerve
노신경 橈骨神経

9 肱动脉 brachial artery
위팔동맥 上腕動脈

10 尺侧下副动脉
inferior collateral ulnar artery
아래자쪽곁동맥
下尺側側副動脈

11 肌皮神经
musculocutaneous nerve
근육피부신경 筋皮神経

217 上肢动脉（右侧）

The arteries of the upper limb (right side)

팔의 동맥(오른쪽)

上肢の動脈（右側）

1 肌皮神经
musculocutaneous nerve
근육피부신경　筋皮神経

2 前臂外侧皮神经
lateral antebrachial cutaneus nerve
가쪽아래팔피부신경
外側前腕皮神経

3 桡动脉 radial artery
노동맥　橈骨動脈

4 桡神经 radial nerve
노신경　橈骨神経

5 正中神经 median nerve
정중신경　正中神経

6 掌浅弓 superficial palmar arch
얕은손바닥동맥활　浅掌動脈弓

7 指掌侧总动脉及神经
common palmar digital artery and nerve
온바닥쪽손가락신경
掌側総動脈と神経

8 尺动脉 ulnar artery
자동맥　尺骨動脈

9 尺神经 ulnar nerve
자신경　尺骨神経

10 肱动脉 brachial artery
위팔동맥　上腕動脈

11 肩胛下动脉
subscapular artery
어깨밑동맥　肩甲下動脈

12 肩胛下神经
subscapular nerve
어깨밑신경　肩甲下神経

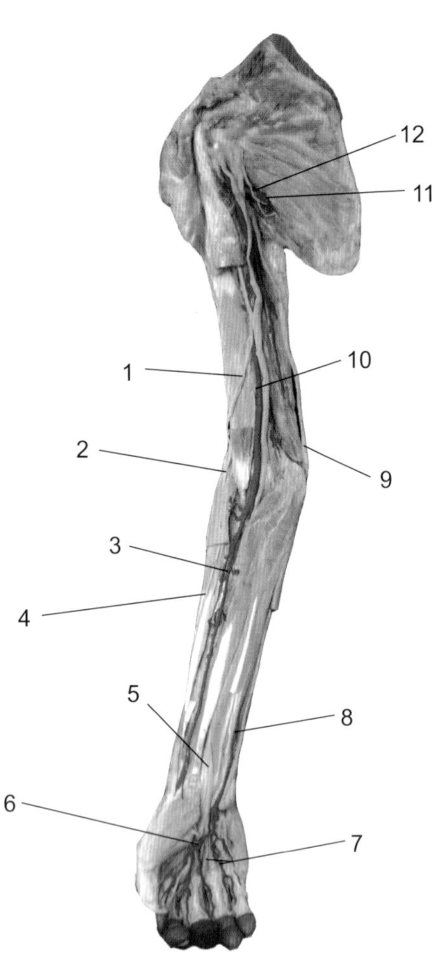

218 手的动脉

Arteries of the hand

손의 동맥

手の動脈

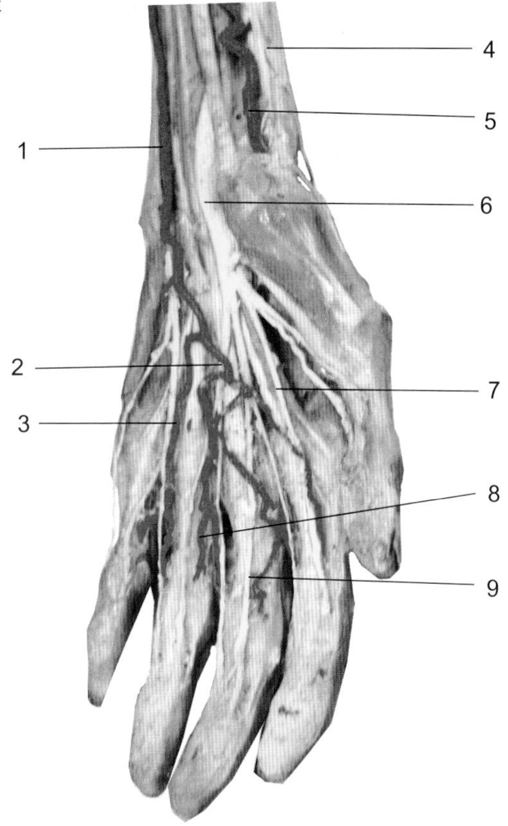

1 尺动脉 ulnar artery 자동맥 尺骨動脈
2 掌浅弓 superficial palmar arch 얕은손바닥동맥활 浅掌動脈弓
3 指掌侧总动脉 common palmar digital artery 온바닥쪽손가락동맥 掌側総動脈
4 桡神经 radial nerve 노신경 橈骨神経
5 桡动脉 radial artery 노동맥 橈骨動脈
6 正中神经 median nerve 정중신경 正中神経
7 指掌侧总神经 common palmar digital nerve 온바닥쪽손가락신경 掌側総神経
8 指掌侧固有动脉 proper palmar digital artery 고유바닥쪽손가락동맥 掌側固有動脈
9 指掌侧固有神经 proper palmar digital nerve 고유바닥쪽손가락신경 掌側固有神経

219 主动脉

The aorta

대동맥

大動脈

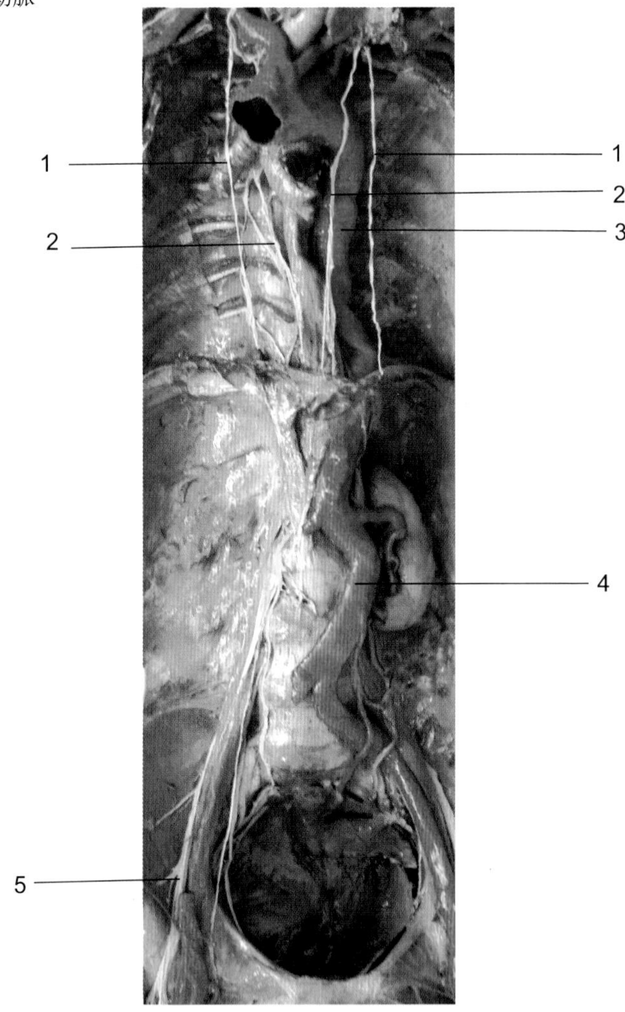

1 膈神经 phrenic nerve 가로막신경 横隔神経
2 迷走神经 vagus nerve 미주신경 迷走神経
3 胸主动脉 thoracic aorta 가슴대동맥 胸部大動脈
4 腹主动脉 abdominal aorta 배대동맥 腹部大動脈
5 股神经 femoral nerve 넙다리신경 大腿神経

220 肠系膜上动脉

The superior mesenteric artery

위창자간막동맥

上腸間膜動脈

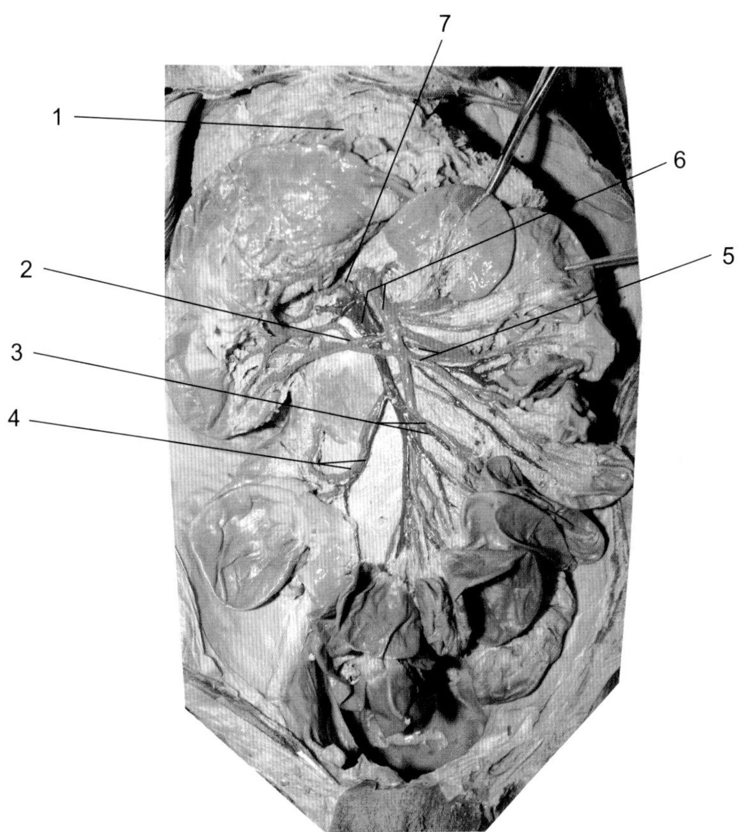

1 大网膜 greater omentum 큰그물막 大網
2 右结肠动脉 right colic artery 오른주름창자동맥 右結腸動脈
3 回肠动静脉 ileal artery and vein
돌창자동맥과 돌창자정맥 回腸動脈と静脈
4 回结肠动静脉 ileocolic artery and vein
돌주름창자동맥과 돌주름창자정맥 回結腸動脈と静脈
5 空肠动静脉 jejunal artery and vein
빈창자동맥과 빈창자정맥 空腸動脈と静脈
6 肠系膜上动静脉 superior mensenteric artery and vein
위창자간막동맥과 위창자간막정맥 上腸間膜静脈
7 中结肠动脉 middle colic artery 중간주름창자동맥 中結腸動脈

221 腹部血管（1）

Abdominal blood vessels（1）

배쪽부분혈관（1）

腹部の血管（1）

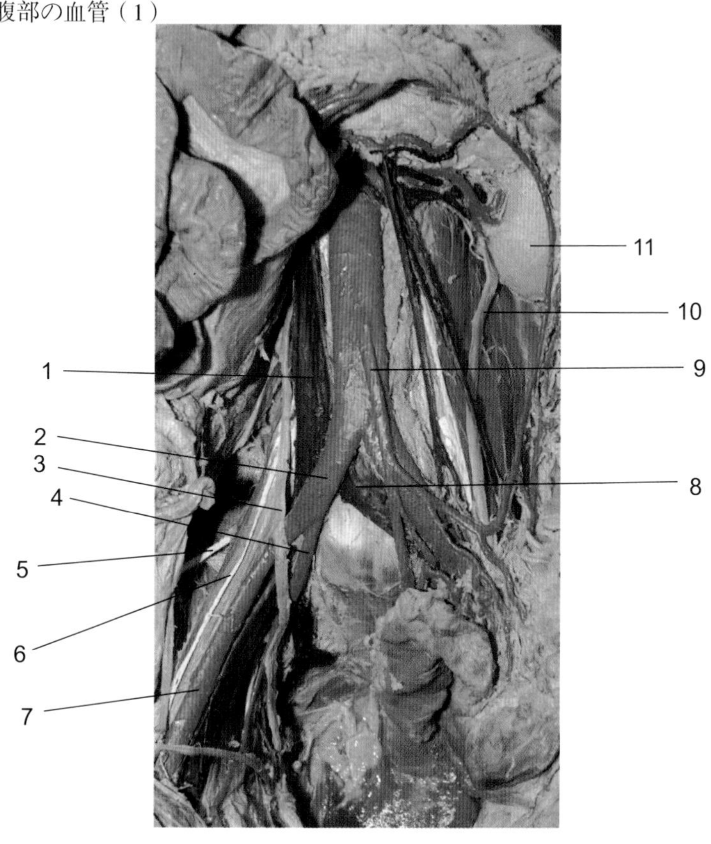

1 下腔静脉 inferior vena cava 아래대정맥 下大静脈
2 右髂总动脉 right common iliac artery 오른온엉덩동맥 右総腸骨動脈
3 右输尿管 right ureter 오른수뇨관 右尿管
4 右髂内动脉 right internal iliac artery 오른속엉덩동맥 右内腸骨動脈
5 股外侧皮神经 lateral femoral cutaneous nerve
가쪽넙다리피부신경 外側大腿皮神経
6 生殖股神经 genitofemoral nerve 음부넙다리신경 陰部大腿神経
7 右髂外动脉 right external iliac artery 오른바깥엉덩동맥 右外腸骨動脈
8 左髂总静脉 left common iliac artery 왼온엉덩정맥 左総腸骨静脈
9 肠系膜下动脉 inferior mesenteric artery 아래창자간막동맥 下腸間膜動脈
10 左输尿管 left ureter 왼수뇨관 左尿管
11 左肾 left kidney 왼콩팥 左腎

222 腹部血管（2）

Abdominal blood vessels（2）

배쪽부분혈관（2）

腹部の血管（2）

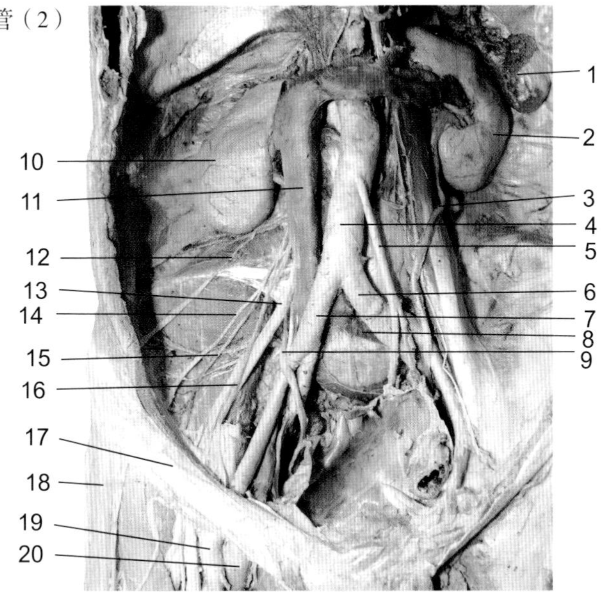

1 脾 spleen 지라 脾臓
2 左肾 left kidney 왼콩팥 左腎
3 左输尿管 left ureter 왼수뇨관 左尿管
4 腹主动脉 abdominal aorta 배대동맥 腹部大動脈
5 肠系膜下动脉 inferior mesenteric artery 아래창자간막동맥 下腸間膜動脈
6 左髂总动脉 left common iliac artery 왼온엉덩동맥 左総腸骨動脈
7 右髂总动脉 right common iliac artery 오른온엉덩동맥 右総腸骨動脈
8 左髂总静脉 left common iliac vein 왼온엉덩동맥 左総腸骨静脈
9 右输尿管 right ureter 오른수뇨관 右尿管
10 右肾 right kidney 오른콩팥 右腎
11 下腔静脉 inferior vena cava 아래대정맥 下大静脈
12 髂腹下神经 iliohypogastric nerve 엉덩아랫배신경 腸骨下腹神経
13 股神经 femoral nerve 넙다리신경 大腿神経
14 髂腹股沟神经 ilioinguinal nerve 엉덩샅굴신경 腸骨鼠径神経
15 股外侧皮神经 lateral femoral cutaneous nerve
가쪽넙다리피부신경 外側大腿皮神経
16 生殖股神经 genitofemoral nerve 음부넙다리신경 陰部大腿神経
17 腹股沟韧带 inguinal ligament 샅고랑인대 鼠径靭帯
18 阔筋膜张肌 tensor fasciae latae 넙다리근막긴장근 大腿筋膜張筋
19 股动脉 femoral artery 넙다리동맥 大腿動脈
20 股静脉 femoral vein 넙다리정맥 大腿静脈

223 股前内侧区的血管

Blood vessels of the anterior and medial region of the thigh

넙다리앞안쪽부위의 혈관

大腿前内側の血管

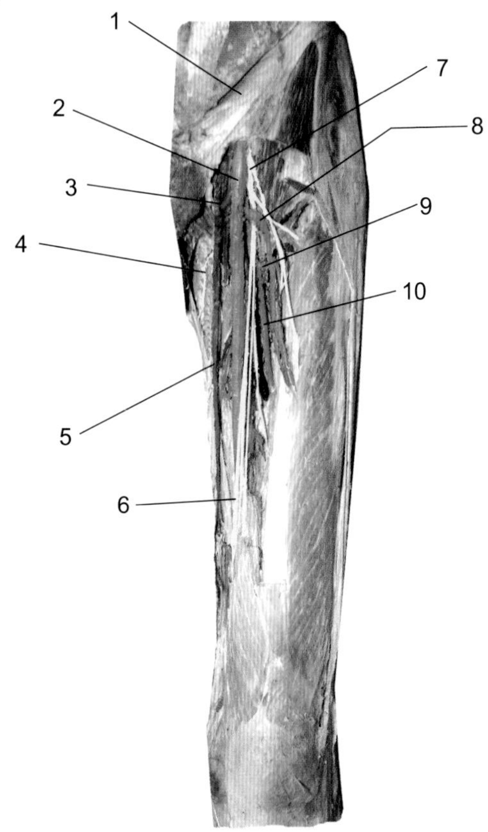

1 腹股沟韧带 inguinal ligament 샅고랑인대 鼠径靭帯
2 股动脉 femoral artery 넙다리동맥 大腿動脈
3 股静脉 femoral vein 넙다리정맥 大腿静脈
4 闭孔神经（前支） obturator nerve (anterior branch) 닫개신경(앞가지) 閉鎖神経（前枝）
5 大隐静脉 great saphenous vein 큰두렁정맥 大伏在静脈
6 隐神经 saphenous nerve 두렁신경 伏在静脈
7 股神经 femoral nerve 넙다리신경 大腿神経
8 旋股外侧动脉 lateral circumflex femoral artery 가쪽넙다리휘돌이동맥 外側大腿回旋動脈
9 穿动脉 perforating artery 관통동맥 貫通動脈
10 股深动脉 deep femoral artery 깊은넙다리동맥 大腿深動脈

224 手背静脉网

Dorsal venous rete of the hand

손등쪽 정맥그물

手背静脈網

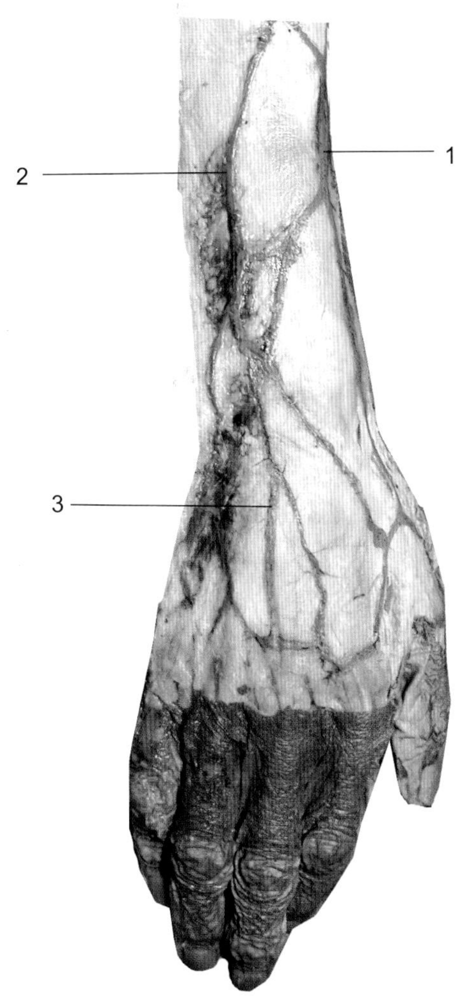

1 头静脉 cephalic vein 노쪽피부정맥 橈側皮静脈
2 贵要静脉 basilic vein 자쪽피부정맥 尺側皮静脈
3 手背静脉网 dorsal venous rete of the hand 손등쪽 정맥그물 手背静脈網

225 手臂浅静脉

Superficial veins of the arm

팔의 얕은 정맥

腕の表在静脈

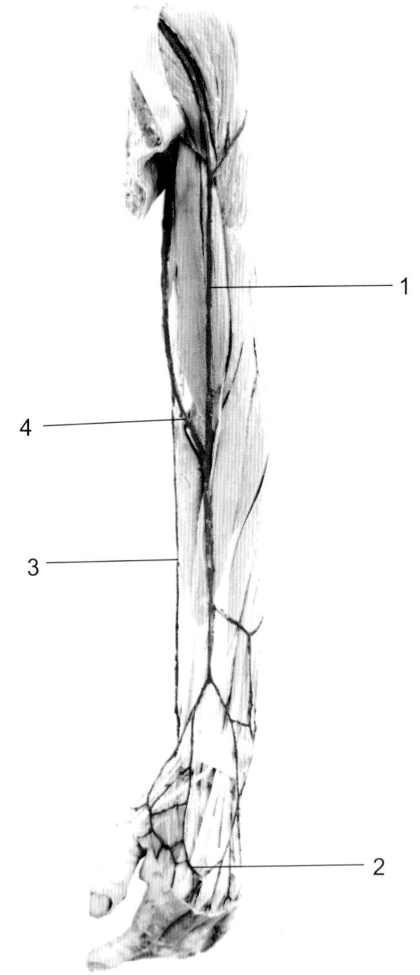

1 头静脉 cephalic vein 노쪽피부정맥 橈側皮静脈
2 手背静脉网 dorsal venous rete of the hand 손등쪽 정맥그물 手背静脈網
3 贵要静脉 basilic vein 자쪽피부정맥 尺側皮静脈
4 肘正中静脉 median cubital vein 팔오금중간정맥 肘正中皮静脈

226 门静脉

The portal ve

문맥

門靜脈

1 2 3 4 5 6 7 8 9 10 11 12 13 14 15 16 17 18

1 肝门静脉 hepatic portal vein 간문맥 肝門靜脈
2 肝 liver 간 肝臟
3 十二指肠 duodenum 샘창자 十二指腸
4 胆囊 gallbladder 쓸개주머니 胆囊
5 胰十二指肠静脉 pancreaticoduodenal vein 이자샘창자정맥 膵十二指腸靜脈
6 肠系膜上静脉 superior mesenteric vein 위창자간막정맥 上腸間膜靜脈
7 右结肠静脉 right colic vein 오른주름창자정맥 右結腸靜脈
8 肠系膜下静脉 inferior mesenteric vein 아래창자간막정맥 下腸間膜靜脈
9 回结肠静脉 ileocolic vein 돌주름창자정맥 回結腸靜脈
10 直肠上静脉 superior rectal vein 위곧창자정맥 上直腸靜脈
11 乙状结肠静脉 sigmoid vein 구불주름창자정맥 S状結腸靜脈
12 左结肠静脉 left colic vein 왼주름창자정맥 左結腸靜脈
13 脾 spleen 지라 脾臟
14 肠系膜上动脉 superior mesenteric vein 위창자간막정맥 上腸間膜動脈
15 脾静脉 splenic vein 지라정맥 脾靜脈
16 胃左静脉 left gastric vein 왼위정맥 左胃靜脈
17 胃右静脉 right gastric vein 오른위정맥 右胃靜脈
18 胃 stomach 위 胃

227 腹壁静脉

Veins of the abdominal wall

배벽정맥

腹壁静脈

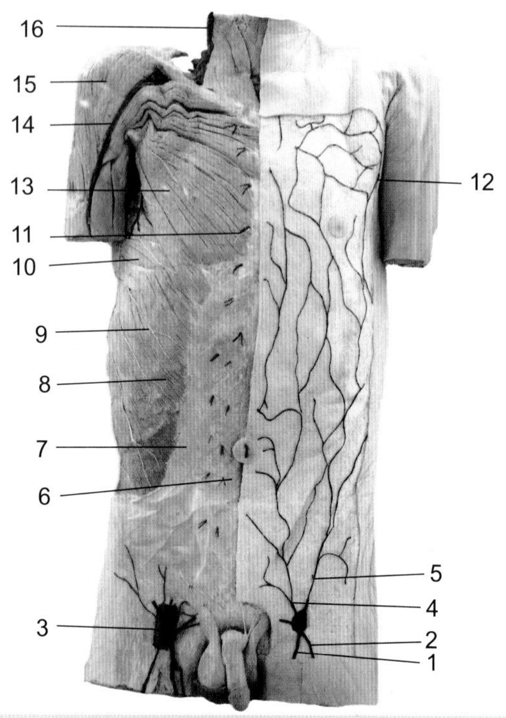

1 大隐静脉 great saphenous vein 큰두렁정맥 大伏在静脈
2 股外侧静脉 lateral femoral vein 가쪽넙다리휘돌이정맥 外側大腿静脈
3 股静脉 femoral vein 넙다리정맥 大腿静脈
4 腹壁浅静脉 superficial epigastric vein 얕은배벽정맥 浅腹壁静脈
5 旋髂浅静脉 superficial iliac circumflex vein 얕은엉덩휘돌이정맥 浅腸骨回旋静脈
6 腹直肌鞘 sheath of rectus abdominis 배곧은근집 腹直筋鞘
7 腹外斜肌腱膜 obliquus externus abdominis aponeurosis 배바깥경사근힘줄막 外腹斜筋腱膜
8 腹外斜肌 obliquus externus abdominis 배바깥경사근 外腹斜筋
9 外侧皮神经 lateral cutaneous nerve 가쪽피부신경 外側皮神経
10 前锯肌 serratus anterior 앞톱니근 前鋸筋
11 前皮支 ramus cutaneus anterior 앞피부가지 前皮支
12 胸腹壁静脉 thoracoepigastric vein 가슴배벽정맥 胸腹壁静脈
13 胸大肌 pectoralis major 큰가슴근 大胸筋
14 头静脉 cephalic vein 노쪽피부정맥 橈側皮静脈
15 三角肌 deltoid 어깨세모근 三角筋
16 颈外静脉 external jugular vein 바깥목정맥 外頸静脈

228 下肢浅层结构

The superficial structure of the lower limb

다리의 얕은층 구조

下肢表在層構造

1 腹股沟上外侧浅淋巴结
superiolateral superficial inguinal lymph nodes
얕은가쪽위샅림프절
浅上外側鼠径リンパ節

2 旋髂浅静脉
superficial iliac circumflex vein
얕은엉덩휘돌이정맥
浅腸骨回旋静脈

3 腹股沟下浅淋巴结
inferior superficial inguinal lymph nodes
얕은아래샅림프절
浅上外側鼠径リンパ節

4 股外侧皮神经
lateral femoral cutaneous nerve
가쪽넙다리피부신경
外側大腿皮神経

5 股外侧静脉
lateral femoral vein
가쪽넙다리정맥
外側大腿静脈

6 大隐静脉
great saphenous vein
큰두렁신경 大伏在静脈

7 隐神经
saphenous nerve
두렁신경 伏在神経

8 闭孔神经
obturator nerve
닫개신경 閉鎖神経

9 股内侧静脉
medial femoral vein
안쪽넙다리정맥 内側大腿静脈

10 阴部外静脉
external pudendal vein
바깥음부정맥 外陰部静脈

11 腹壁浅静脉
superficial epigastric vein
얕은배벽정맥 浅腹壁静脈

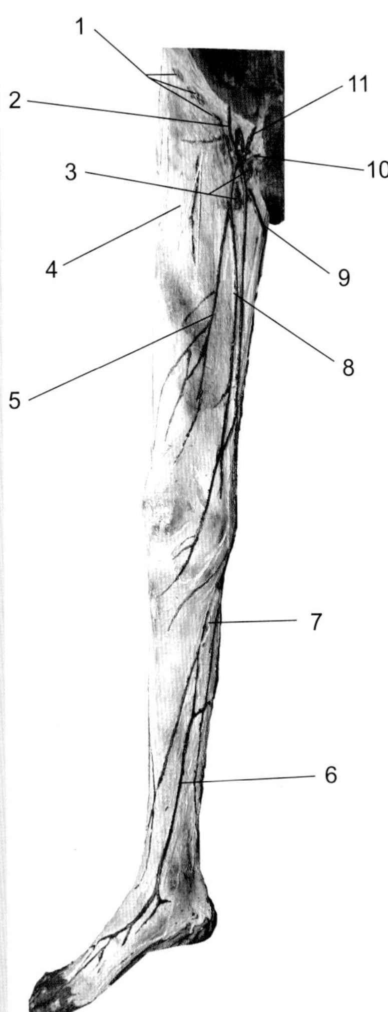

229 下肢浅层后面观

The superficial layer of the low limb (posterior aspect)

다리의 얕은층 뒤면

下肢浅層の後面

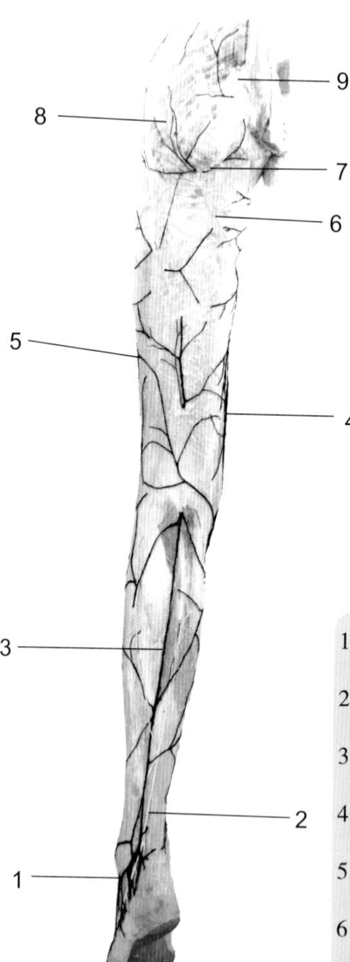

1 足背静脉弓 dorsal venous arch of foot
발등정맥활 足背静脈弓
2 腓肠神经 sural nerve
장딴지신경 腓腹神経
3 小隐静脉 small saphenous vein
작은두렁신경 小伏在静脈
4 大隐静脉 great saphenous vein
큰두렁신경 大伏在静脈
5 股外侧静脉 lateral femoral vein
가쪽넙다리정맥 外側大腿静脈
6 股后皮神经 posterior femoral cutaneous nerve
뒤넙다리피부신경 後大腿皮神経
7 臀下皮神经 inferior gluteal nerve
아래볼기신경 下殿皮神経
8 臀中皮神经 middle gluteal nerve
중간볼기신경 中殿皮神経
9 臀上皮神经 superior gluteal nerve
위볼기신경 上殿皮神経

230 脾

The spleen

지라

脾臟

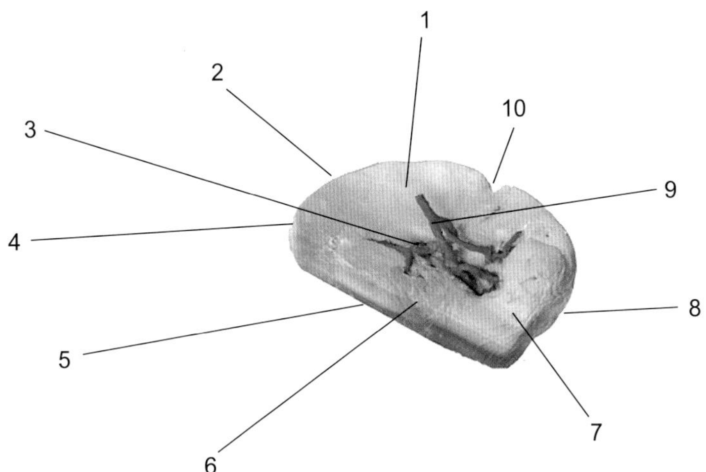

1 胃面 facies gastrica 위면 胃
2 上缘 margo superior 위모서리 上緣
3 脾门 hilum of spleen 지라문 脾門
4 后端 extremitas posterior 뒤끝 後端
5 下缘 margo inferior 아래모서리 下緣
6 肾面 facies renalis 콩팥면 腎臟
7 结肠面 facies colica 주름창자면 結腸
8 前端 extremitas anterior 앞끝 前端
9 脾动脉 arteria lienalis 지라동맥 脾動脈
10 切迹 notch 패임 切痕

231 淋巴系统模式图

Diagram of the lymphatic system

림프계

リンパ系

14
13
12
11
10
9
8
7
1
2
3
4
5
6

1 腮腺淋巴结 parotid lymph node 귀밑샘림프절 耳下腺リンパ節
2 下颌下淋巴结 submandibular lymph node 턱밑림프절 顎下リンパ節
3 颏下淋巴结 submental lymph node 턱끝밑림프절 おとがい下リンパ節
4 胸导管 thoracic duct 가슴림프관 胸管
5 乳糜池 cisterna chyli 가슴림프관팽대 乳び槽
6 腘淋巴结 popliteal lymph node 오금림프절 膝窩リンパ節
7 腹股沟浅淋巴结 superficial inguinal lymph node 얕은샅림프절 浅鼠径リンパ節
8 腰淋巴结 lumbar lymph node 허리림프절 腰リンパ節
9 肘淋巴结 cubital lymph node 팔오금림프절 肘リンパ節
10 腋淋巴结 axillary lymph node 겨드랑림프절 腋窩リンパ節
11 颈外侧浅淋巴结 superficial lateral cervical lymph node
외측경부얕은림프절 外側浅頸リンパ節
12 颈外侧深淋巴结 deep lateral cervical lymph node
외측경부깊은림프절 外側深頸リンパ節
13 枕淋巴结 occipital lymph node 뒤통수림프절 後頭リンパ節
14 耳后淋巴结 retroauricular lymph node 귓바퀴뒤림프절 耳介後リンパ節

232 头部浅层淋巴管和淋巴结

Superficial lymphatic ducts and lymph nodes of the head

머리목부위의 얕은 림프관과 림프절

頭部淺層リンパ管とリンパ節

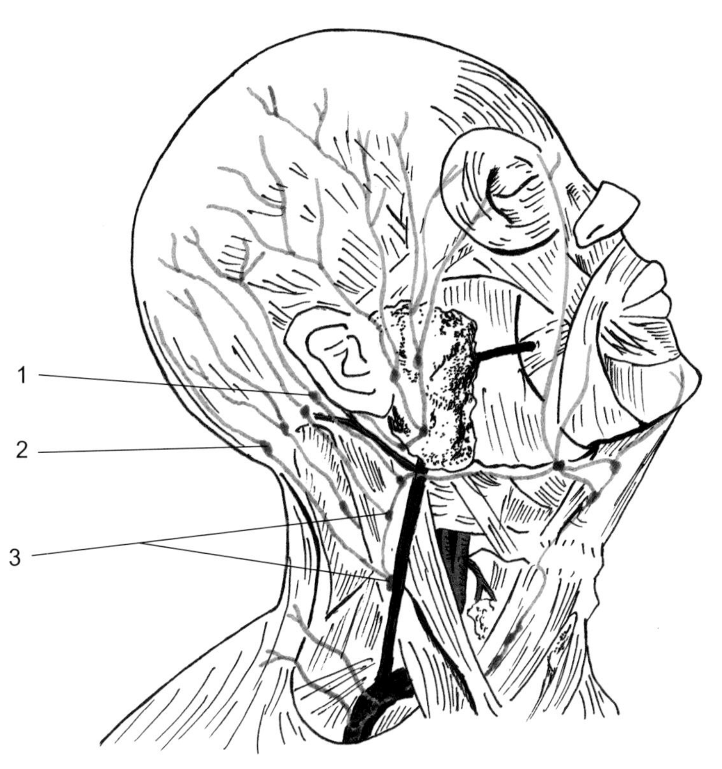

1 耳后淋巴结 retroauricular lymph node 귓바퀴뒤림프절 耳介後リンパ節
2 枕淋巴结 occipital lymph node 뒤통수림프절 後頭リンパ節
3 颈外侧浅淋巴结 superficial lateral cervical lymph nodes 외측경부얕은림프절 外側浅頸リンパ節

233 颈深部淋巴管和淋巴结

Deep lymphatic ducts and lymph nodes of the neck

머리목부위의 깊은 림프관과 림프절

頚部深層リンパ管とリンパ節

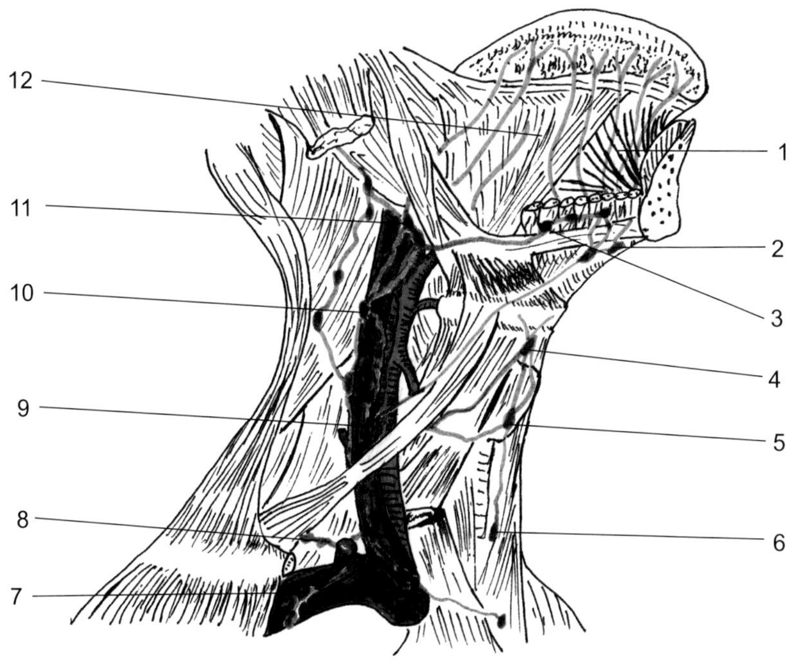

1 颏舌肌 genioglossus 턱끝혀근 おとがい舌骨筋
2 颏下淋巴结 submental lymph node 턱끝밑림프절 おとがい下リンパ節
3 下颌下淋巴结 submandibular lymph node 턱밑림프절 顎下リンパ節
4 舌骨下淋巴结 infrahyoid lymph node 목뿔아래림프절 舌骨下リンパ節
5 喉前淋巴结 prelaryngeal lymph node 후두앞림프절 喉頭前リンパ節
6 气管前淋巴结 pretracheal lymph node 기관앞림프절 気管前リンパ節
7 尖淋巴结 apical lymph node 꼭대기림프절 尖リンパ節
8 锁骨上淋巴结 supraclavicular lymph node 빗장위림프절 鎖骨上リンパ節
9 颈内静脉肩胛舌骨肌淋巴结 juguloomohyoid lymph nodes
목정맥견갑설골근림프절 内頚静脈肩甲舌骨筋リンパ節
10 颈外侧深淋巴结 deep lateral cervical lymph node
외측경부깊은림프절 外側深頚リンパ節
11 颈内静脉二腹肌淋巴结 jugulodigastric lymph nodes
목정맥두힘살근림프절 内頚静脈二腹筋リンパ節
12 舌骨舌肌 hyoglossus 목뿔혀근 舌骨舌筋

234 乳腺淋巴管和淋巴结

Lymphatic ducts and lymph nodes of the breast
유방셈림프관과 림프절
乳房リンパ管とリンパ節

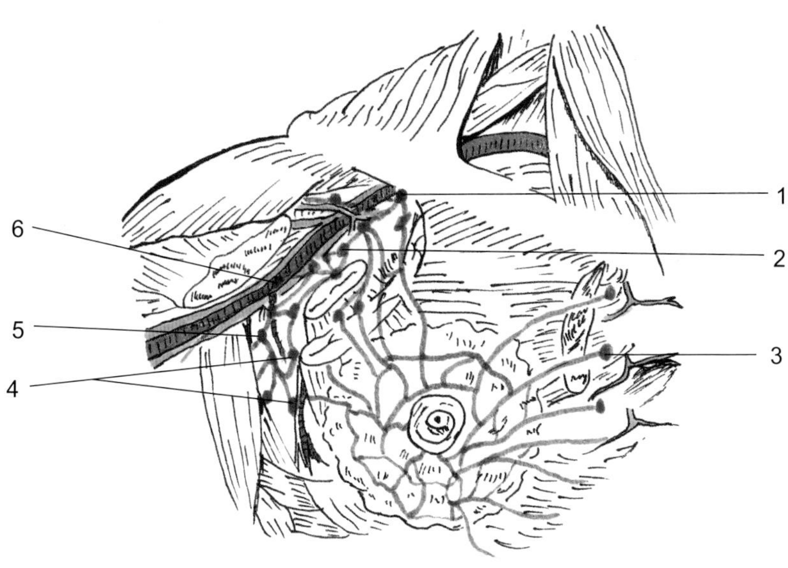

1 尖淋巴结 apical lymph node 꼭대기림프절 尖リンパ節
2 中央淋巴结 central lymph node 중심림프절 中心リンパ節
3 胸骨旁淋巴结 parasternal lymph node 복장옆림프절 胸骨旁リンパ節
4 胸肌淋巴结 pectoral lymph node 가슴근림프절 胸筋リンパ節
5 肩胛下淋巴结 subscapular lymph node 어깨밑림프절 肩甲下リンパ節
6 外侧淋巴结 lateral lymph node 가쪽림프절 外側リンパ節

235 气管、支气管及肺淋巴管和淋巴结

Lymphatic ducts and lymph nodes of the trachea, bronchus and lung

기관 기관지 림프관과 림프절

気管、気管支リンパ管とリンパ節

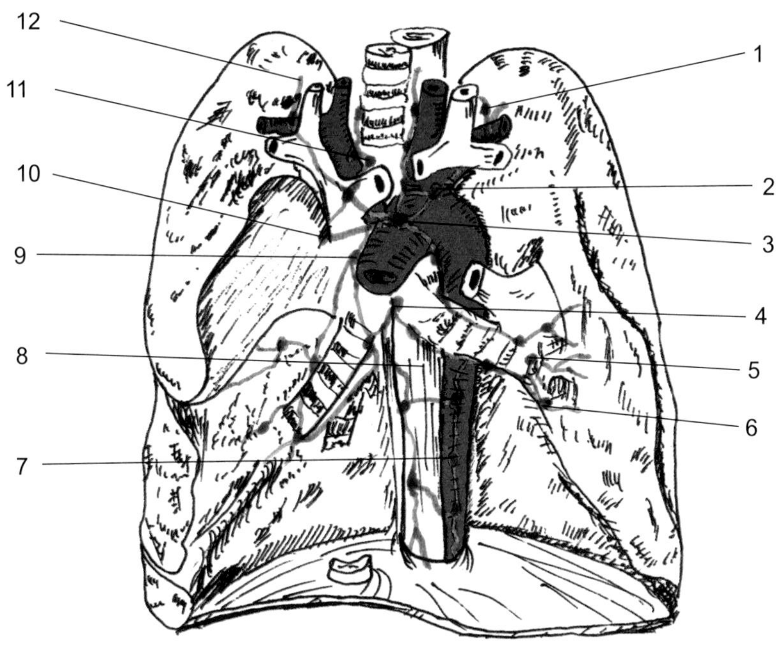

1 胸导管 thoracic duct 가슴림프관 胸管

2 左支气管纵隔干 left bronchomediastinal trunk
왼기관지세로칸림프관줄기 左気管支縦隔リンパ節

3 纵隔前淋巴结 anterior mediastinal lymph node
앞세로칸림프절 前縦隔リンパ節

4 气管支气管淋巴结 tracheobronchial lymph node
기관기관지림프절 気管気管支リンパ節

5 支气管肺淋巴结 bronchopulmonary lymph node
기관지허파문림프절 気管支肺リンパ節

6 肺淋巴结 pulmonary lymph node 허파림프절 肺リンパ節

7 纵隔后淋巴结 posterior mediastinal lymph node
뒤세로칸림프절 後縦隔リンパ節

8 食管 esophagus 식도 食道

9、10 纵隔前淋巴结 anterior mediastinal lymph node 앞세로칸림프절 前縦隔リンパ節

11 气管旁淋巴结 paratracheal lymph node 기관주위림프절 気管傍リンパ節

12 右淋巴导管 right lymphatic duct 오른림프관 右リンパ管

236 胃的淋巴管和淋巴结

Lymphatic ducts and lymph nodes of the stomach
위 림프관과 림프절
胃リンパ管とリンパ節

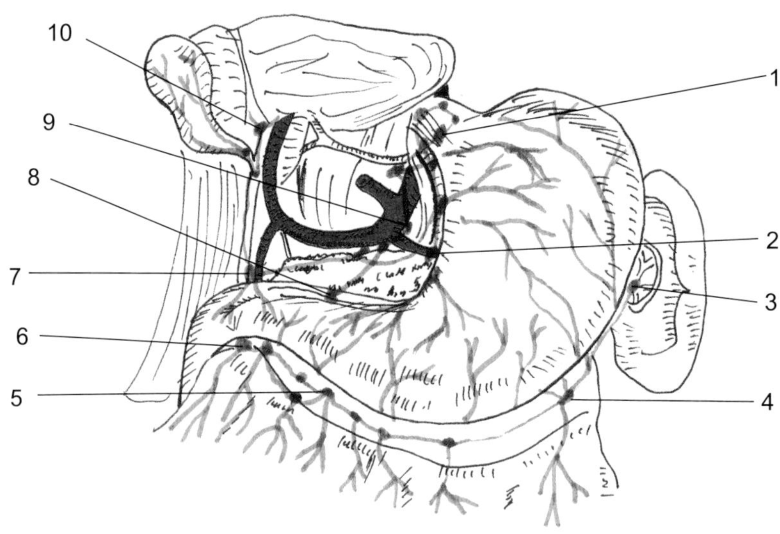

1 胃左淋巴结 left gastric lymph node 왼위림프절 左胃リンパ節
2 胰淋巴结 pancreatic lymph node 이자림프절 膵リンパ節
3 脾淋巴结 splenic lymph node 지라림프절 脾リンパ節
4 胃网膜左淋巴结 left gastroepiploic lymph node
왼위대망림프절 左胃大網リンパ節
5 胃网膜右淋巴结 right gastroepiploic lymph node
오른위대망림프절 右胃大網リンパ節
6 幽门下淋巴结 infrapyloric lymph node
날문아래림프절 幽門下リンパ節
7 幽门上淋巴结 suprapyloric lymph node
날문위림프절 幽門上リンパ節
8 胃右淋巴结 right gastric lymph node
오른위림프절 右胃リンパ節
9 腹腔淋巴结 abdominal lymph node
복부내림프절 腹腔リンパ節
10 肝淋巴结 hepatic lymph nodes 간림프절 肝リンパ節

第六章 感觉器

Sensory organs

감각기

感觉器

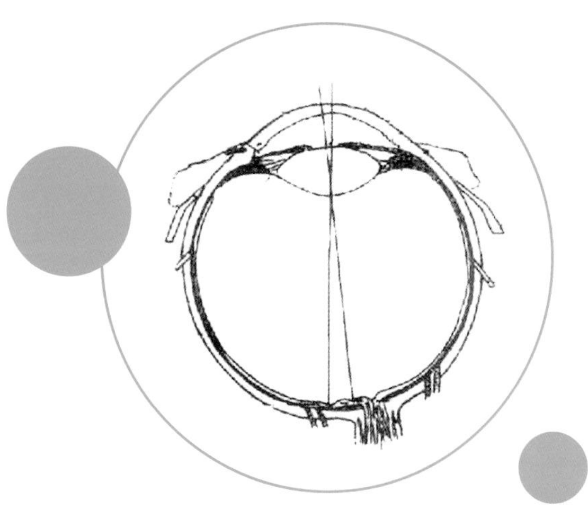

237 眼球水平断面模式图

Diagram of horizontal section through the eyeball

안구수평단면

眼球の水平断面

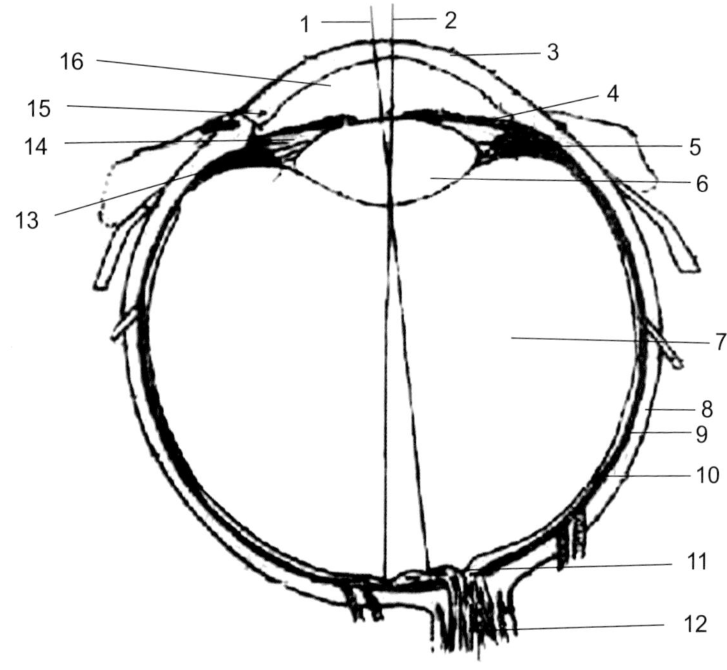

1 眼轴 eye axis 안축 眼軸
2 视轴 optic axis 시축 視軸
3 角膜 cornea 각막 角膜
4 虹膜 iris 홍채 虹彩
5 睫状体 ciliary body 모양체 毛様体
6 晶状体 lens 수정체 水晶体
7 玻璃体 vetrous body 유리체 硝子体
8 巩膜 sclera 공막 強膜
9 脉络膜 choroid 맥락막 脈絡膜
10 视网膜 retina 시망막 網膜
11 中央凹 forvea centralis 중심오목 中心窩
12 视神经 optic nerve 시신경 視神経
13 睫状肌 ciliary muscle 모양체근 毛様体筋
14 眼球后房 posterior chamber of eyeball 후안방 後眼房
15 巩膜静脉窦 sinus venosus sclerae 공막정맥동 強膜静脈洞
16 眼球前房 anterior chamber of eyeball 전안방 前眼房

238 眼底镜所见

Ophtha lmoscopic view of fundus of the eyeball

시망막

網膜

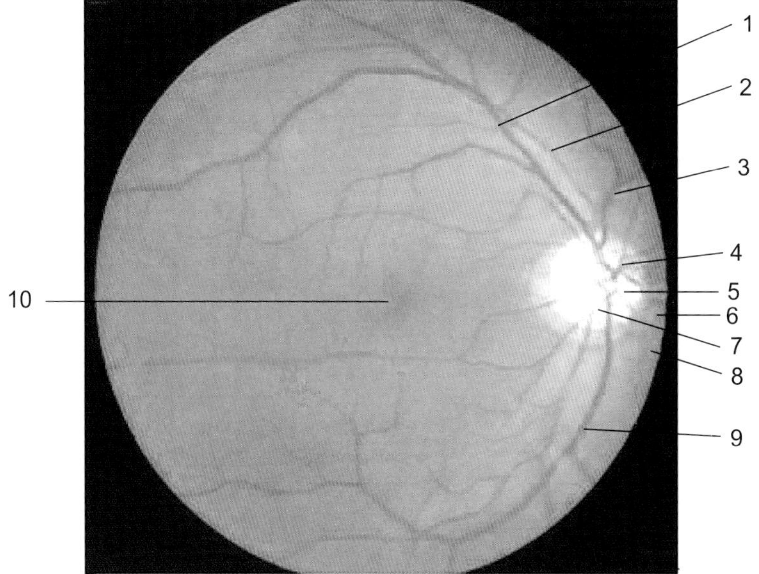

1 视网膜颞上静脉 superior temporal venule of retina
망막상측두정맥 網膜上外側静脈

2 视网膜颞上小动脉 superior temporal arteriole of retina
망막상측두동맥 網膜上外側動脈

3 视网膜鼻上静脉 superior nasal venule of retina
안쪽망막상정맥 網膜上内側静脈

4 视网膜鼻上动脉 superior nasal arteriole of retina
안쪽망막상동맥 網膜上内側動脈

5 视乳头 optic papilla 시각신경원반 視神経乳頭

6 视网膜鼻下静脉 inferior nasal venule of retina
안쪽망막하정맥 網膜下内側静脈

7 视网膜颞下动脉 inferior temporal arteriole of retina
망막하측두동맥 網膜下外側動脈

8 视网膜鼻下动脉 inferior nasal arteriole of retina
안쪽망막하동맥 網膜下内側動脈

9 视网膜颞下静脉 inferior temporal venule of retina
망막하측두정맥 網膜下外側静脈

10 黄斑 macula lutea 황반 黄斑

239 正常眼底造影

Normal imaging of fundus oculi

정상망막영상

正常眼底造影

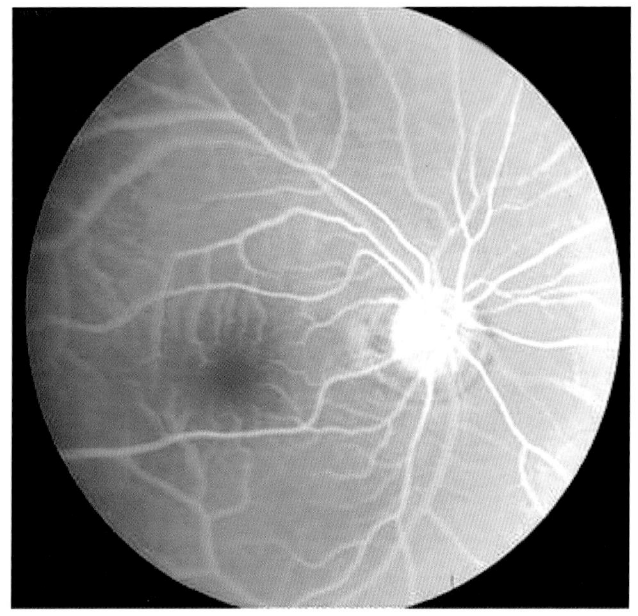

240 眼的前面观

Anterior aspect of the eye

눈의 앞면

眼球の前面

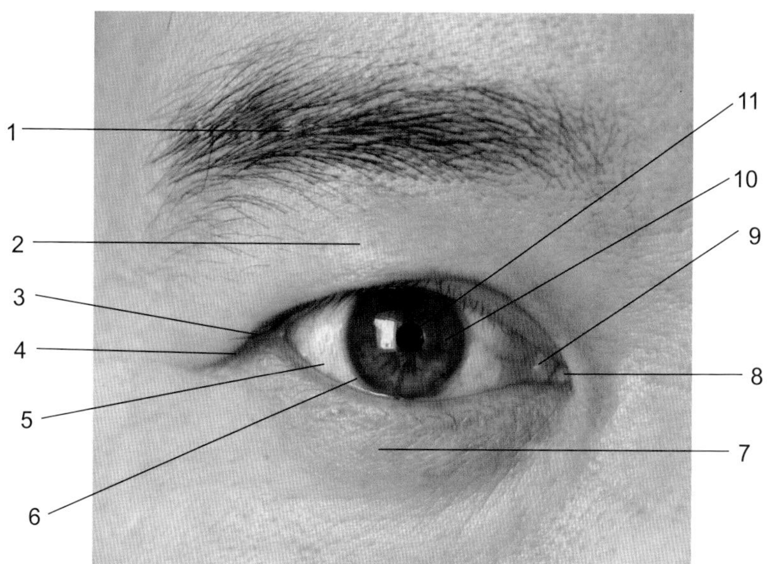

1 眉 supercilium 눈썹 眉毛
2 上睑 superior palpebra 상검 上眼瞼
3 睫毛 eyelashes 모양체 睫毛
4 外眦 outer canthus 외치 外眼角
5 球结膜 bular conjunctiva 안구결막 眼球結膜
6 角膜缘 corneal limbus 각막변두리 角膜縁
7 下睑 inferior palpebra 하검 下眼瞼
8 泪阜 lacrimal caruncle 누구 涙丘
9 结膜半月襞 plica semilunaris conjunctivae 결막반달주름 結膜半月襞
10 角膜 cornea 각막 角膜
11 瞳孔pupil 동공 瞳孔

241 泪器

The lacrimal apparatus

누기

淚器

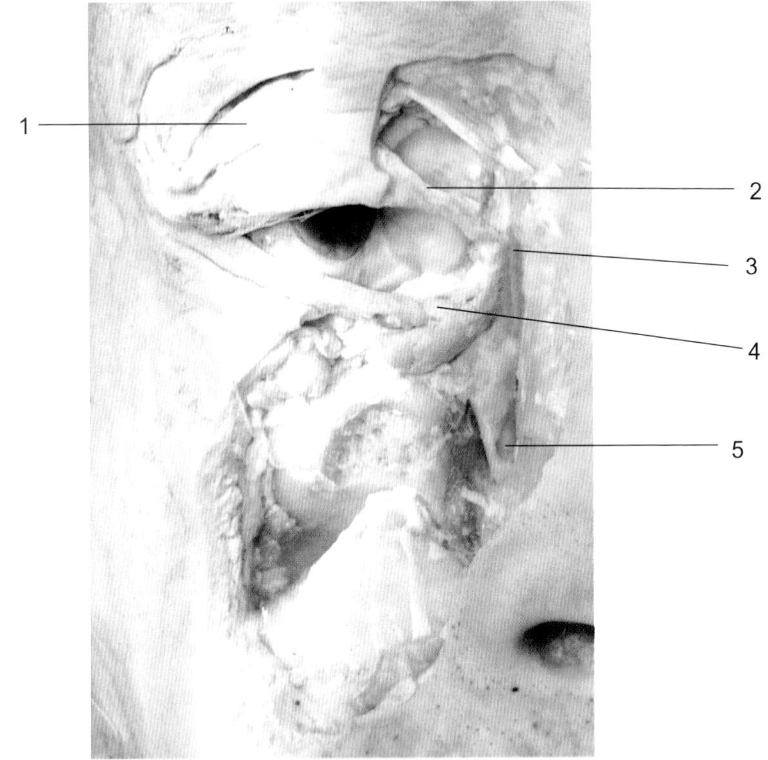

1泪腺lacrimal gland 누선 淚腺
2上泪小管superior lacrimal duct 상누소관 上淚小管
3泪囊lacrimal sac 누낭 淚囊
4下泪小管inferior lacrimal duct 하누소관 下淚小管
5鼻泪管nasolacrimal duct 비루관 鼻淚管

242 眼球外肌（内侧面）

The extraocular muscles (medial aspect)

안구근육 (내측면)

外眼筋(内側面)

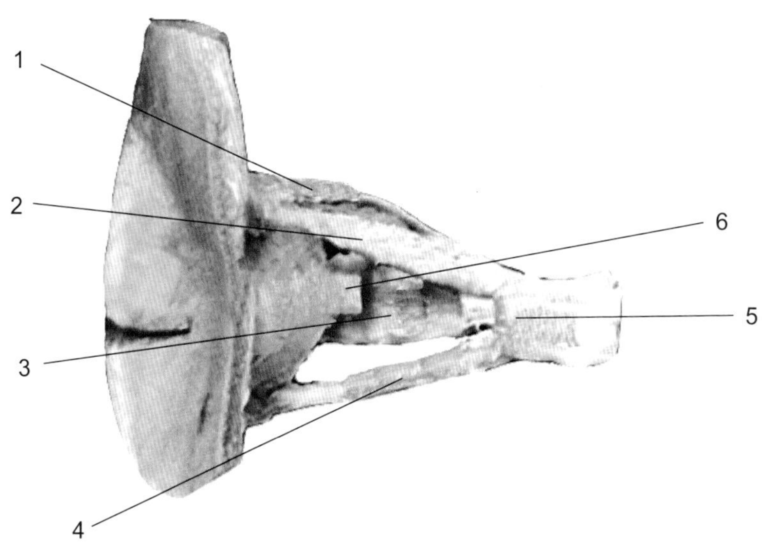

1 上斜肌 superior obliquus 상사근 上斜筋
2 上直肌 superior rectus muscle 상직근 上直筋
3 内直肌 medial rectus muscle 내직근 内直筋
4 下直肌 inferior rectus muscle 하직근 下直筋
5 外直肌 lateral rectus muscle 외직근 外側直筋
6 视神经 optic nerve 시신경 視神経

243 眼球外肌（外侧面）

The extraocular muscles（lateral aspect）

안구근육（외측면）

外眼筋（外側面）

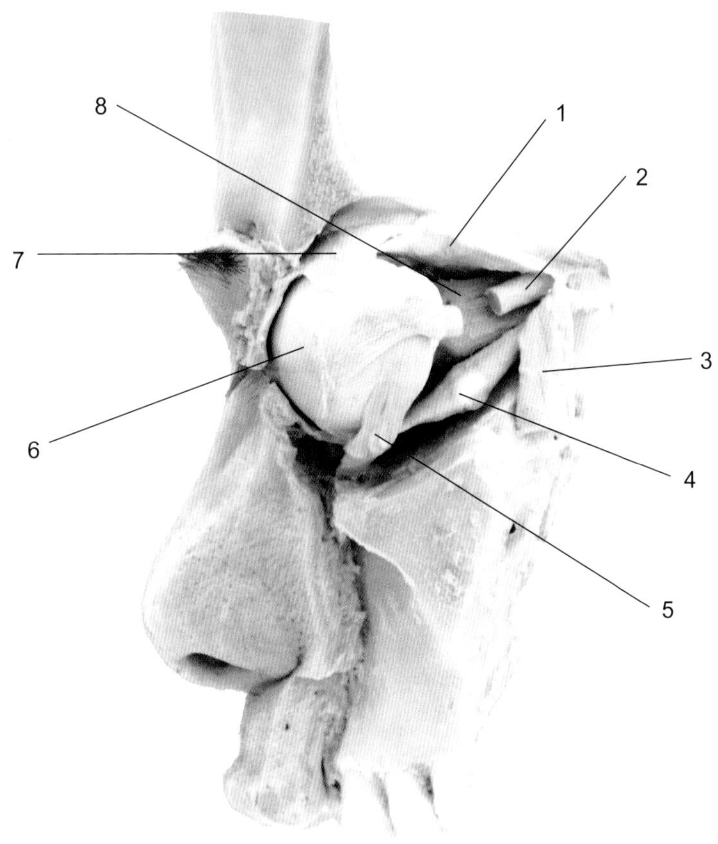

1 上直肌 superior rectus muscle 상직근 上直筋
2 视神经 optic nerve 시신경 視神経
3 外直肌 lateral rectus muscle 외직근 外側直筋
4 下直肌 inferior rectus muscle 하직근 下直筋
5 下斜肌 inferior obliquus 下斜筋
6 眼球 eye ball 안구 眼球
7 上斜肌 superior obliquus 상사근 上斜筋
8 内直肌 medial rectus muscle 내직근 内直筋

244 位听器(右侧)

Vestibulocochlear organ (right side)

평형청각기관 (우측)

平衡聴器 (右側)

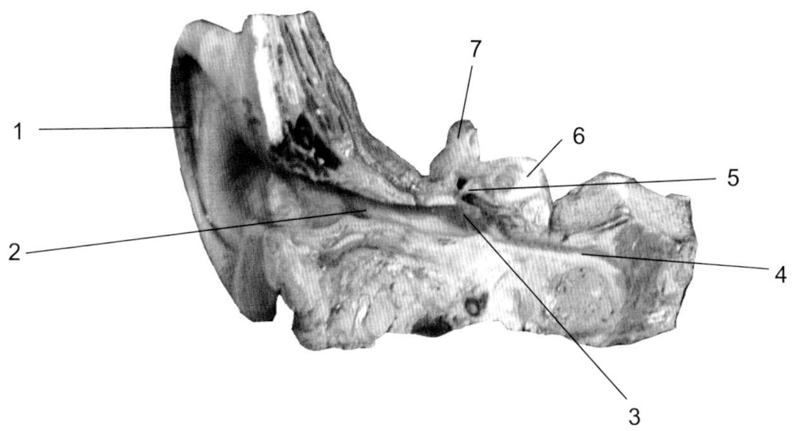

1 耳廓 auricle 이개 耳介
2 外耳道 external acoustic meatus 외이도 外耳道
3 鼓膜 tympanic membrane 고막 鼓膜
4 咽鼓管 auditory tube 이관 咽鼓管
5 听小骨 auditory ossicles 이소골 耳小骨
6 耳蜗 cochlea 와우 蝸牛
7 骨半规管 bony semicircular canal 골반규관 骨半規管

245 外耳

The external ear

외이

外耳

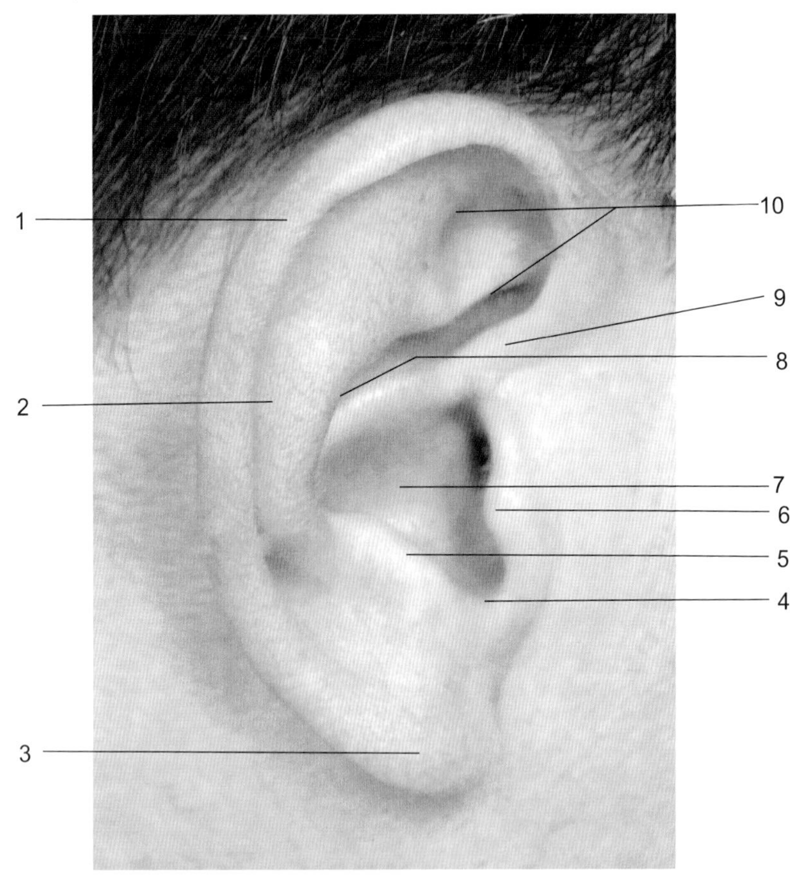

1 耳轮 helix 이륜 耳輪
2 耳舟 scapha 이주 舟状窩
3 耳垂 auricular lobule 이수 耳垂
4 耳屏间切迹 intertragic notch 병상절적 珠間切痕
5 对耳屏 antitragus 대이병 対珠
6 耳屏 tragus 이대병 耳珠
7 耳甲 auricular concha 이갑 耳甲介
8 对耳轮脚 crura of antihelix 대이륜각 対輪脚
9 耳轮脚 crus of helix 이륜각 耳輪脚
10 对耳轮 antihelix대 이륜 対輪

246 鼓膜

The tympanic membrane

고막

鼓膜

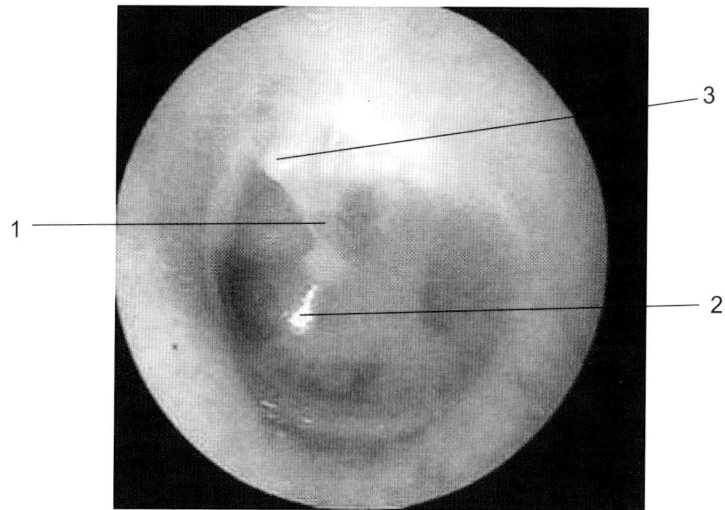

1 锤骨柄 manubrium of malleus 추골병 つち骨柄
2 光锥 light cone 광추 光錘
3 锤骨隆突 prominence of malleus 추골융기 つち骨隆起

247 耳结构

Structures of the ear

귀의구조

耳の構造

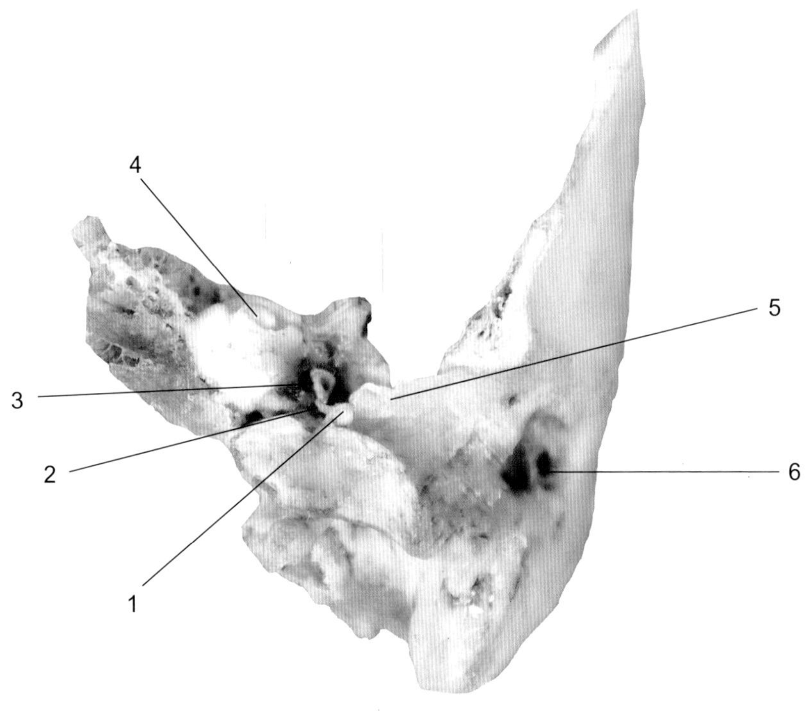

1 锤骨 malleus 추골 つち骨
2 砧骨 incus 침골 砧骨
3 镫骨 stapes 등골 鐙骨
4 耳蜗 cochlea 와우 蝸牛
5 鼓膜 tympanic membrane 고막 鼓膜
6 外耳道 external acoustic meatus 외이도 外耳道

248 鼓室内侧壁

Medial wall of the tympanic cavity

고실내측

鼓室の内側壁

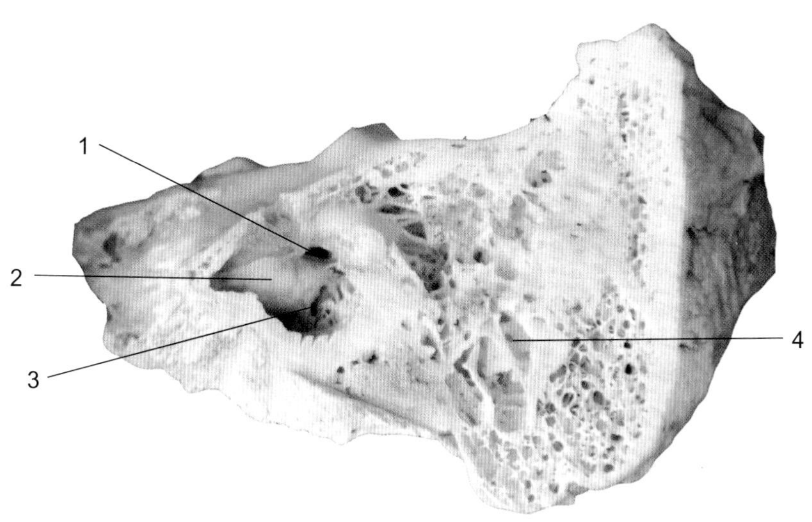

1 前庭窗 fenestra vestibuli 전정창 前庭窓
2 岬 promontory 갑 岬角
3 蜗窗 fenestra cochleae 와우창 蝸牛窓
4 乳突小房 mastoid cells 유돌봉소 乳突蜂巢

249 乳突窦及小房

Mastoid antrum and mastoid cells

유양돌기동과유돌봉소

乳様突起洞と乳突蜂巣

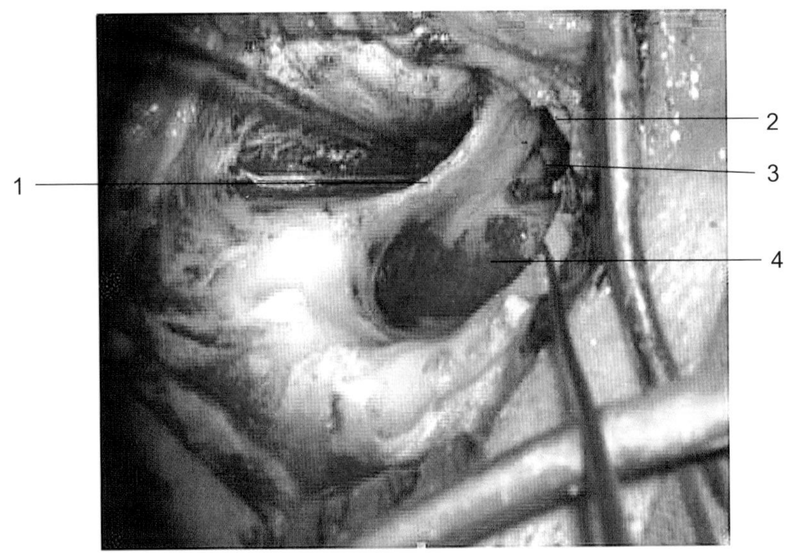

1 外耳道后壁 posterior wall of external auditory meatus
외이도후벽 外耳道後壁

2 上鼓室 epitympanic cavity 고실신경얼기 上鼓室

3 锤砧关节 the joint between malleus and incus
추침관절 きぬたつち骨関節

4 乳突 mastoid process 유양돌기 乳様突起

人体解剖标本图谱

250 骨半规管

The bony semicircular canals

골반규관

骨半規管

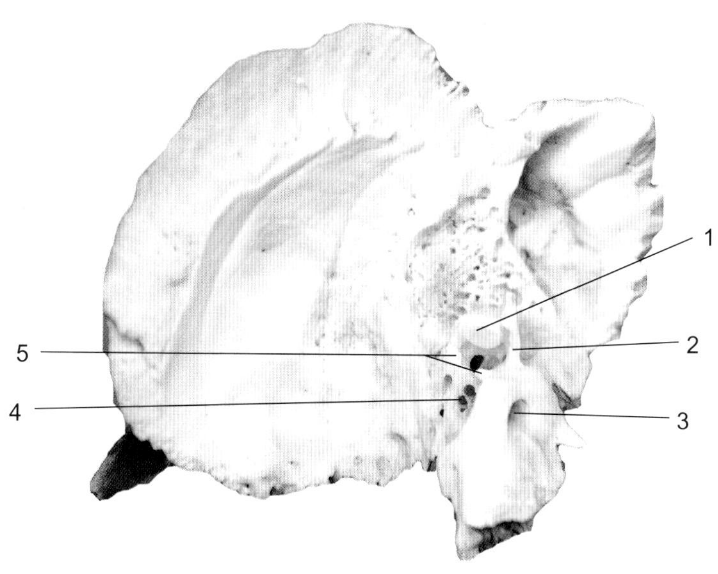

1 外骨半规管 lateral bony semicircular canal 외측골반규관 外側骨半規管
2 后骨半规管 posterior bony semicircular canal 후골반규관 後骨半規管
3 内耳门 internal acoustic pore 내이도 内耳孔
4 耳蜗 cochlea 와우 蝸牛
5 前骨半规管 anterior semicircular canal 전골반규관 前骨半規管

251 听小骨（1）

The auditory ossicles（1）

청소골（1）

耳小骨（1）

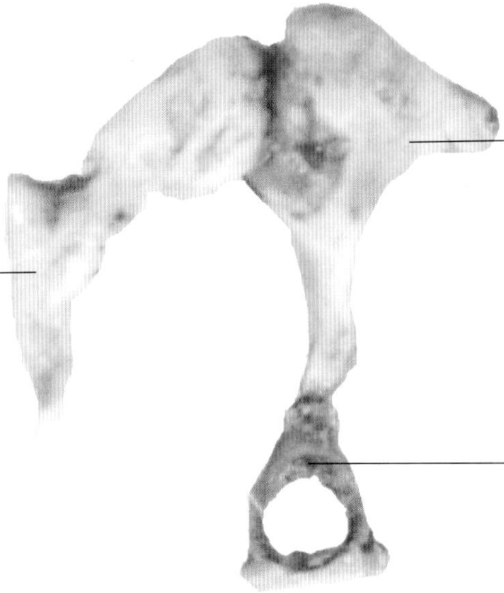

1 蹬骨 stapes 등골 鐙骨
2 砧骨 incus 침골 砧骨
3 锤骨 malleus 추골 つち骨

252 听小骨（2）

The auditory ossicles（2）

청소골（2）

耳小骨（2）

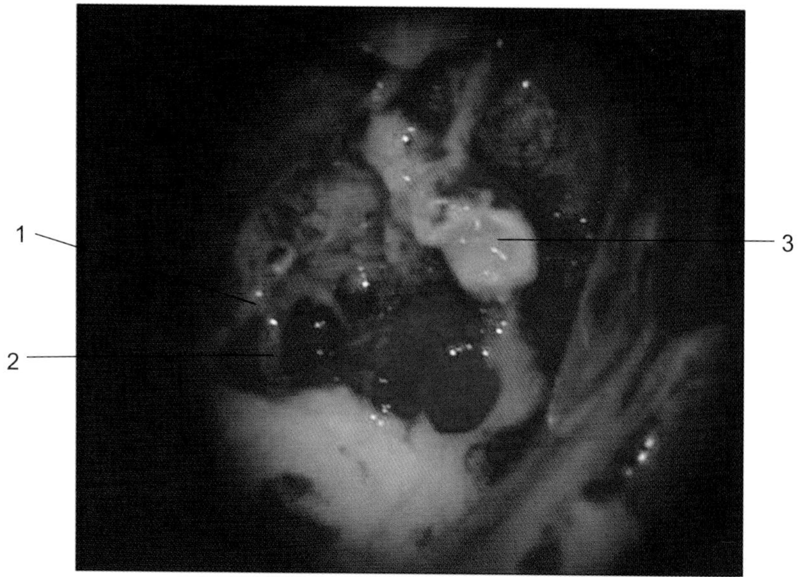

1 镫骨肌 stapedius　등골근　あぶみ骨筋
2 镫骨 stapes　등골　あぶみ骨
3 锤骨 malleus　추골　つち骨

253 耳蜗

The cochlea

와우

蝸牛

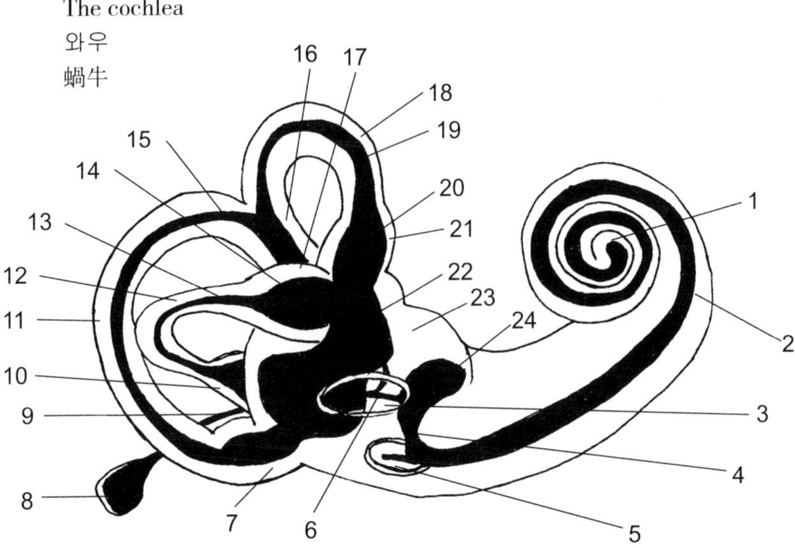

1 蜗顶 copula of cochlea 와우정 蝸牛頂
2 蜗管 cochlear duct 와우관 蝸牛管
3 前庭窗 fenestra vestibuli 전정창 前庭窓
4 连合管 ductus reuniens 결합관 結合管
5 蜗窗 fenestra cochleae 와우창 蝸牛窓
6 椭圆球囊管 utriculosaccular duct 연낭관 連嚢管
7 后骨壶腹 posteriof bony ampulla 후골팽대부 後骨膨大部
8 内淋巴囊 endolymphatic sac 내임파낭 内リンパ嚢
9 内淋巴管 endolymphatic duct 내임파관 内リンパ管
10 单骨脚 simple bony crus 골단각 単脚
11 后骨半规管 posterior bony semicircular canal 후골반규관 後骨半規管
12 外骨半规管 lateral bony semicircular canal 외측골반규관 外側骨半規管
13 外膜半规管 lateral membranous semicircular duct 외측막반규관 外側膜半規管
14 外膜壶腹 lateral membranous ampulla 외측막팽대부 外膜膨大部
15 后膜半规管 posterior membranous semicircular duct 후막반규관 後膜半規管
16 总骨脚 crus osseum commune 골총각 骨総脚
17 外骨壶腹 lateral bony ampulla 외측골팽대부 外側骨膨大部
18 前骨半规管 anterior bony semicircular canal 전골반규관 前骨半規管
19 前膜半规管 anterior membranous semicircular duct 전막반규관 前膜半規管
20 前膜壶腹 anterior membranous ampulla 전막팽대부 前膜膨大部
21 前骨壶腹 anterior bony ampulla 전골팽대부 前骨膨大部
22 椭圆囊 utricle 난형낭 卵形嚢
23 前庭 vestibule 전정 前庭
24 球囊 saccule 구형낭 小嚢

第七章 内分泌系统

Endocrine system
내분비계
内分泌系

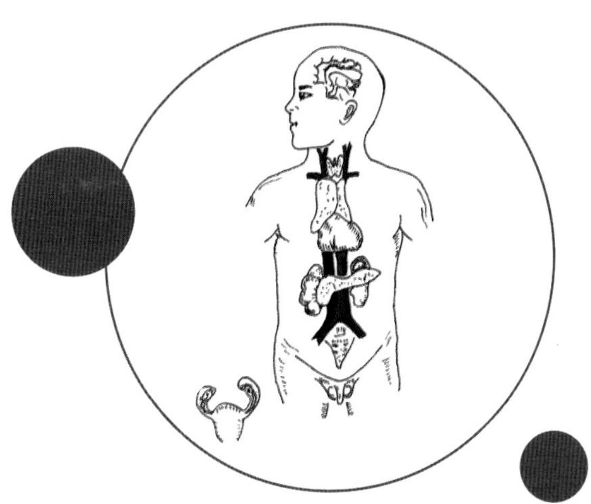

254 内分泌概观

Overview of the endocrine system

내분비계

内分泌系

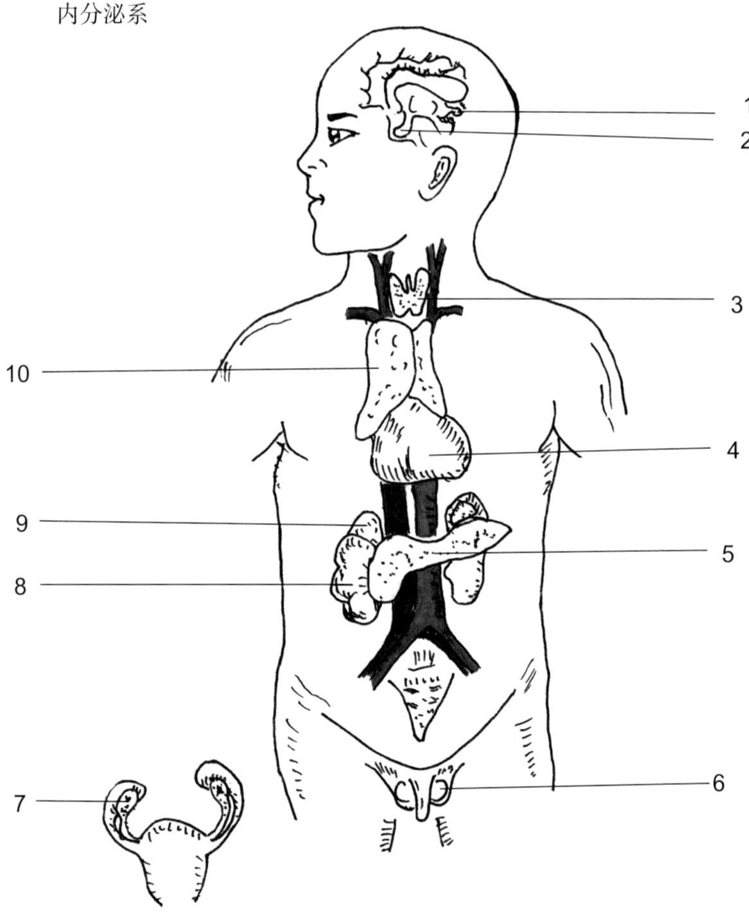

1 松果体 pineal body 송과체 松果体
2 脑垂体 hypophysis 뇌하수체 脳下垂体
3 甲状腺 thyroid gland 갑상선 甲状腺
4 心包 pericardium 심낭 心膜
5 胰腺 pancreas 췌장 膵臓腺
6 睾丸 testis 고환 睾丸
7 卵巢 ovary 난소 卵巣
8 肾 kidney 신장 腎
9 肾上腺 adrenal gland 부신 副腎
10 胸腺 thymus 가슴샘 胸腺

255 甲状腺（前面观）

The thyroid gland（anterior aspect）

갑상선（앞면）

甲状線（前面）

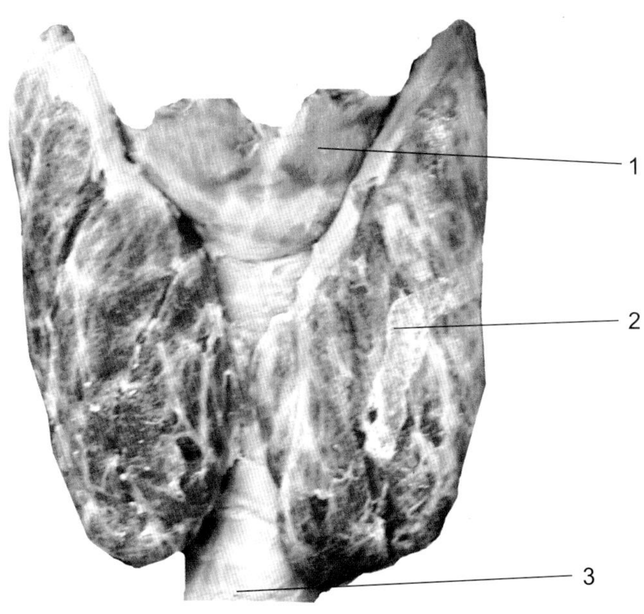

1 甲状软骨 thyroid cartilage　갑상연골　甲状軟骨
2 甲状腺 thyroid gland　갑상선　甲状線
3 气管软骨 tracheal cartilages　기관연골　気管軟骨

256 甲状旁腺

The parathyroid gland
부갑상선
副甲状腺

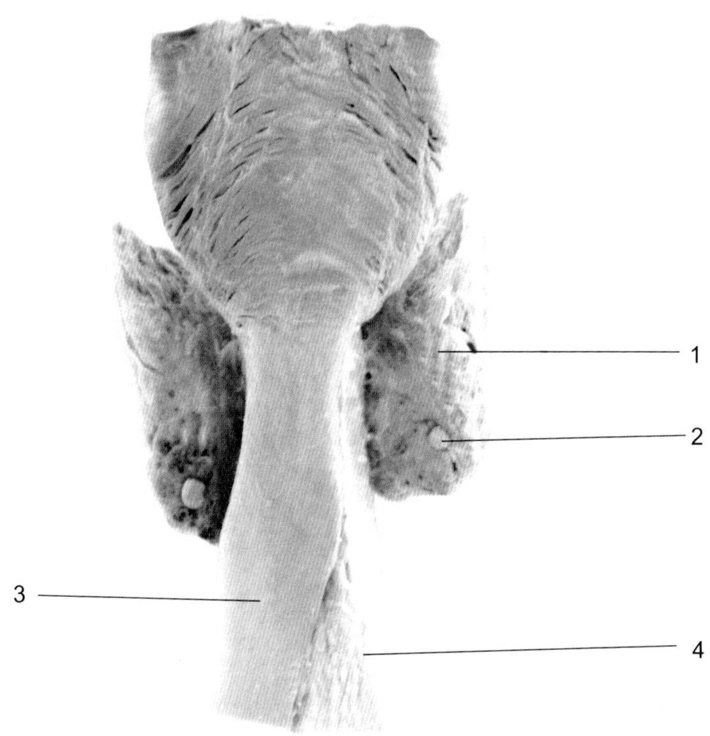

1 甲状腺 thyroid gland 갑상선 甲状腺
2 甲状旁腺 parathyroid gland 부갑상선 副甲状腺
3 食管 esophagus 식도 食道
4 气管软骨 tracheal cartilages 기관연골 気管軟骨

257 垂体

The hypophysis

뇌하수체

下垂体

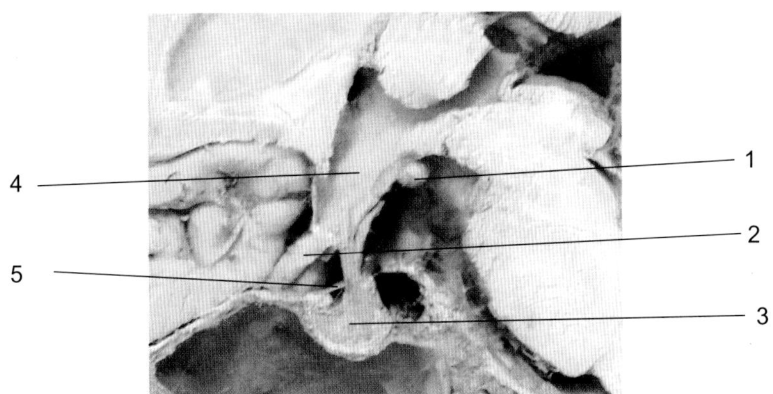

1 乳头体 mamillary body　유두체　乳頭体
2 视交叉 optic chiasma　시신경교차　視交叉
3 脑垂体 hypophysis　뇌하수체　脳下垂体
4 终板 endplate　종판　終板
5 动眼神经 oculomotor nerve　동안신경　動眼神経

258 肾上腺（1）

The adrenal gland（1）

부신（1）

副腎（1）

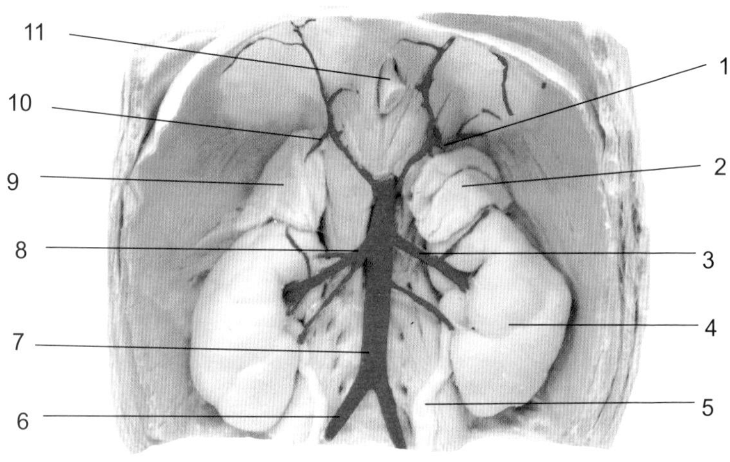

1 膈下动脉 inferior phrenic artery　횡격막하동맥　下横隔動脈
2 左肾上腺 left adrenal gland　좌부신　左副腎
3 左肾动脉 left renal artery　좌신동맥　左腎動脈
4 左肾 left kidney　좌신장　左腎
5 输尿管 ureter　요관　尿管
6 右髂总动脉 right common iliac artery　우총장골동맥　右総腸骨動脈
7 腹主动脉 abdominal aorta　복부대동맥　腹大動脈
8 右肾动脉 right renal artery　우신동맥　右腎動脈
9 右肾上腺 right adrenal gland　우부신　右副腎
10 肾上腺上动脉 superior suprarenal artery　상부신동맥　上副腎動脈
11 食管 esophagus　식도　食道

259 肾上腺（2）

The adrenal gland（2）

부신（2）

副腎（2）

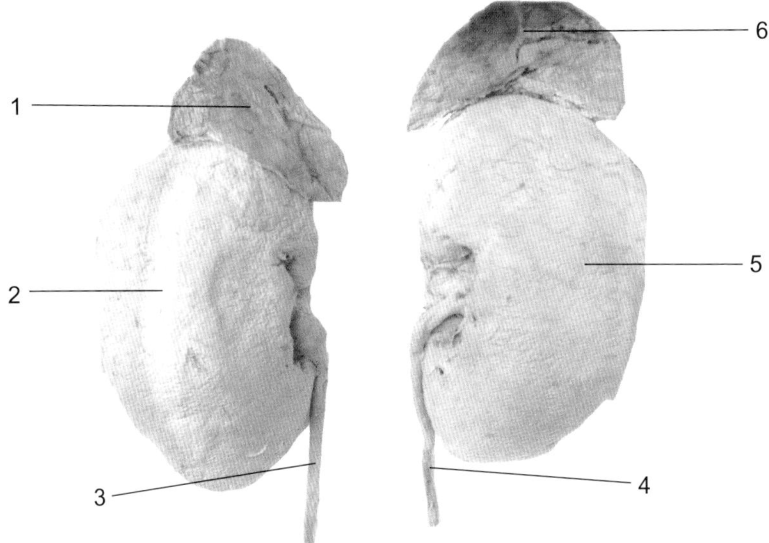

1 右肾上腺 right adrenal gland　우부신　右副腎
2 右肾 right kidney　우신장　右腎
3 右输尿管 right ureter　우요관　右尿管
4 左输尿管 left ureter　좌요관　左尿管
5 左肾 left kidney　좌신장　左腎
6 左肾上腺 left adrenal gland　좌부신　左副腎

260 胸腺

The thymus

가슴샘

胸腺

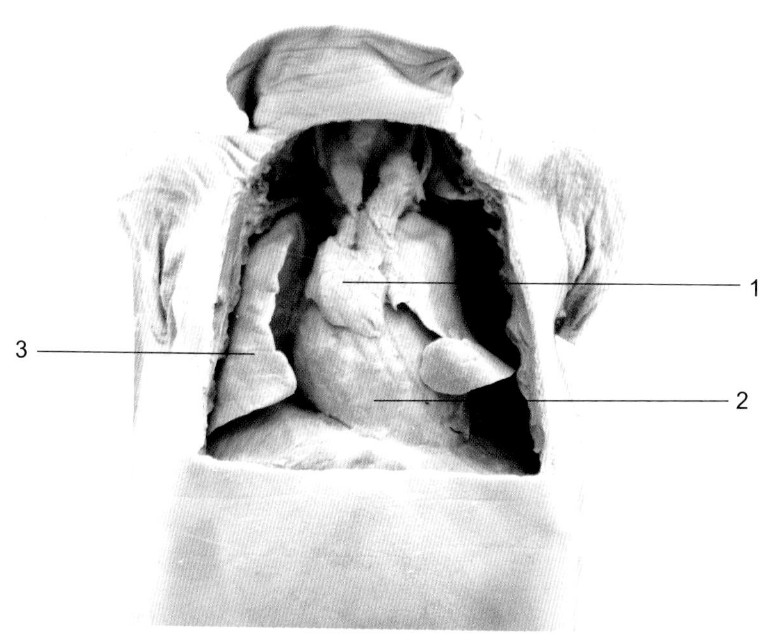

1 胸腺 thymus 가슴샘 胸腺
2 心脏 the heart 심장 心臟
3 肺 lung 폐 肺

第八章 神经系统

Nervous system
신경계
神経系

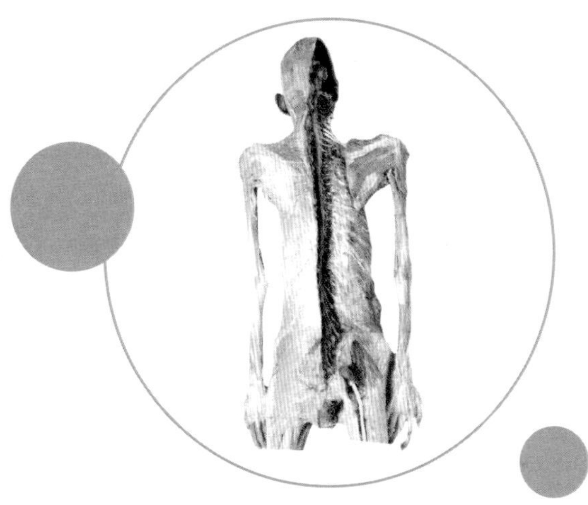

261 神经模式图

Diagram of the nerves

신경모형

神経モデル

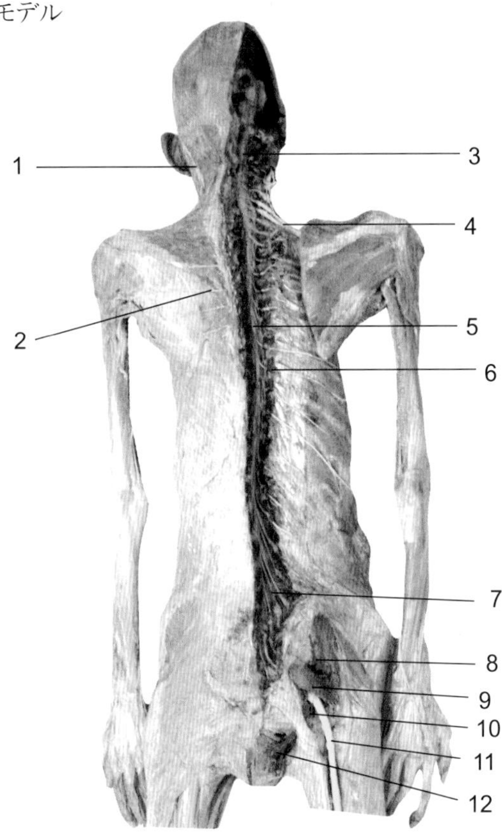

1 枕神经 occipital nerve 뒤통수신경 後頭神経
2 皮神经 cutaneous nerve 피부밑신경 皮膚神経
3 延髓 medulla oblongata 숨뇌 延髄
4 神经根 nervous root 신경뿌리 神経根
5 脊髓 spinal cord 척수 脊髄
6 肋间神经 intercostal nerve 갈비사이신경 肋間神経
7 马尾 cauda equina 말총 馬尾
8 臀上动脉 superior gluteal artery 위볼기동맥 上殿動脈
9 梨状肌 piriformis 궁둥구멍근 梨状筋
10 臀下动脉 inferior gluteal artery 아래볼기동맥 下殿動脈
11 坐骨神经 sciatic nerve 궁둥신경 坐骨神経
12 骶结节韧带 sacrotuberous ligament 엉치뼈결절인대 仙骨結節靭帯

262 脊髓

The spinal cord

척수

脊髓

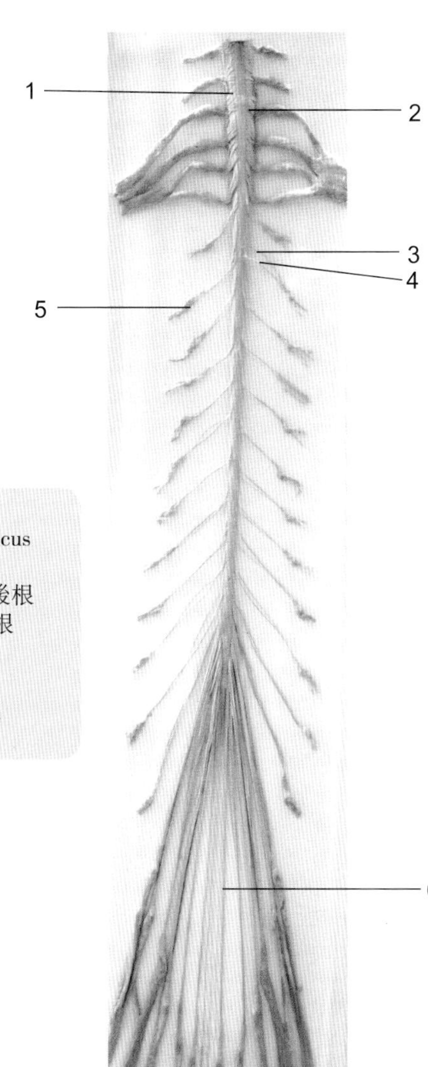

1、2 前外侧沟 anterior lateral sulcus
가쪽앞도랑 前外側溝
3 后根 posterior root 뒤뿌리 後根
4 前根 anterior root 앞뿌리 前根
5 脊神经节 spinal ganglion
척수신경절 脊髓神経節
6 马尾 cauda equina 말총 馬尾

263 脑的底面

The brain (inferior aspect)

뇌의 아래면

脳の底面

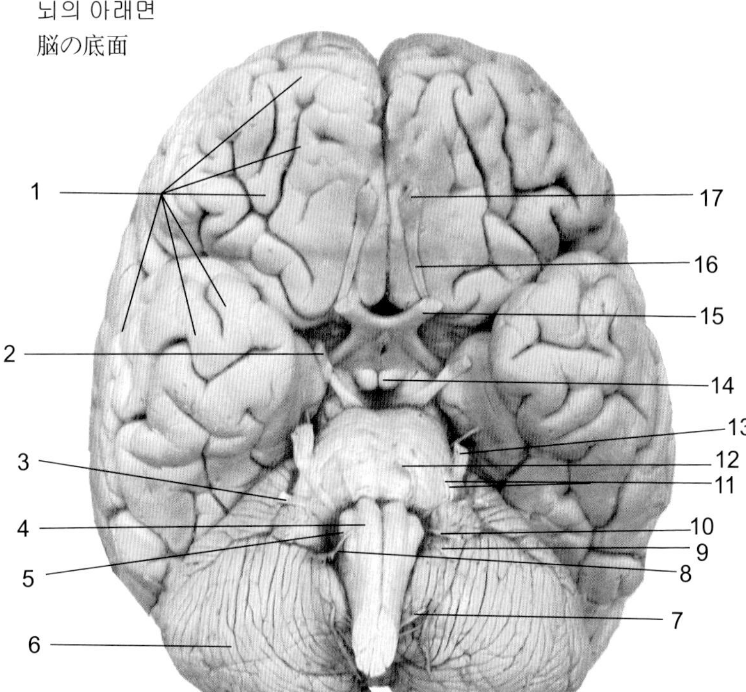

1 端脑 telencephalon 종뇌 端脳
2 动眼神经 oculomotor nerve 눈돌림신경 動眼神経
3 前庭蜗神经 vestibulocochlear nerve 속귀신경 前庭蝸牛神経
4 锥体 pyramid 피라밋 錐体
5 橄榄 olive 올리브 オリーブ
6 小脑 cerebellum 소뇌 小脳
7 副神经 accessory nerve 부신경 副神経
8 舌下神经 hypoglossal nerve 혀밑신경 舌下神経
9 迷走神经 vagus nerve 미주신경 迷走神経
10 舌咽神经 glossopharyngeal nerve 혀인두신경 舌咽神経
11 面神经 facial nerve 얼굴신경 顔面神経
12 展神经 abducent nerve 가돌림신경 外転神経
13 三叉神经 trigeminal nerve 삼차신경 三叉神経
14 乳头体 mamillary body 유두체 乳頭体
15 视神经 optic nerve 시각신경 視神経
16 嗅束 olfactory tract 후각로 嗅索
17 嗅球 olfactory bulb 후각망울 嗅球

264 脑底

The brain (inferior aspect)

뇌바닥

腦底

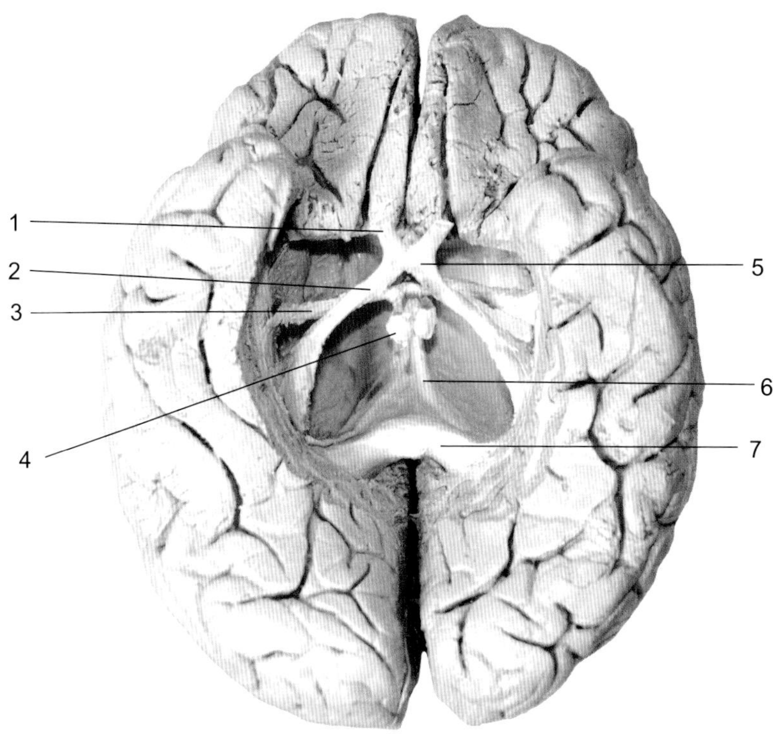

1 视神经 optic nerve 시각신경 視神経
2 视束 optic tract 시각로 視索
3 前连合 anterior commissure 앞맞교차 前交連
4 乳头体 mamillary body 유두체 乳頭体
5 视交叉 optic chiasma 시신경교차 視交叉
6 穹隆体 body of fornix 뇌활몸통 脳弓体
7 胼胝体压部 splenium of corpus callosum 뇌들보팽대 脳梁膨大

265 大脑外侧观

The brain (lateral aspect)

뇌의 가쪽 표면

大脑外側面

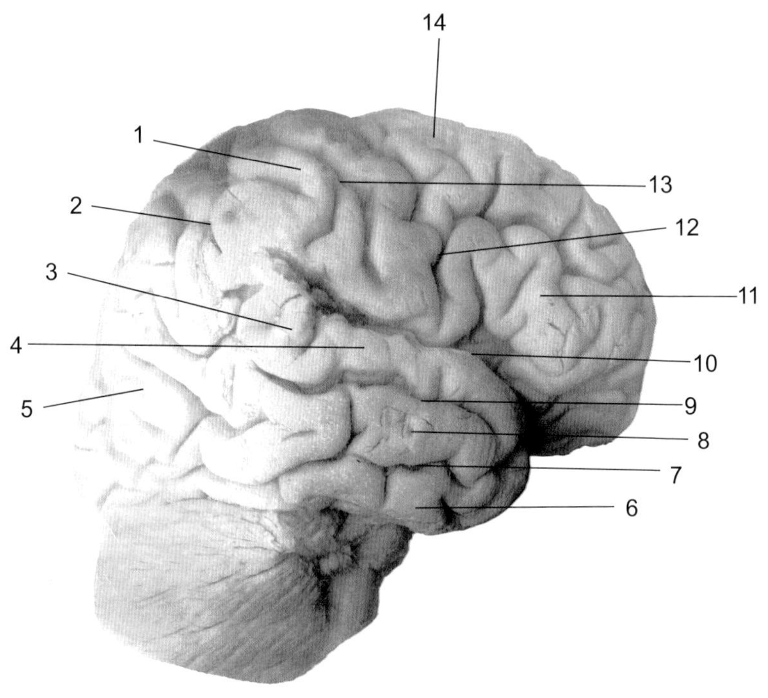

1 中央后回 postcentral gyrus 중심뒤이랑 中心後回
2 中央后沟 postcentral sulcus 중심뒤고랑 中心後溝
3 缘上回 supramarginal gyrus 모서리위이랑 縁上回
4 颞上回 superior temporal gyrus 위측두이랑 上側頭回
5 枕上小叶 superior occipital lobule 상후두소엽 上後頭小葉
6 颞下回 inferior temporal gyrus 아래측두이랑 下側頭回
7 颞下沟 inferior temporal sulcus 아래측두고랑 下側頭溝
8 颞中回 middle temporal gyrus 중간관자이랑 中側頭回
9 颞上沟 superior temporal sulcus 위측두고랑 上側頭溝
10 外侧沟 lateral sulcus 가쪽고랑 外側溝
11 额下回 inferior frontal gyrus 아래이마이랑 下前頭回
12 中央前沟 precentral sulcus 중심앞고랑 中心前溝
13 中央沟 central sulcus 중심고랑 中心溝
14 额上回 superior frontal gyrus 위이마고랑 上前頭回

266 大脑内侧观

The brain (medial aspect)

뇌의 내측표면

大脑内側面

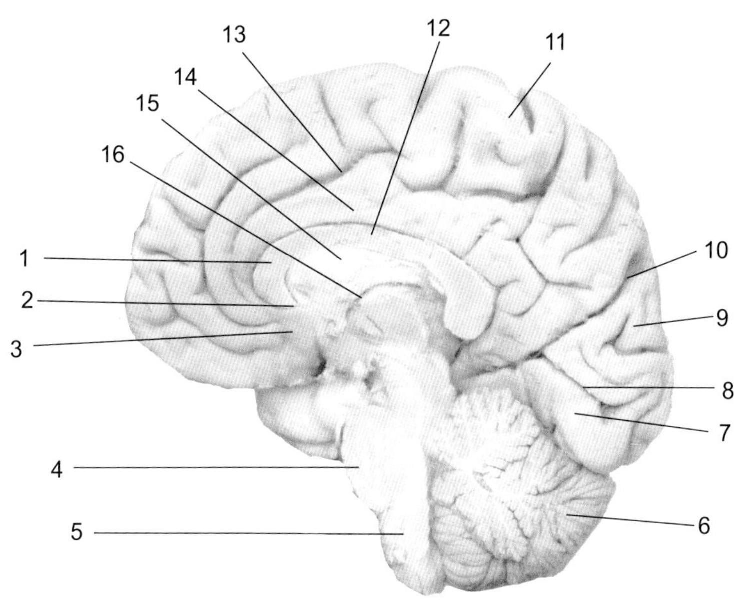

1 胼胝体膝 genu of corpus callosum 뇌량무릎 脳梁膝
2 胼胝体嘴 rostrum of corpus callosum 뇌량부리 脳梁吻
3 胼胝体下区 subcallosal area 뇌량하야 脳梁下野
4 脑桥 pons 다리뇌 脳橋
5 延髓 medulla oblongata 숨뇌 延髓
6 小脑 cerebellum 소뇌 小脳
7 舌回 lingual gyrus 혀이랑 舌回
8 距状沟 calcarine sulcus 새발톱고랑 距状溝
9 楔叶 cuneate lobe 쐐기소엽 楔状葉
10 顶枕沟 parietooccipital sulcus 마루뒤통수고랑 頭頂後頭溝
11 楔前叶 precuneus 쐐기앞소엽 前楔状葉
12 胼胝体干 trunk of corpus callosum 뇌량줄기 脳梁幹
13 扣带沟 cingulate sulcus 띠고랑 帯状溝
14 扣带回 cingulate gyrus 띠이랑 帯状回
15 透明隔 septum pellucidum 투명사이막 透明中隔
16 穹隆 fornix 뇌활 脳弓

267 脑干腹面观（1）

Ventral aspect of the brain stem（1）

뇌줄기의 배쪽면（1）

脳幹の腹側面（1）

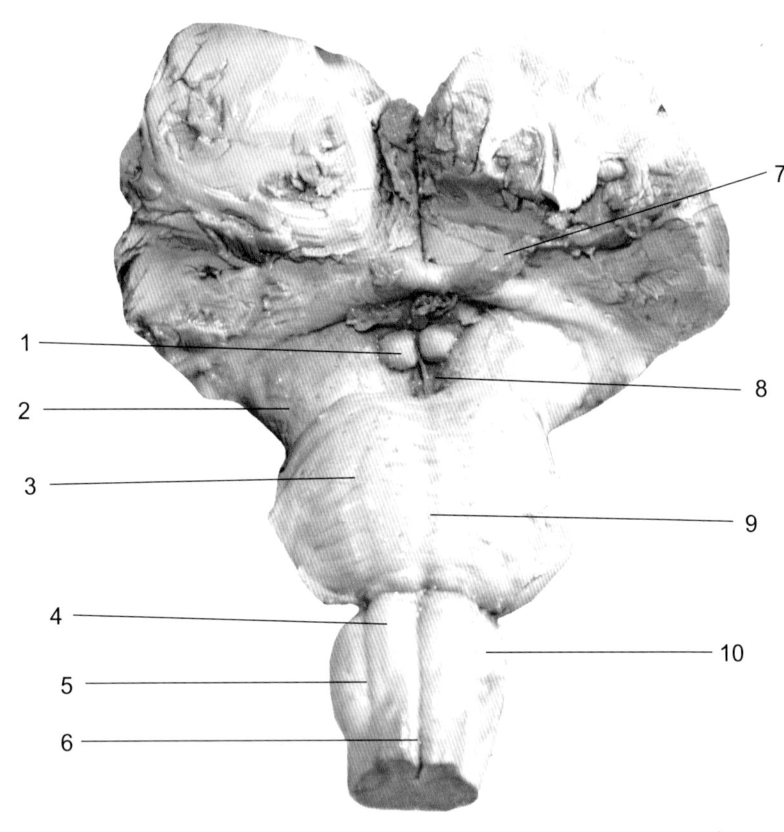

1 乳头体 mamillary body 유두체 乳頭体
2 大脑脚 cerebral peduncle 대뇌다리 大脳脚
3 脑桥 pons 다리뇌 脳橋
4 锥体 pyramid 모뿔 錐体
5 前外侧沟 anterolateral sulcus 앞가쪽고랑 前外側溝
6 前正中裂 anterior median fissure 앞정중틈새 前正中裂
7 视神经 optic nerve 시각신경 視神経
8 脚间窝 interpeduncular fossa 다리사이오목 脚間窩
9 基底沟 basilar sulcus 바닥고랑 基底溝
10 橄榄 olive 올리브 オリーブ

268 脑干背面观（1）

Dorsal aspect of the brain stem（1）

뇌줄기의 등면 (1)

脳幹の背側面（1）

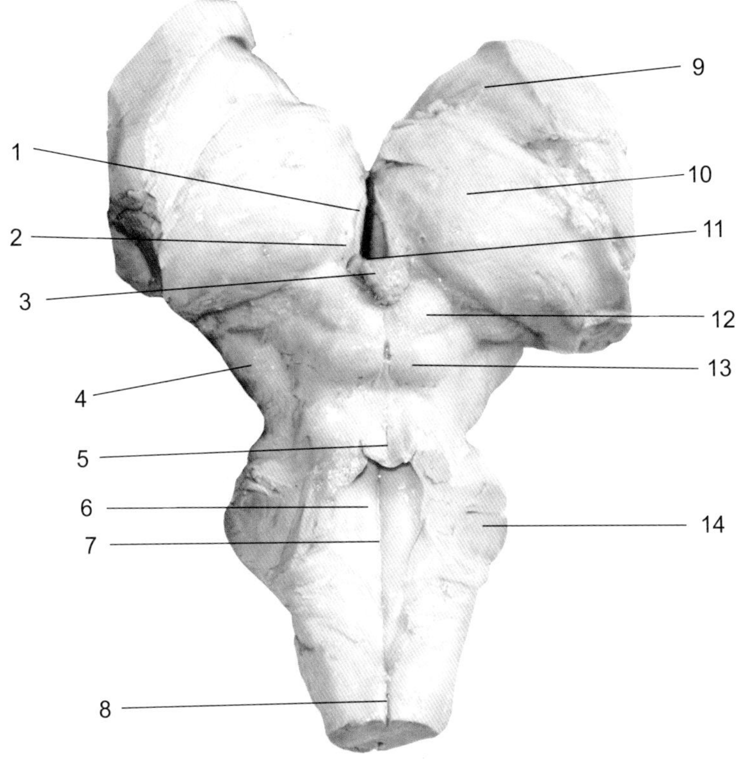

1 丘脑髓纹 stria medullaris thalami 피질수조 視床髓条
2 疆三角 habenular trigone 고삐삼각 手綱三角
3 松果体 pineal body 송과체 松果体
4 大脑脚 cerebral peduncle 대뇌다리 大脳脚
5 前髓帆 anterior medullary velum 전수범 前髄帆
6 内侧隆起 medial eminence 안쪽융기 内側隆起
7 正中沟 median sulcus 정중고랑 正中溝
8 后正中沟 posterior median sulcus 뒤정중고랑 後正中溝
9 尾状核体 body of caudate nucleus 꼬리핵몸통 尾状核体
10 背侧丘脑 dorsal thalamus 등쪽시상 背側視床
11 缰连合 habenular commissure 고삐교련 手綱交連
12 上丘 superior colliculus 위둔덕 上丘
13 下丘 inferior colliculus 아래둔덕 下丘
14 小脑脚 cerebellar peduncle 소뇌다리 小脳脚

269 脑干腹面观（2）

Ventral aspect of the brain stem（2）

뇌줄기의 배쪽면 (2)

脳幹の腹側面（2）

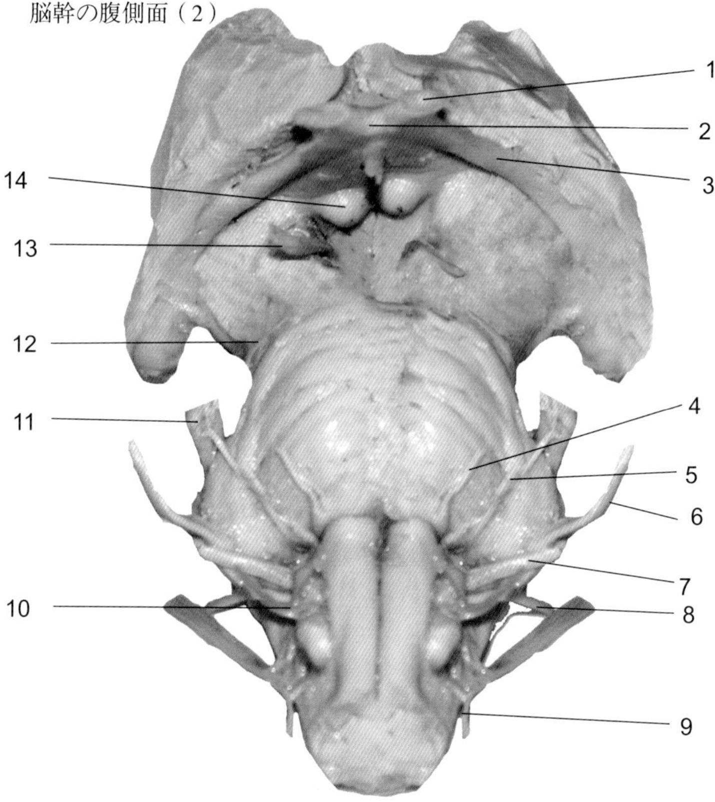

1 视神经 optic nerve 시각신경 視神経
2 视交叉 optic chiasma 시신경교차 視交叉
3 视束 optic tract 시각로 視索
4 展神经 abducent nerve 가돌림신경 外転神経
5 面神经 facial nerve 얼굴신경 顔面神経
6 前庭蜗神经 vestibulocochlear nerve 속귀신경 前庭蝸牛神経
7 舌咽神经 glossopharyngeal nerve 혀인두신경 舌咽神経
8 迷走神经 vagus nerve 미주신경 迷走神経
9 副神经 accessory nerve 부신경 副神経
10 舌下神经 hypoglossal nerve 혀밑신경 舌下神経
11 三叉神经 trigeminal nerve 삼차신경 三叉神経
12 滑车神经 trochlear nerve 도르래신경 滑車神経
13 动眼神经 oculomotor nerve 눈돌림신경 動眼神経
14 乳头体 mamillary body 유두체 乳頭体

270 脑干背面观（2）

Dorsal aspect of the brain stem（2）

뇌줄기의 등면 (2)

脳幹の背側面（2）

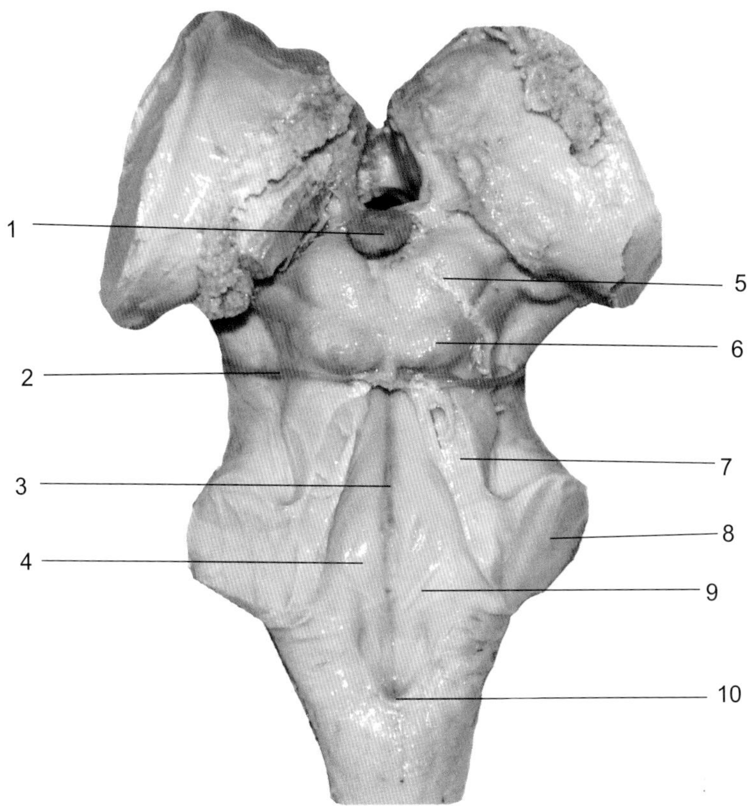

1 松果体 pineal body 솔방울샘 松果体
2 滑车神经 trochlear nerve 도르래신경 滑車神経
3 正中沟 median sulcus 정중고랑 正中溝
4 面神经丘 facial colliculus 얼굴신경둔덕 顔面神経丘
5 上丘 superior colliculus 위둔덕 上丘
6 下丘 inferior colliculus 아래둔덕 下丘
7 小脑上脚 superior cerebellar peduncle 위소뇌다리 上小脳脚
8 小脑中脚 middle cerebellar peduncle 중간소뇌다리 中小脳脚
9 髓纹 striae medullares 피질수조 髄条
10 闩 obex 빗장 かんぬき

271 小脑（上面观）

The cerebellum（superior aspect）

소뇌위표면

小脳上面

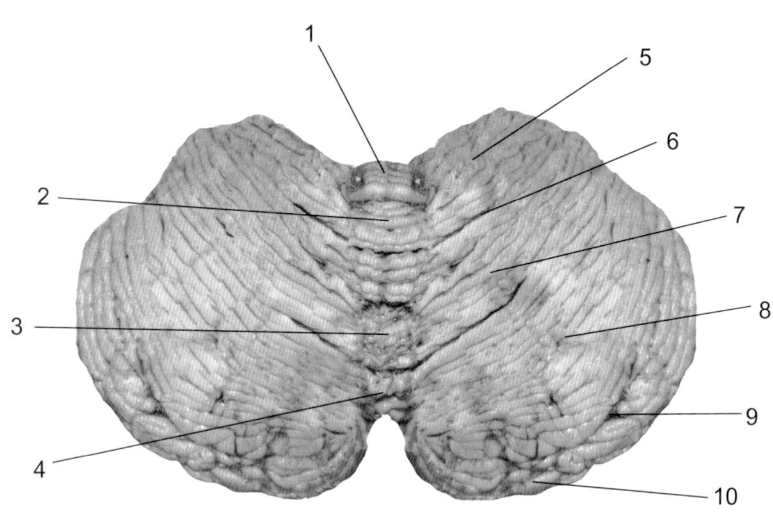

1 中央小叶 central lobule　중심소엽　中心小葉
2 山顶 culmen　꼭대기　山の頂上
3 山坡 declive　경사　山の斜面
4 蚓叶 folium of vermis　벌레잎새　虫部葉
5 方形小叶（前部）anterior quadrangular lobule　앞네모소엽　四角小葉（前部）
6 原裂 primary fissure　첫째틈새　一次裂
7 方形小叶（后部）posterior quadrangular lobule　뒤네모소엽　四角小葉（後部）
8 上半月小叶 superior semilunar lobule　위반달소엽　上半月小葉
9 水平裂 horizontal fissure　수평틈새　水平裂
10 下半月小裂 inferior semilunar lobule　아래반달소엽　下半月小裂

272 小脑（下面观）

the cerebellum (inferior aspect)

소뇌 (아래면)

小脳 (下面)

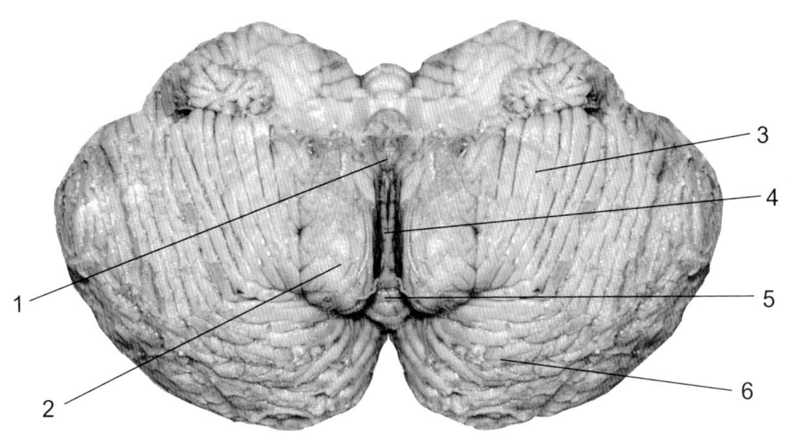

1 小结 nodule　작은결절　小結節
2 小脑扁桃体 tonsil of cerebellum　소뇌편도　小脳扁桃
3 二腹小叶 biventral lobule　볼록소엽　二腹小葉
4 蚓垂 uvula of vermis　소뇌벌레목젖　虫部垂
5 蚓锥体 pyramid of vermis　벌레피라밋　虫部錐体
6 下半月小叶 inferior semilunar lobule　아래반달소엽　下半月小葉

273 小脑（前面观）

The cerebellum (anterior aspect)

소뇌 (앞면)

小脳（前面）

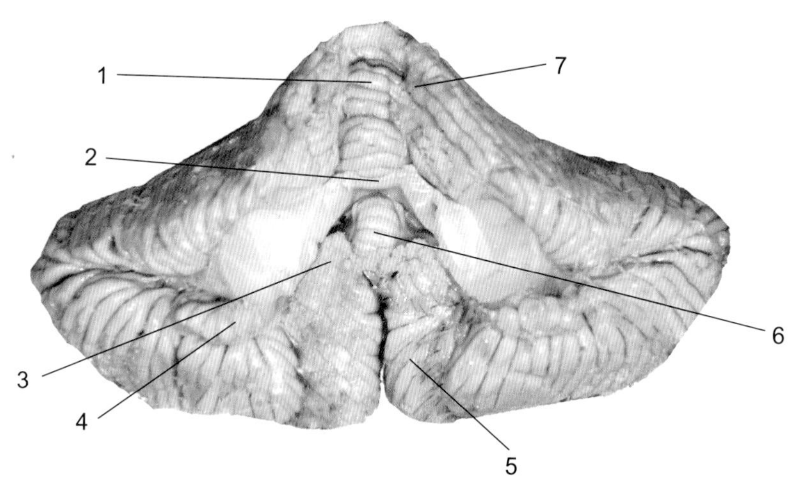

1 中央小叶 central lobule　중심소엽　中心小葉
2 前髓帆 anterior medullary velum　전수범　前髓帆
3 第四脑室脉络丛 choroid plexus of fourth ventricle
　넷째뇌실맥락얼기　第四脳室脈絡叢
4 绒球 flocculus　타래　片葉
5 小脑扁桃体 tonsil of cerebellum　소뇌편도　小脳扁桃
6 小结 nodule　작은결절　小結節
7 中央小叶翼 ala of central lobule　중심소엽날개　中心小葉翼

274 脑室

Ventricle

뇌실

腦室

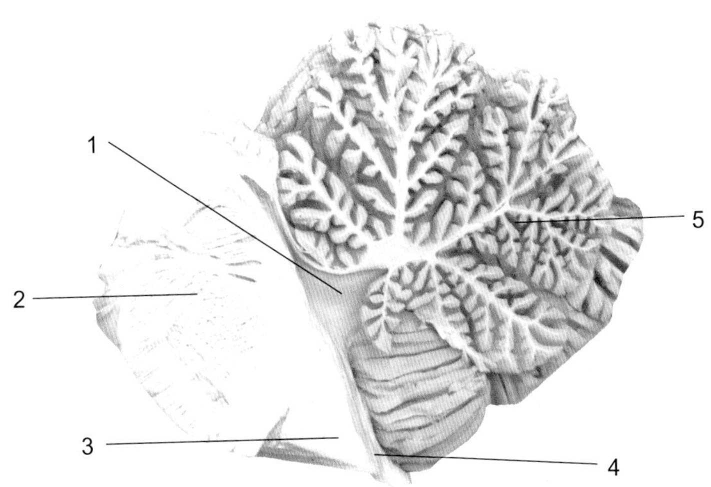

1 第四脑室 the fourth ventricle 제사뇌실 第四腦室
2 脑桥 pons 다리뇌 腦橋
3 延髓 medulla oblongata 숨뇌 延髓
4 中央管 the central canal 중심관 中心管
5 小脑 cerebellum 소뇌 小腦

275 小脑矢状面

Sagittal section of the cerebellum

소뇌

小脑矢狀面

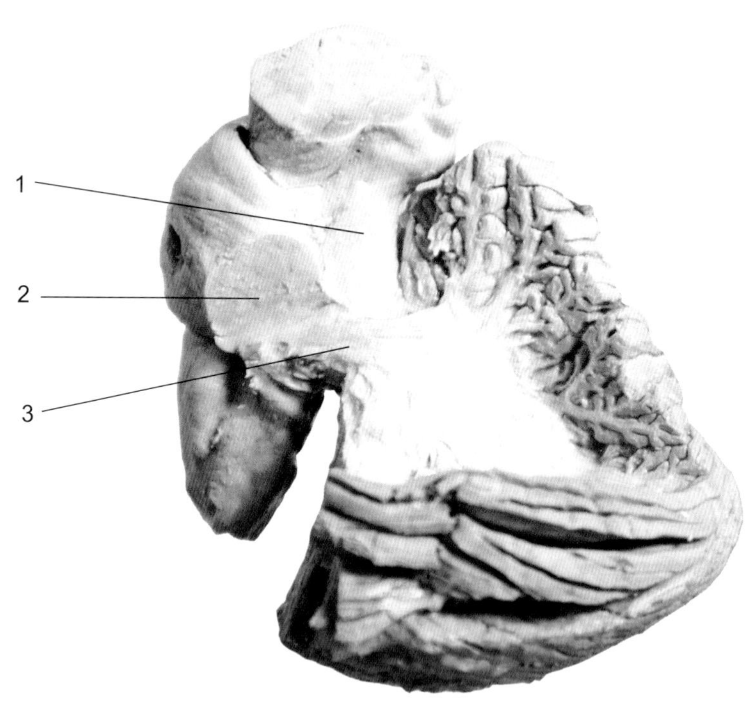

1 结合臂 brachium conjunctivum 소뇌완 結合腕

2 脑桥臂 brachium pontis 교완 脳橋腕

3 小脑下脚 inferior cerebellar peduncle 아래소뇌다리 下小脳脚

276 小脑水平切面

Horizontal section of the cerebellum

소뇌층단면

小脳水平断面

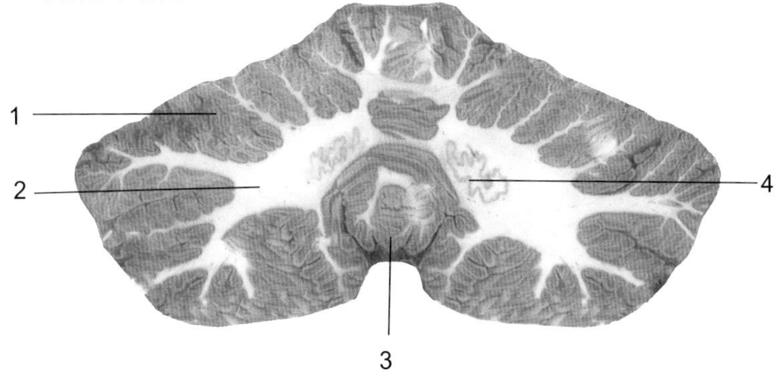

1 皮质 cortex 겉질 皮質
2 髓质 medulla 속질 髄質
3 蚓部 vermis 벌레 虫部
4 齿状核 dentate nucleus 치상 핵 歯状核

277 脑岛

The insula

섬

脳島

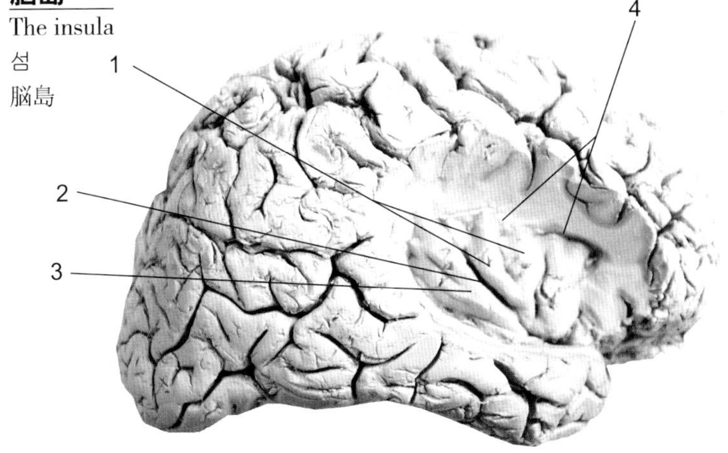

1 岛短回 short gyrus of insula 섬짧은이랑 島短回
2 岛中央沟 sulcus central insula 섬중심고랑 島中心溝
3 岛长回 long gyrus of insula 섬긴이랑 島長回
4 岛环状沟 sulcus circular insula 섬둘레고랑 島輪状溝

278 脑的冠状面

Coronal section of the brain

뇌의 관상면

脳の冠状面

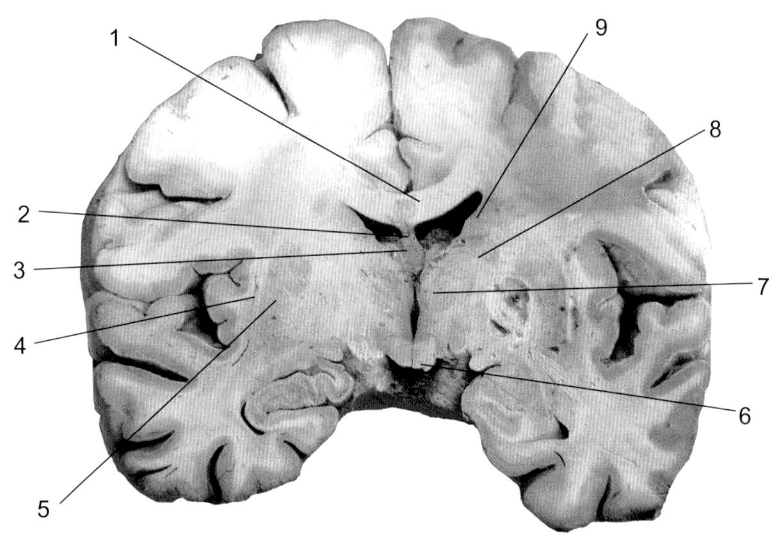

1 胼胝体 corpus callosum　뇌들보　脳梁
2 透明膈 septum pellucidum　투명사이막　透明中隔
3 穹隆 fornix　뇌활　脳弓
4 屏状核 claustrum　담장　前障
5 豆状核 lentiform nucleus　렌즈핵　レンズ核
6 乳头体 mamillary body　유두체　乳頭体
7 丘脑 thalamus　시상하부　視床
8 内囊 internal capsule　속섬유막　内嚢
9 尾状核 caudate nucleus　꼬리핵　尾状核

279 脑的水平切面

Horizontal section of the brain

뇌의 수평단면

脳の水平断面

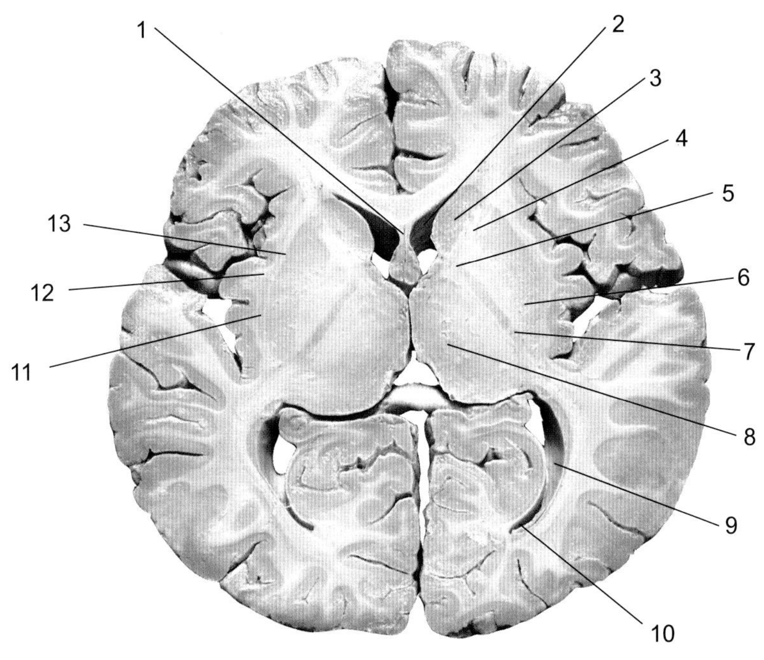

1 透明隔 septum pellucidum　투명사이막　透明中隔
2 前角 anterior horn　이마뿔　前角
3 尾状核头 head of caudate nucleus　꼬리핵머리　尾状核頭
4 内囊前肢 anterior limb of internal capsule　속섬유막앞다리　内嚢前脚
5 内囊膝 genu of internal capsule　속섬유막무릎　内嚢膝
6 壳 putamen　조가비핵　被殻
7 内囊后肢 posterior limb of internal capsule　속섬유막뒤다리　内嚢后脚
8 丘脑 thalamus　시상　視床
9 侧副三角 collateral trigone　곁고랑삼각　側副三角
10 后角 posterior horn　뒤뿔　後角
11 屏状核 claustrum　담장　前障
12 最外囊 capsule extrema　맨바깥섬유막　外包
13 外囊 external capsule　바깥섬유막　外包

280 锥体束

Pyramidal tract

피라미드로

錐体路

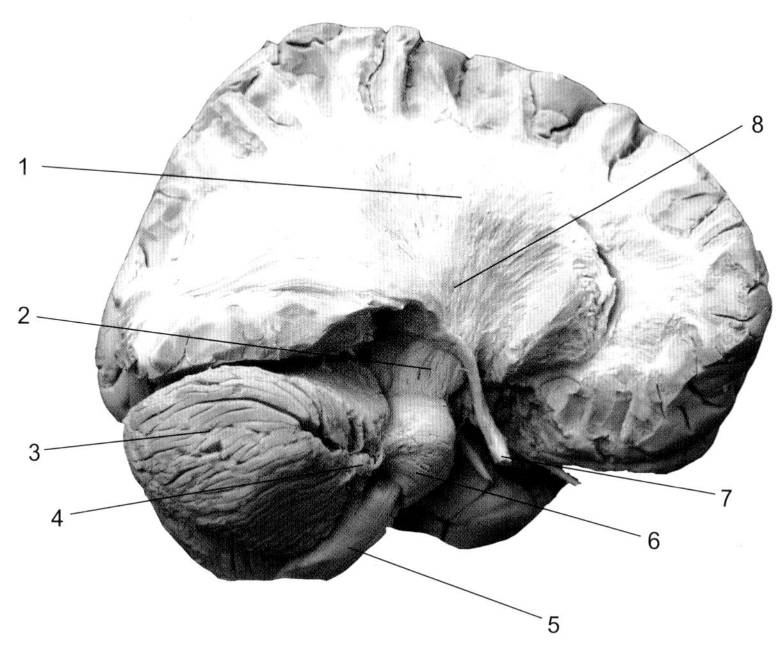

1 辐射冠 radiate crown 부챗살관 放線冠
2 锥体束 pyramidal tract 피라미드로 錐体路
3 小脑 cerebellum 소뇌 小脳
4 绒球 flocculus 타래 片葉
5 锥体 pyramid 피라미드 錐体
6 脑桥 pons 다리뇌 脳橋
7 视束 optic tract 시각로 視索
8 内囊 internal capsule 속섬유막 内嚢

281 侧脑室(上面观)

The lateral ventricles (superior aspect)

가쪽뇌실 (윗면)

側脳室 (上面)

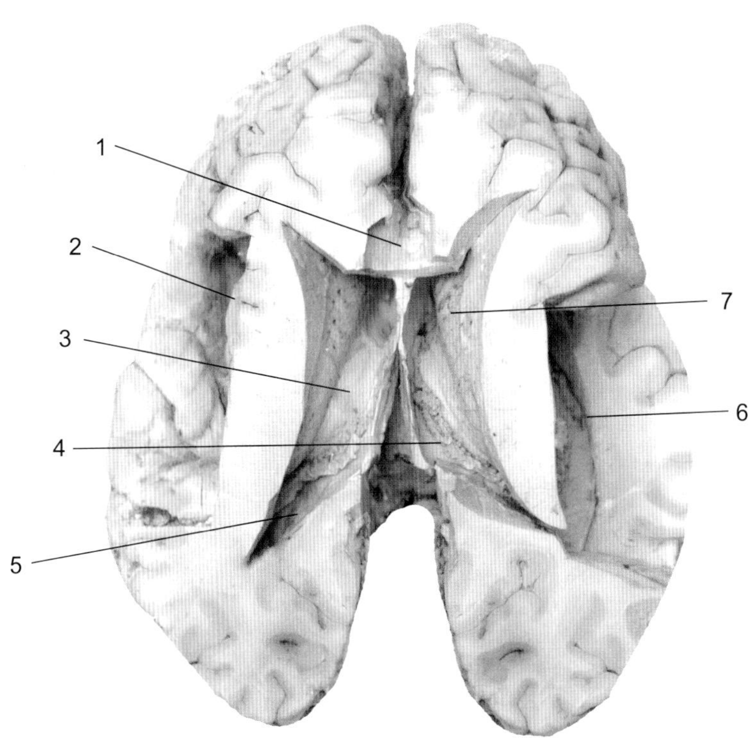

1 胼胝体 corpus callosum 뇌들보 脳梁
2 岛叶 insula 뇌섬엽 島葉
3 背侧丘脑 dorsal thalamus 등쪽시상 背側視床
4 侧脑室脉络丛 choroid plexus of the lateral ventricles 가쪽뇌실맥락얼기 側脳室脈絡叢
5 侧脑室后角 posterior horn of the lateral ventricles 가쪽뇌실후각 側脳室後角
6 侧脑室下角 inferior horn of the lateral ventricles 가쪽뇌실하각 側脳室下角
7 尾状核体 body of caudate nucleus 꼬리핵몸통 尾状核

282 脑室铸型

Ventricle cast

뇌실 틀

脳室鋳型

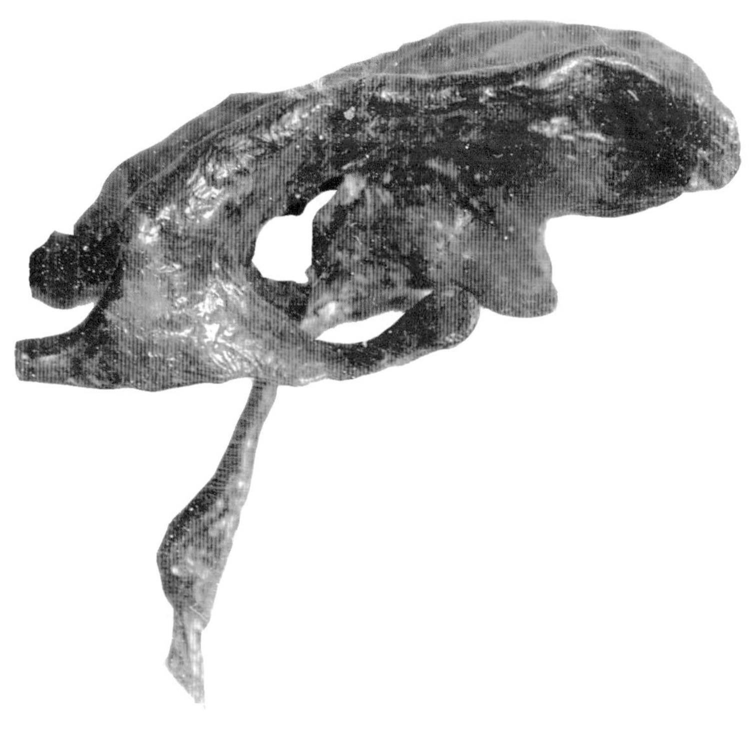

283 脑底动脉

Arteries at the base of the brain

뇌바닥동맥

脳底動脈

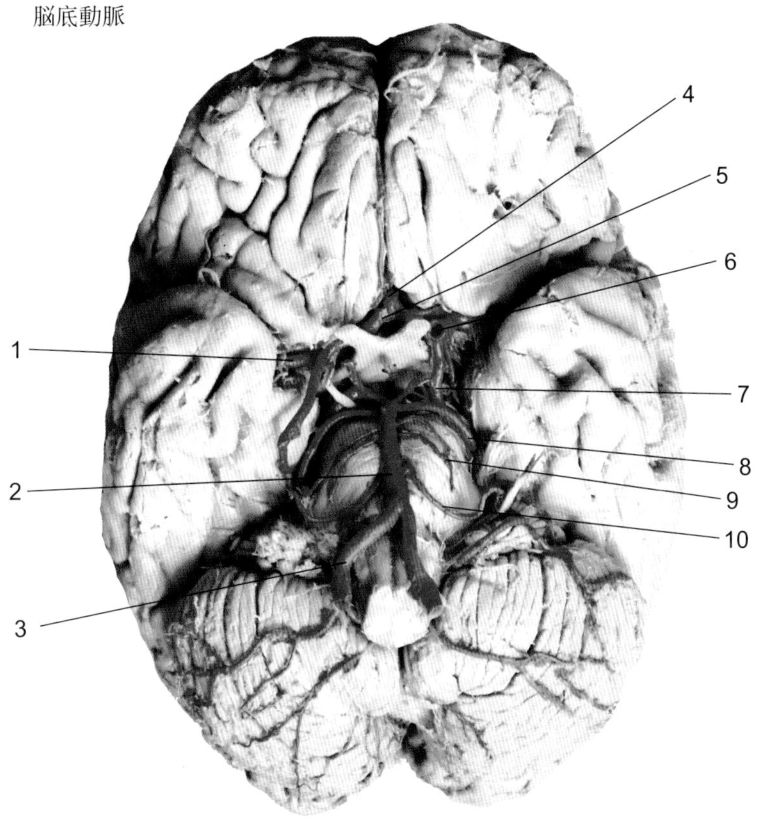

1 大脑中动脉 middle cerebral artery 중간대뇌동맥 中大脳動脈
2 基底动脉 basilar artery 뇌바닥동맥 基底動脈
3 椎动脉 vertebral artery 척추동맥 椎骨動脈
4 大脑前动脉 anterior cerebral artery 앞대뇌동맥 前大脳動脈
5 前交通动脉 anterior communicating artery
앞교통동맥 前交通動脈
6 颈内动脉 internal carotid artery 속목동맥 内頸動脈
7 后交通动脉 posterior communicating artery 뒤교통동맥 後交通動脈
8 大脑后动脉 posterior cerebral artery 뒤대뇌동맥 後大脳動脈
9 脑桥动脉 pontine artery 다리뇌동맥 脳橋動脈
10 小脑下前动脉 anterior inferior cerebellar artery
앞아래소뇌동맥 前下小脳動脈

284 大脑半球内侧面动脉

The arteries of the medial surface of the cerebral hemisphere

대뇌반구안쪽면동맥

大脑半球内側の動脈

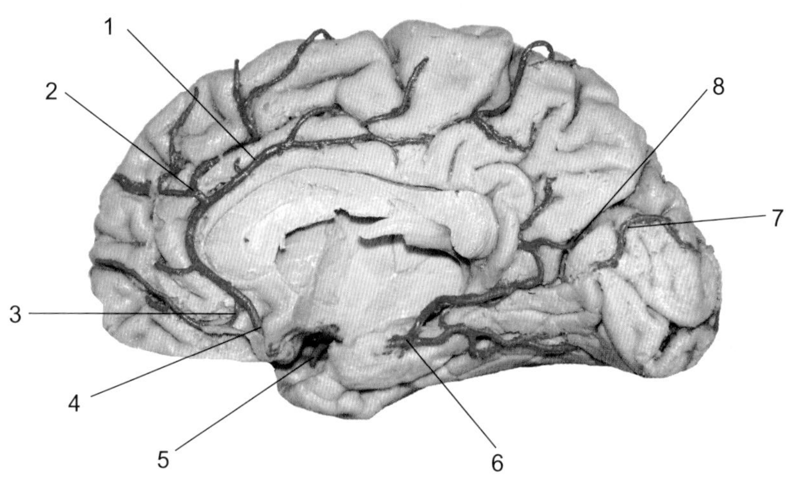

1 胼胝体周动脉 pericallosal artery
뇌들보주위동맥　脳梁周囲動脈

2 胼胝体缘动脉 callosomarginal artery
뇌들보주변동맥　脳梁縁動脈

3 额极动脉 frontopolar artery
이마극동맥　前頭極動脈

4 大脑前动脉 anterior cerebral artery
앞대뇌동맥　前大脳動脈

5 大脑中动脉 middle cerebral artery
중간대뇌동맥　中大脳動脈

6 大脑后动脉 posterior cerebral artery
뒤대뇌동맥　後大脳動脈

7 距状沟支 calcarine branch
새발톱고랑가지　距状溝枝

8 顶枕沟支 parietooccipital branch
마루뒤통수고랑가지　頭頂後頭溝支

285 大脑半球外侧面动脉

The arteries of the lateral surface of the cerebral hemisphere

대뇌반구바깥쪽동맥

大脳半球外側の動脈

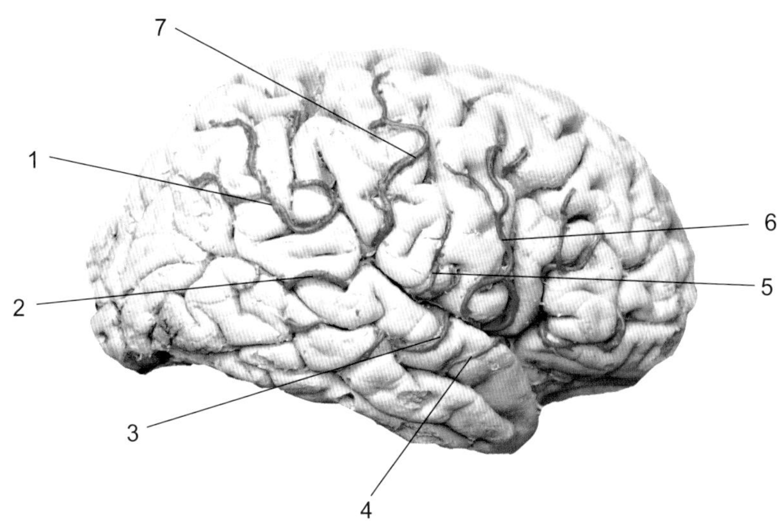

1 顶后动脉 posterior parietal artery
뒤마루엽동맥　後頭頂動脈

2 角回动脉 artery of angular gyrus
모이랑동맥　角回動脈

3 颞中间动脉 middle temporal artery
중간관자엽동맥　中側頭動脈

4 颞前动脉 anterior temporal artery
앞관자엽동맥　前側頭動脈

5 中央沟动脉 artery of central sulcus
중심고랑동맥　中心溝動脈

6 中央前沟动脉 artery of precentral sulcus
중심앞고랑동맥　中心前溝動脈

7 中央后沟动脉 artery of postcentral sulcus
중심뒤고랑동맥　中心後溝動脈

286 脑膜（1）

The meninges（1）

뇌막（1）

髓膜（1）

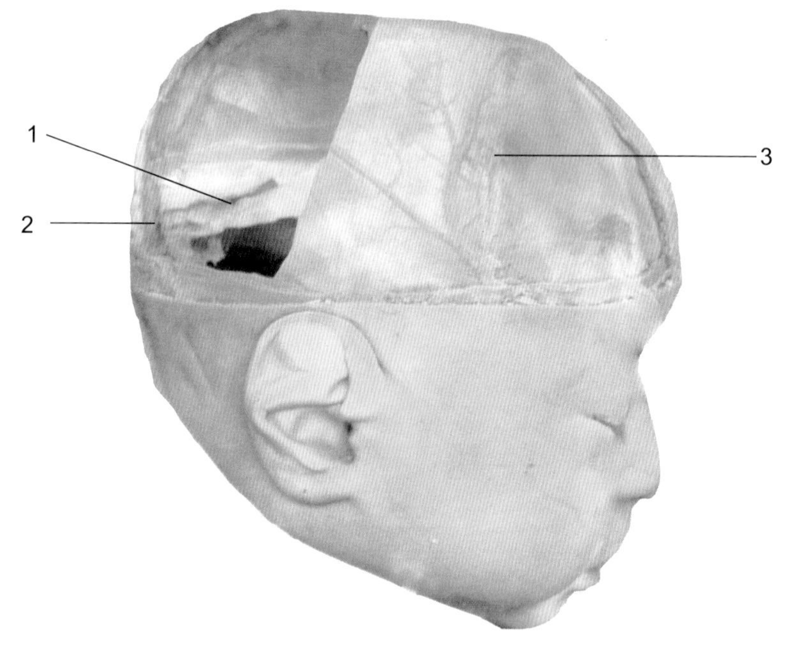

1 直窦 straight sinus
곧은정맥동굴　直静脈洞
2 窦汇 confluence of sinus
정맥동굴합류　洞合流部
3 硬脑膜 cerebral dura mater　뇌경막　硬髄膜

287 脑膜（2）

The meninges（2）

뇌막（2）

髓膜（2）

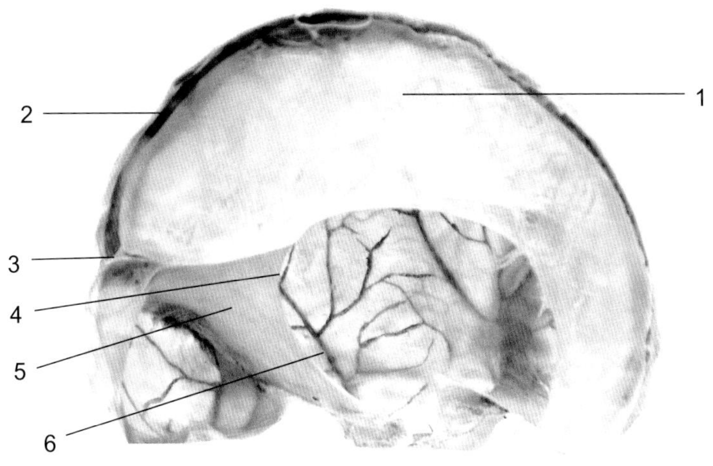

1 大脑镰 cerebral falx
대뇌낫　大脳鎌
2 上矢状窦 superior sagittal sinus
위시상정맥동굴　上矢状洞
3 窦汇 confluence of sinus
정맥동굴합류　洞合流部
4 幕切迹 tentorial incisure
천막패임　テント切痕
5 小脑幕 cerebellar tentorium
소뇌천막　小脳テント
6 脑膜中动脉 middle meningeal artery
중간뇌막동맥　中硬膜動脈

288 脑血管造影（前面观）

Anterior aspect of the cerebral angiography

뇌혈관영상 (앞면)

大脳脉管の造影（前面）

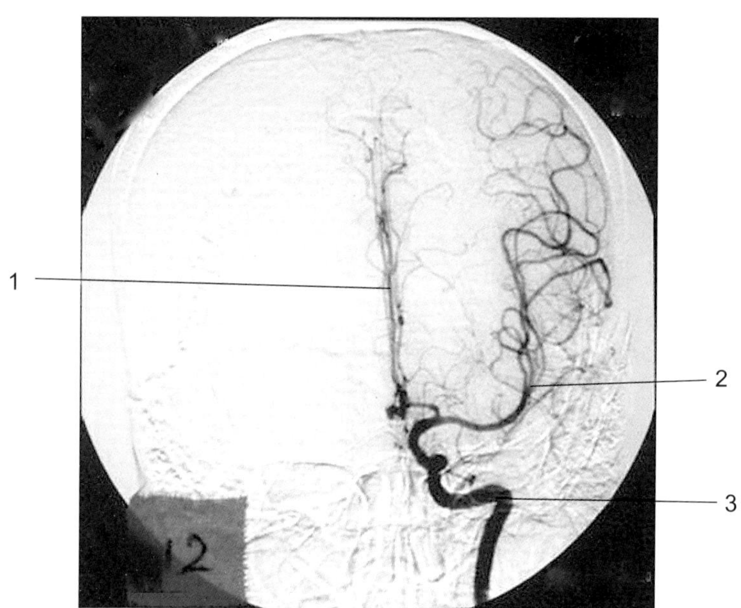

1 大脑前动脉 anterior cerebral artery
  앞대뇌동맥　前大脳動脈
2 大脑中动脉 middle cerebral artery
  중간대뇌동맥　中大脳動脈
3 颈内动脉 internal carotid artery
  속목동맥　内頸動脈

289 脑血管造影（侧面观）

Lateral aspect of the cerebral angiography

뇌혈관영상（측면）

大脑脉管の造影（側面）

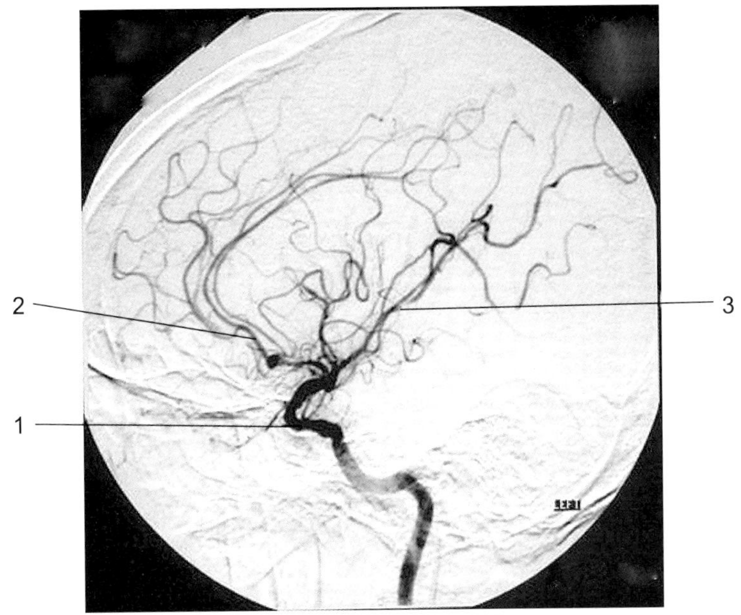

1 颈内动脉 internal carotid artery
속목동맥　内頸動脈
2 大脑前动脉 anterior cerebral artery
앞대뇌동맥　前大脳動脈
3 大脑中动脉 middle cerebral artery
중간대뇌동맥　中大脳動脈

290 深感觉精细触觉

Deep sensory (fine touch sensation)

깊은 감각과 세밀 감각

深部感覚と精細触覚

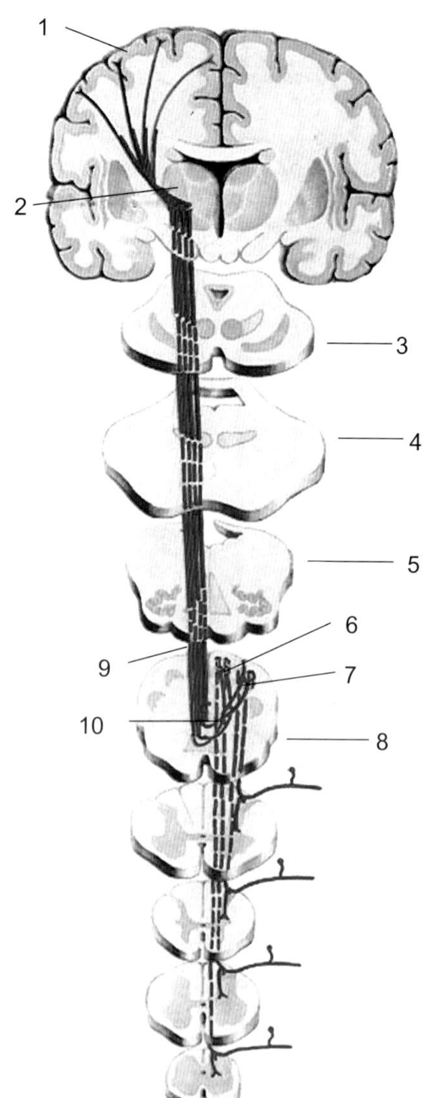

1 中央后回 postcentral gyrus
중심뒤이랑 中心後回

2 背侧丘脑 dorsal thalamus
등쪽시상 背側視床

3 中脑 midbrain 중간뇌 中脳

4 脑桥 pons 다리뇌 脳橋

5 延髓 medulla oblongata
숨뇌 延髄

6 薄束核 gracile nucleus
널판다발핵 薄束核

7 楔束核 cuneate nucleus
쐐기다발핵 楔状束核

8 延髓 medulla oblongata
숨뇌 延髄

9 内侧丘系 medial lemniscus
안쪽섬유띠 内側毛帯

10 内侧丘系交叉
decussation of medial lemniscus
안쪽섬유띠교차
内側毛帯交叉

291 痛温觉粗触觉

Pain and thermal sensation, rude tactile sensation

통각 온도각 촉각

痛覚 溫度覚 粗触覚

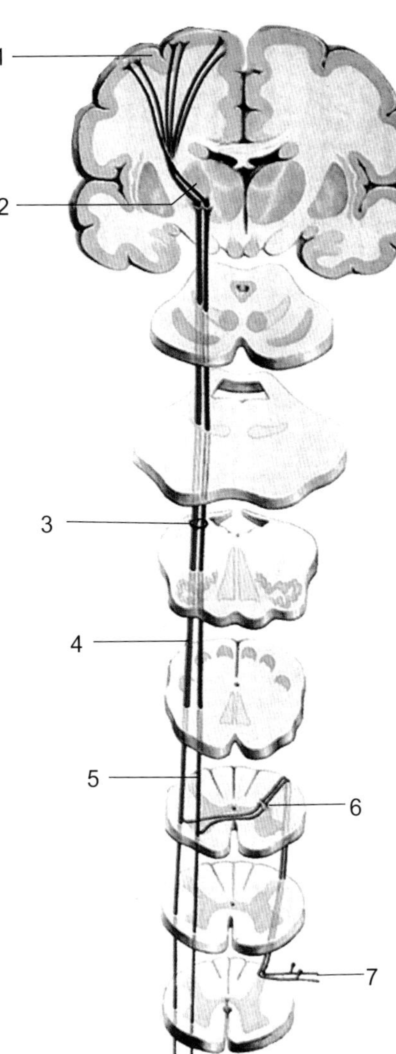

1 中央后回 postcentral gyrus
중심뒤이랑 中心後回

2 背侧丘脑 dorsal thalamus
등쪽시상 背側視床

3 脊髓丘脑束 spinothalamic tract
척수시상로 脊髓視床路

4 脊髓丘脑侧束
lateral spinothalamic tract
가쪽척수시상로
外側脊髓視床路

5 脊髓丘脑前束
anterior spinothalamic tract
앞척수시상로 前脊髓視床路

6 后角细胞 posterior horn cell
등쪽뿔세포 後角細胞

7 脊神经节 spinal ganglion
척수신경절 脊髓神経節

292 头面部浅感觉

Superficial sensory of the head and face

머리얼굴부위의 얕은 감각

顔面部の浅い感覚

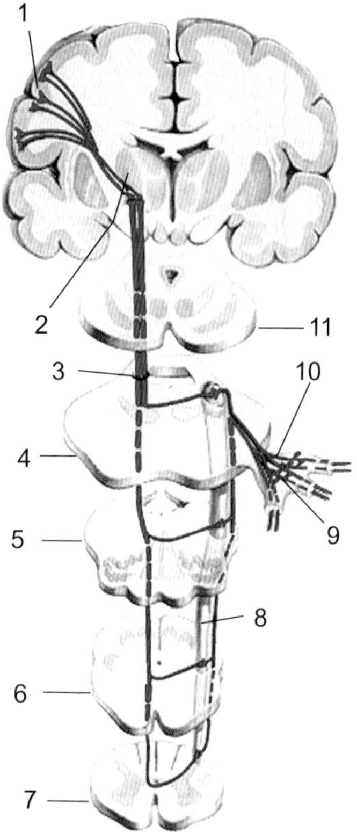

1 中央后回 postcentral gyrus
중심뒤이랑　中心後回

2 背侧丘脑 dorsal thalamus
등쪽시상　背側視床

3 三叉丘系 trigeminal lemniscus
삼차섬유띠　三叉神経毛帯

4 脑桥 pons　다리뇌　脳橋

5、6、7 延髓 medulla oblongata
숨뇌　延髄

8 三叉神经脊束核 spinal nucleus of trigeminal nerve
삼차신경척수핵　三叉神経脊髄路核

9、10 三叉神经节 trigeminal ganglion
삼차신경절　三叉神経節

11 中脑 midbrain　중간뇌　中脳

293 皮质脊髓束

Corticospinal tract
겉질척수로
皮質脊髓路

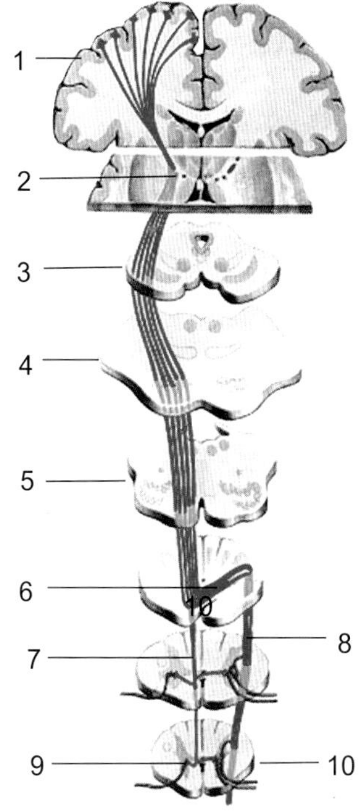

1 中央前回 precentral gyrus
중심앞이랑 中心前回
2 内囊 internal capsule
속섬유막 内囊
3 中脑 midbrain 중간뇌 中脳
4 脑桥 pons 다리뇌 脳橋
5 延髓 medulla oblongata
숨뇌 延髓
6 锥体交叉 decussation of pyramid
피라밋교차 錐体交叉
7 皮质脊髓前束 anterior corticospinal tract
앞겉질척수로 前皮質脊髓路
8 皮质脊髓侧束 lateral corticospinal tract
가쪽겉질척수 外側皮質脊髓路
9 前角 anterior horn 앞뿔 前角
10 脊髓 spinal cord 척수 脊髓

294 皮质核束

Corticonuclear tract

겉질핵로

皮質核路

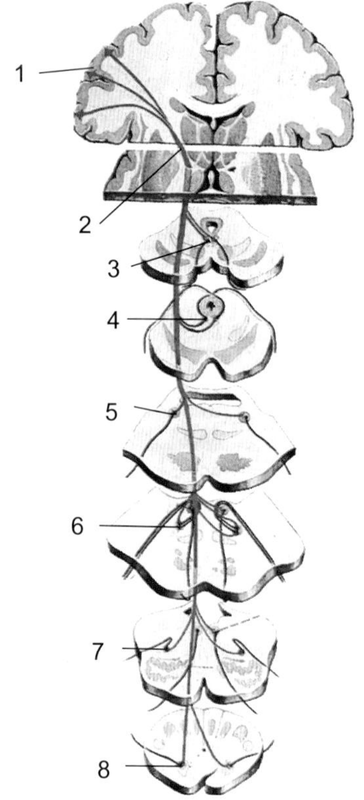

1 中央前回 precentral gyrus
중심앞이랑　中心前回

2 皮质核束 corticonuclear tract
겉질핵로　皮質核路

3 动眼神经核 oculomotor nucleus
눈돌림신경핵　動眼神経核

4 滑车神经核 trochlear nucleus
도르래신경핵　滑車神経核

5 三叉神经运动核 motor nucleus of trigeminal nerve
삼차신경 운동핵　三叉神経運動核

6 面神经核 facial nucleus
얼굴신경핵　顔面神経核

7 疑核 nucleus ambiguous　의문핵　疑核

8 副神经核 nucleus of accessory nerve
더부신경핵　副神経核

295 视觉传导通路

Visual pathway

시각전도로

視覚路

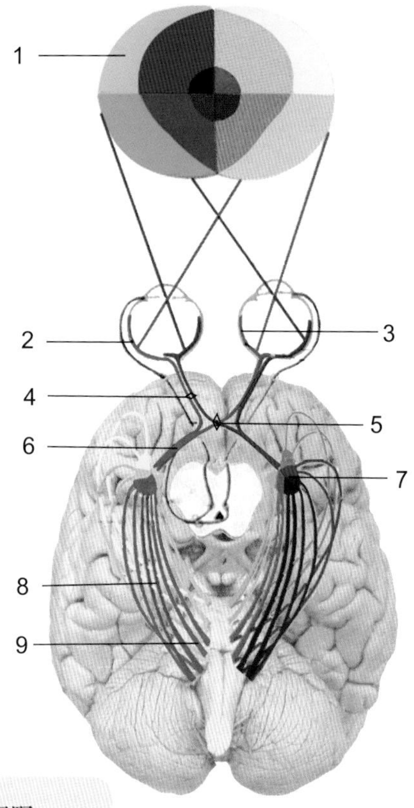

1 视野 field of view 시력 視野
2 颞侧视网膜 temporal retina
가쪽망막 側頭網膜
3 鼻侧视网膜 nasal retina
안쪽망막 鼻側網膜
4 视神经 optic nerve
시각신경 視神経
5 视交叉 optic chiasma
시신경교차 視神経交叉
6 视束 optic tract
시각로 視索
7 外侧膝状体 lateral geniculate body
외측무릎체 外側膝状体
8 视辐射 optic radiation
시각로부챗살 視放線
9 视觉中枢 visual center
시각중추 視覚中枢

296 核上瘫

Supranuclear paralysis

핵위마비

核上麻痺

核下瘫

Inpranuclear paralysis

핵아래마비

核下麻痺

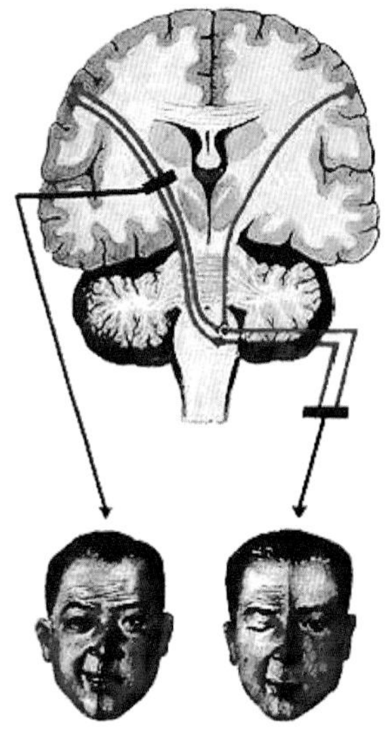

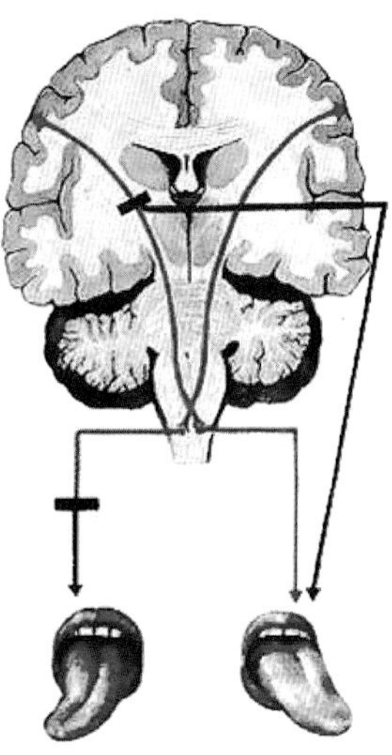

297 三叉神经

The trigeminal nerve

삼차신경

三叉神経

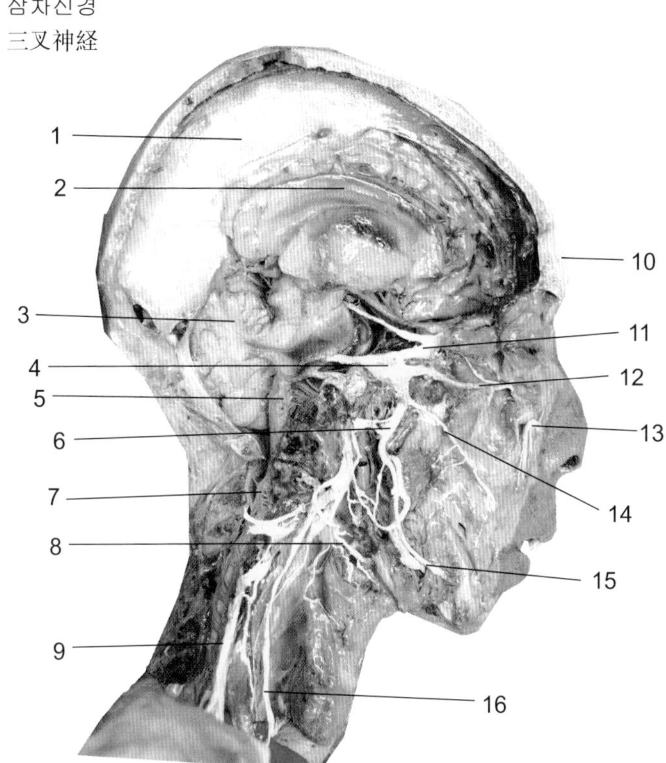

1 大脑镰 cerebral falx 대뇌낫 大脳鎌
2 胼胝体 corpus callosum 뇌들보 脳梁
3 小脑 cerebellum 소뇌 小脳
4 三叉神经节 trigeminal ganglion 삼차신경절 三叉神経節
5 脑干 brain stem 뇌줄기 脳幹
6 下颌神经 mandibular nerve 아래턱신경 下顎神経
7 脊髓 spinal cord 척수 脊髄
8 喉上神经 superior laryngeal nerve 위후두신경 上喉頭神経
9 臂丛 brachial plexus 팔신경얼기 腕神経叢
10 眶上神经 supraorbital nerve 눈확위신경 眼窩上神経
11 眼神经 opthalmic nerve 눈신경 眼神経
12 上颌神经 maxillary nerve 위턱신경 上顎神経
13 眶下神经 infraorbital nerve 눈확아래신경 眼窩下神経
14 颊神经 buccal nerve 볼신경 頬神経
15 下牙槽神经 inferior alveolar nerve 아래이틀신경 下歯槽神経
16 迷走神经 vagus nerve 미주신경 迷走神経

298 面神经（1）

The facial nerve（1）

얼굴신경（1）

顔面神経（1）

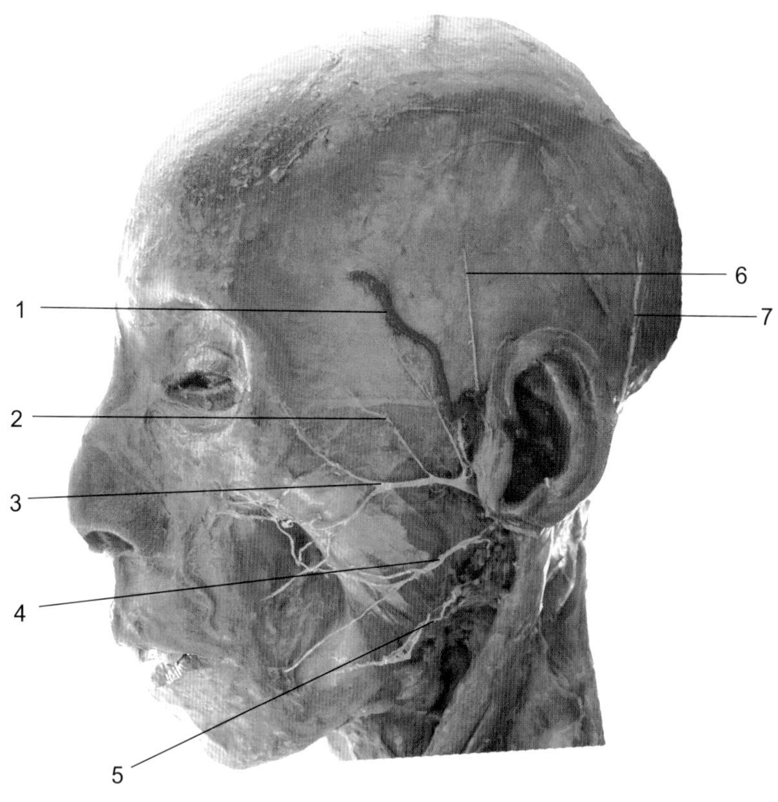

1 颞浅动脉 superficial temporal artery 옅은관자동맥 浅側頭動脈
2 颞支 temporal branches 관자가지 側頭枝
3 颧支 zygomatic branches 광대가지 頬骨枝
4 颊支 buccal branches 볼가지 頬枝
5 下颌缘支 marginal mandibular branch 턱모서리가지 下顎縁枝
6 耳颞神经 auriculotemporal nerve 귓바퀴관자신경 耳介側頭神経
7 枕神经 occipital nerve 뒤통수신경 後頭神経

299 面神经（2）

The facial nerve（2）

얼굴신경（2）

顔面神経（2）

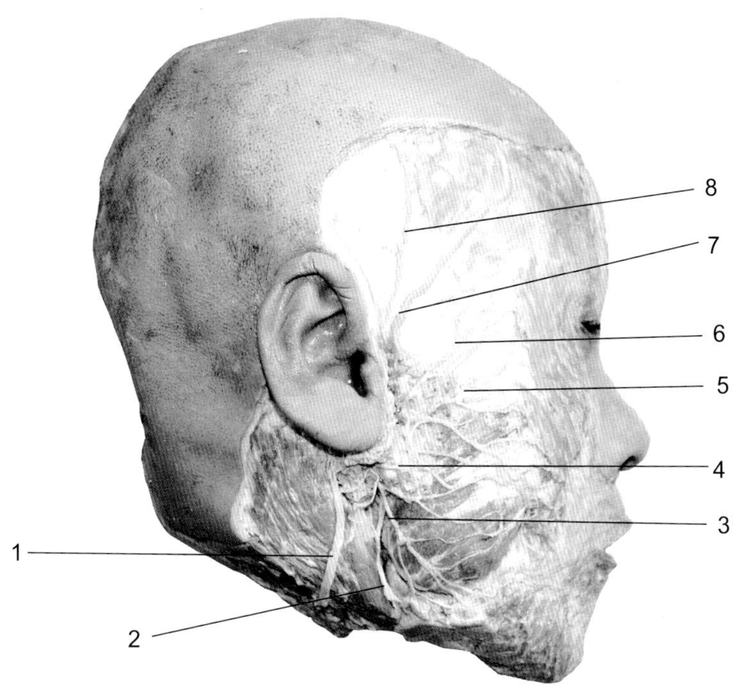

1 耳大神经 great auricular nerve 큰귓바퀴신경 大耳介神経
2 颈支 cervical branch 목가지 頸枝
3 下颌缘支 marginal mandibular branch 턱모서리가지 下顎縁枝
4 颊支 buccal branches 볼가지 頬枝
5 颧支 zygomatic branches 광대가지 頬骨枝
6 颞支 temporal branches 관자가지 側頭枝
7 耳颞动脉 auriculotemporal artery 이측두동맥 耳介側頭動脈
8 耳颞神经 auriculotemporal nerve 귓바퀴관자신경 耳介側頭神経

300 面神经（3）

The facial nerve（3）

얼굴신경（3）

顔面神経（3）

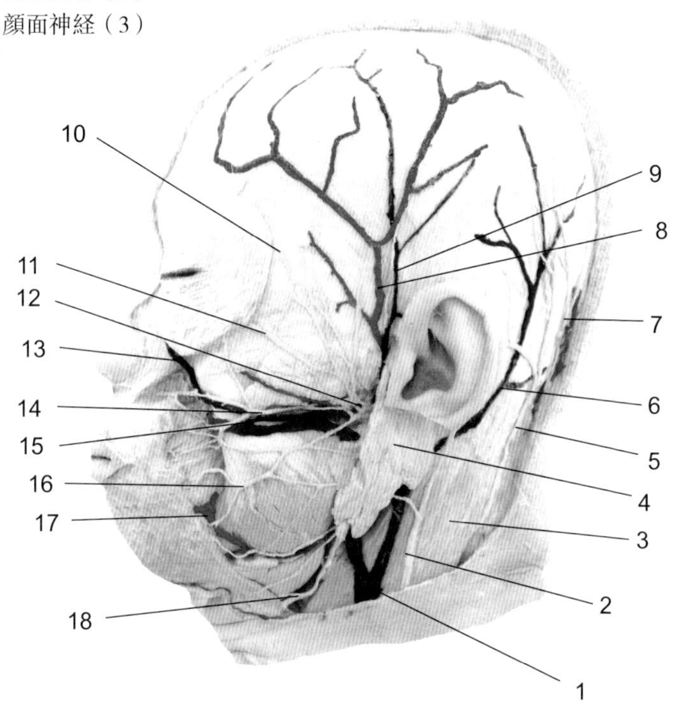

1 颈外静脉 external jugular vein 바깥목정맥 外頸静脈
2 耳大神经 great auricular nerve 큰귓바퀴신경 大耳介神経
3 胸锁乳突肌 sternocleidomastoid 목빗근 胸鎖乳突筋
4 腮腺 parotid gland 귀밑샘 耳下腺
5 枕小神经 lesser occipital nerve 작은뒤통수신경 小後頭神経
6 耳后静脉 posterior auricular vein 뒤귓바퀴정맥 後耳介静脈
7 枕大神经 greater occipital nerve 큰뒤통수신경 大後頭神経
8 颞浅动脉 superficial temporal artery 얕은관자동맥 浅側頭動脈
9 颞浅静脉 superficial temporal vein 얕은관자정맥 浅側頭静脈
10 颞支temporal branches 관자가지 側頭枝
11 颧支 zygomatic branches 광대가지 頬骨枝
12 面神经facial nerve 얼굴신경 顔面神経
13 内眦静脉 angular vein 눈구석정맥 眼角静脈
14 颊支buccal branches 볼가지 頬枝
15 上颌静脉 maxillary vein 위턱정맥 上顎静脈
16 下颌缘支 marginal mandibular branch 턱모서리가지 下顎縁枝
17 面动脉facial artery 얼굴정맥 顔面動脈
18 颈支cervical branch 목가지 頸枝

人体解剖标本 图谱

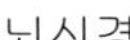

脑神经

Cranial nerves

뇌신경

腦神經

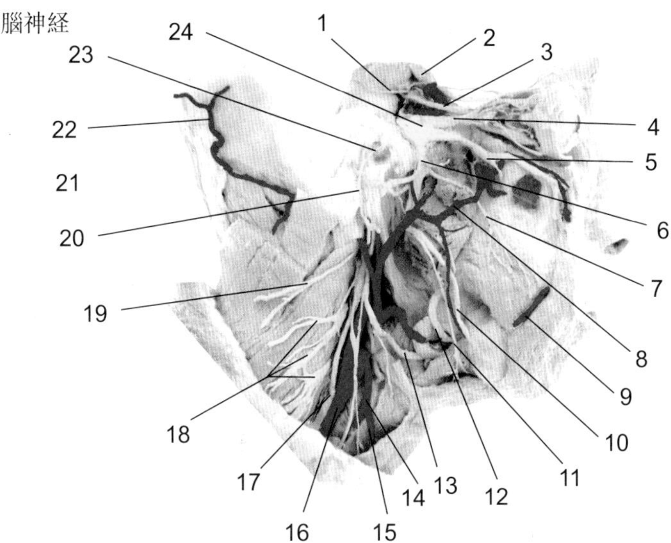

1 滑车神经 trochlear nerve 도르래신경 滑車神經
2 视神经 optic nerve 시각신경 視神經
3 动眼神经 oculomotor nerve 눈돌림신경 動眼神經
4 眼神经 ophthalmic nerve 눈신경 眼神經
5 上颌神经 maxillary nerve 위턱신경 上顎神經
6 下颌神经 mandibular nerve 아래턱신경 下顎神經
7 颊神经 buccal nerve 볼신경 頰神經
8 上颌动脉 maxillary artery 위턱동맥 上顎動脈
9 面动脉 facial artery 얼굴동맥 顏面動脈
10 下牙槽神经 inferior alveolar nerve 아래이틀신경 下歯槽神經
11 下颌舌骨肌神经 mylohyoid nerve 하악설골근신경 顎舌骨神經
12 舌神经 lingual nerve 혀신경 舌神經
13 舌咽神经 glossopharyngeal nerve 혀인두신경 舌咽神經
14 甲状腺上动脉 superior thyroid artery 위갑상동맥 上甲狀腺動脈
15 喉上动脉 superior laryngeal artery 위후두신경 上喉頭動脈
16 颈总动脉 common carotid artery 온목동맥 総頸動脈
17 迷走神经 vagus nerve 미주신경 迷走神經
18 颈丛 cervical plexus 목신경얼기 頸神經叢
19 副神经 accessory nerve 더부신경 副神經
20 面神经 facial nerve 얼굴신경 顏面神經
21 枕大神经 greater occipital nerve 큰뒤통수신경 大後頭神經
22 枕动脉 occipital artery 뒤통수동맥 後頭動脈
23 鼓索 chorda tympani 고실끈신경 鼓索
24 三叉神经节 trigeminal ganglion 삼차신경절 三叉神經節

302 脑神经深层

Deep layer of the cranial nerves

뇌신경

腦神経深層

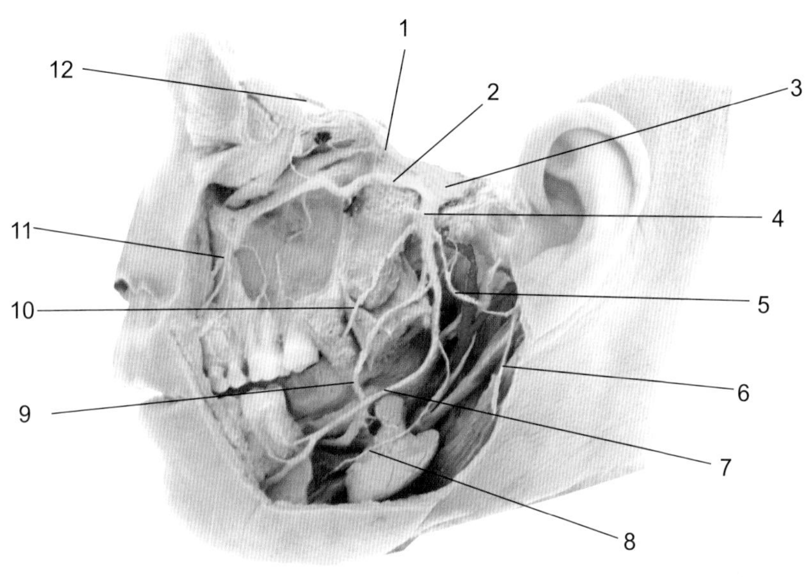

1 眼神经 ophthamic nerve 눈신경 眼神経
2 上颌神经 maxillary nerve 위턱신경 上顎神経
3 三叉神经节 trigeminal ganglion 삼차신경절 三叉神経節
4 下颌神经 mandibular nerve 아래턱신경 下顎神経
5 耳颞神经 auriculotemporal nerve 귓바퀴관자신경 耳介側頭神経
6 副神经 accessory nerve 더부신경 副神経
7 下牙槽神经 inferior alveolar nerve 아래이틀신경 下歯槽神経
8 下颌舌骨肌神经 mylohyoid nerve 하악설골근신경 顎舌骨神経
9 舌神经 lingual nerve 혀신경 舌神経
10 颊神经 buccal nerve 볼신경 頬神経
11 眶下神经 infraobital nerve 눈확아래신경 眼窩下神経
12 眶上神经 supraorbital nerve 눈확위신경 眼窩上神経

303 颈丛

Cervical plexus

목신경얼기

頸神経叢

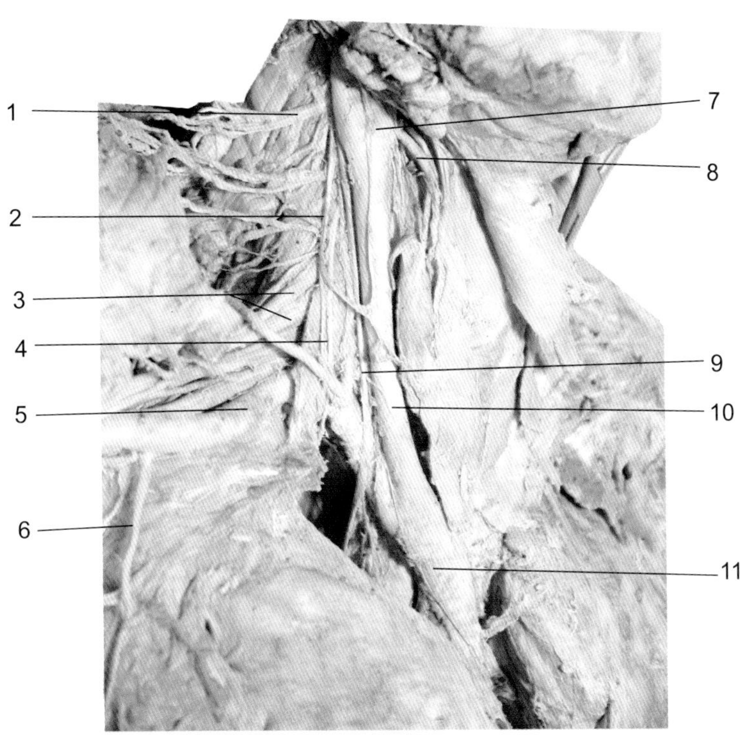

1 颈丛 cervical plexus 목신경얼기 頸神経叢
2 颈丛下根 the inferior root of cervical plexus 목신경얼기밑뿌리 頸神経叢下根
3 臂丛 brachial plexus 팔신경얼기 腕神経叢
4 膈神经 phrenic nerve 가로막신경 横膈神経
5 锁骨下动脉 subclavian artery 빗장밑동맥 鎖骨下動脈
6 胸外侧动脉 lateral thoracic artery 가쪽가슴동맥 外側胸動脈
7 颈外动脉 external carotid artery 바깥목동맥 外頸動脈
8 喉上动脉 superior laryngeal artery 위후두동맥 上喉頭動脈
9 迷走神经 vagus nerve 미주신경 迷走神経
10 颈总动脉 common carotid artery 온목동맥 総頸動脈
11 头臂干 brachiocephailc trunk 팔머리동맥 腕頭動脈幹

304 颈部深层神经

The nerves of the deep layer of the neck

목부위의 신경

颈部深層の神経

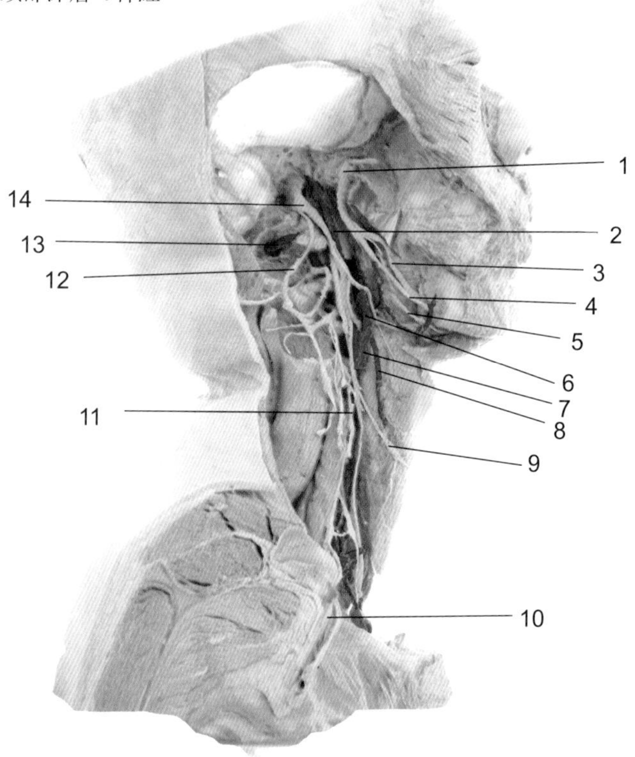

1 下颌神经 mandibular nerve 아래턱신경 下顎神経
2 颈内动脉 internal carotid artery 속목동맥 内頚動脈
3 舌神经 lingual nerve 혀신경 舌神経
4 下牙槽神经 inferior alveolar nerve 아래이틀신경 下歯槽神経
5 下颌舌骨肌神经 mylohyoid nerve 하악설골근신경 顎舌骨神経
6 颈外动脉 external carotid artery 바깥목동맥 外頚動脈
7 颈总动脉 common carotid artery 온목동맥 総頚動脈
8 甲状腺上动脉 superior thyroid artery 위갑상동맥 上甲状腺動脈
9 喉上神经外支 external branch of superior laryngeal nerve 바깥후두신경 上喉頭神経外枝
10 臂丛 brachial plexus 팔신경얼기 腕神経叢
11 颈丛 cervical plexus 목신경얼기 頸神経叢
12 副神经 aceessory nerve 더부신경 副神経
13 椎动脉 vertebral artery 척추동맥 椎骨動脈
14 迷走神经 vagus nerve 미주신경 迷走神経

305 臂丛

Brachial plexus

팔신경얼기

腕神経叢

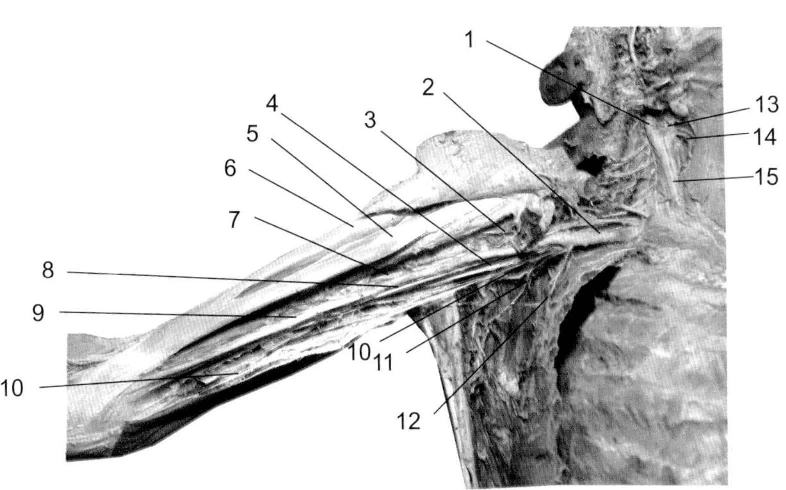

1 右颈内动脉 right internal carotid artery　오른쪽속목동맥　右内頸動脈
2 锁骨下动脉 subclavian artery　빗장밑동맥　鎖骨下動脈
3 肌皮神经 musculocutaneous nerve　겨드랑신경　筋皮神経
4 尺神经 ulnar nerve　자신경　尺骨神経
5 肱二头肌短头 short head of biceps brachii
위팔두갈래근짧은갈래　上腕二頭筋短頭
6 肱二头肌长头 long head of biceps brachii
위팔두갈래근긴갈래　上腕二頭筋長頭
7 桡神经 radial nerve　노신경　橈骨神経
8 正中神经 median nerve　정중신경　正中神経
9 肱动脉 brachial artery　위팔동맥　上腕動脈
10 前臂内侧皮神经 medial antebrachial cutaneous nerve
안쪽아래팔피부신경　前腕内側皮膚神経
11 胸长神经 long thoracic nerve　긴가슴신경　長胸神経
12 胸外侧动脉 lateral thoracic artery　가쪽가슴동맥　外側胸動脈
13 右颈外动脉 right external carotid artery　오른쪽바깥목동맥　右外頸動脈
14 喉上动脉 superior laryngeal artery　위후두동맥　上喉頭動脈
15 颈总动脉 common carotid artery　온목동맥　総頸動脈

306 颈部

The neck

목

頸部

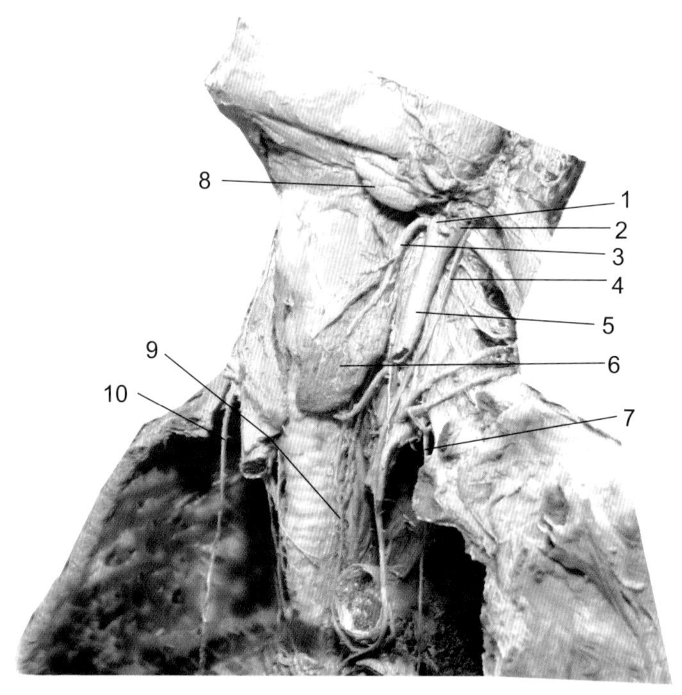

1 颈外动脉 external carotid artery　바깥목동맥　外頸動脈
2 颈内动脉 internal carotid artery　속목동맥　内頸動脈
3 喉上动脉 superior laryngeal artery　위후두동맥　上喉頭動脈
4 迷走神经 vagus nerve　미주신경　迷走神経
5 颈总动脉 common carotid artery　온목동맥　総頸動脈
6 甲状腺 thyroid gland　갑상샘　甲状腺
7 膈神经 phrenic nerve　가로막신경　横膈神経
8 下颌下腺 submandibular gland　턱밑샘　顎下腺
9 喉返神经 recurrent laryngeal nerve　되돌이후두신경　反回神経
10 膈神经 phrenic nerve　가로막신경　横膈神経

307 上肢神经（1）

The nerves of the upper limbs（1）

팔의신경（1）

上肢の神経（1）

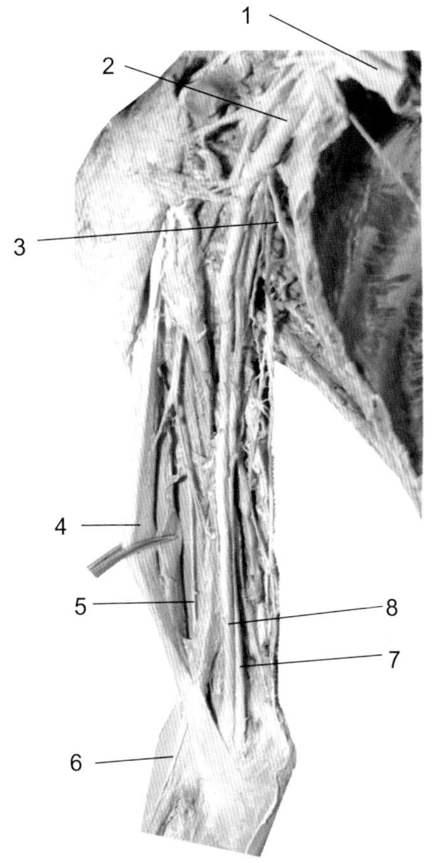

1 锁骨下动脉 subclavian artery 빗장밑동맥 鎖骨下動脈
2 腋动脉 axillary artery 겨드랑동맥 腋窩動脈
3 胸外侧动脉 lateral thoracic artery 가쪽가슴동맥 外側胸動脈
4 肱二头肌 biceps brachii 위팔두갈래근 上腕二頭筋
5 肌皮神经 musculocutaneous nerve 근육피부신경 筋皮神経
6 前臂外侧皮神经 lateral antebrachial cutaneous nerve
아래팔피부신경 前腕外側皮膚神経
7 正中神经 median nerve 정중신경 正中神経
8 肱动脉 brachial artery 위팔동맥 上腕動脈

308 上肢神经（2）

The nerves of the upper limbs（2）
팔의 신경（2）
上肢神経（2）

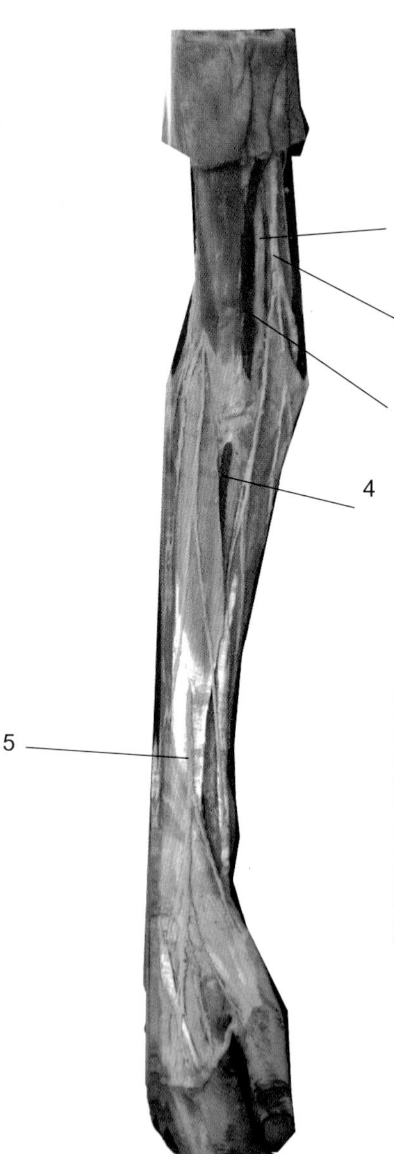

1 正中神经 median nerve
정중신경 正中神経
2 尺神经 ulnar nerve
자신경 尺骨神経
3 肱动脉 brachial artery
위팔동맥 上腕動脈
4 桡动脉 radial artery
요동맥 橈骨動脈
5 桡神经浅支
superficial branch of radial nerve
요신경 橈骨神経浅枝

309 手背神经

The nerves of the back of hand

손등의 신경

手背の神経

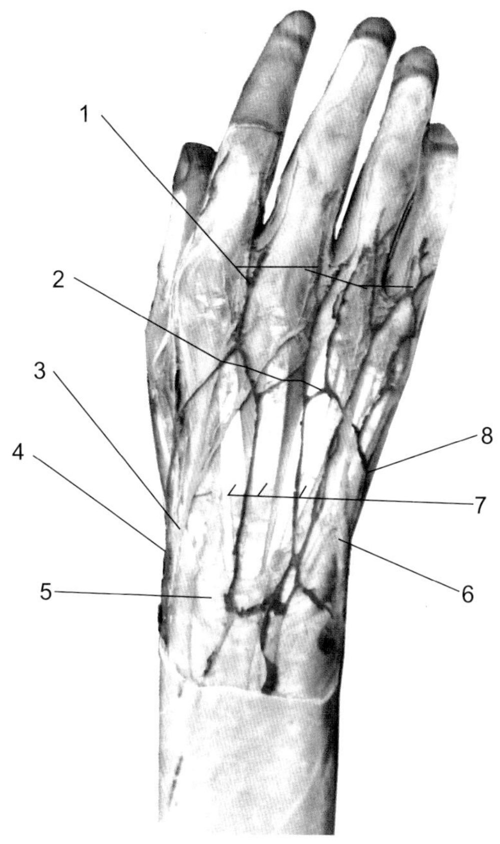

1 指背静脉网 dorsal venous rete of fingers 등쪽손가락정맥그물 背側指静脈網
2 手背静脉网 dorsal venous rete of hand 손등정맥그물 手背静脈網
3 桡神经浅支 superficial branch of radial nerve 노신경얕은가지 橈骨神経浅枝
4 头静脉 cephalic vein 팔머리정맥 頭静脈
5 伸肌支持带 extensor retinaculum 폄근지지띠 伸筋支帯
6 尺神经手背支 dorsal branch of ulnar nerve 자신경교통가지 尺骨神経手背枝
7 指伸肌腱 tendons of extensor digitorum 손가락폄근힘줄 指伸筋腱
8 贵要静脉 basilic vein 자쪽피부정맥 尺側皮静脈

310 手背神经

The nerves of the back of hand

손등의 신경

手背神経

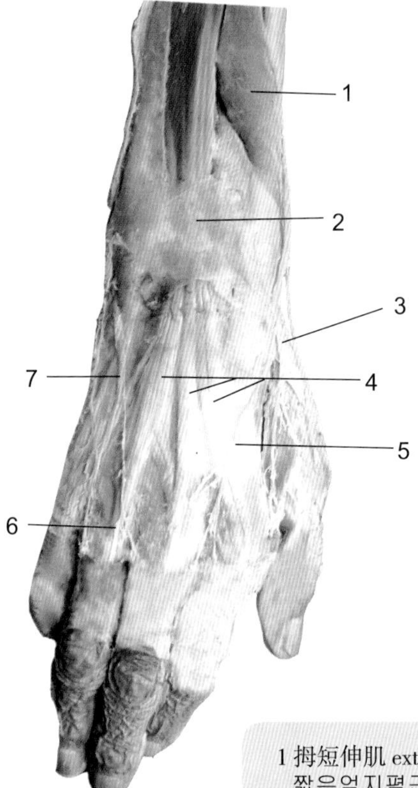

1 拇短伸肌 extensor pollicis brevis
짧은엄지폄근　短母指伸筋
2 伸肌支持带 extensor retinaculum
폄근지지띠　伸筋支帯
3 桡神经浅支 superficial branch of radial nerve
노신경얕은가지　橈骨神経浅枝
4 指伸肌腱 tendons of extensor digitorum
손가락폄근힘줄　指伸筋腱
5 指背神经 dorsal digital nerve
등쪽손가락신경　背側指神経
6 指背神经 dorsal digital nerve
등쪽손가락신경　背側指神経
7 尺神经手背支 dorsal branch of ulnar nerve
자신경손등가지　尺骨神経手背枝

311 手掌神经

Palm nerves
손바닥신경
手神経

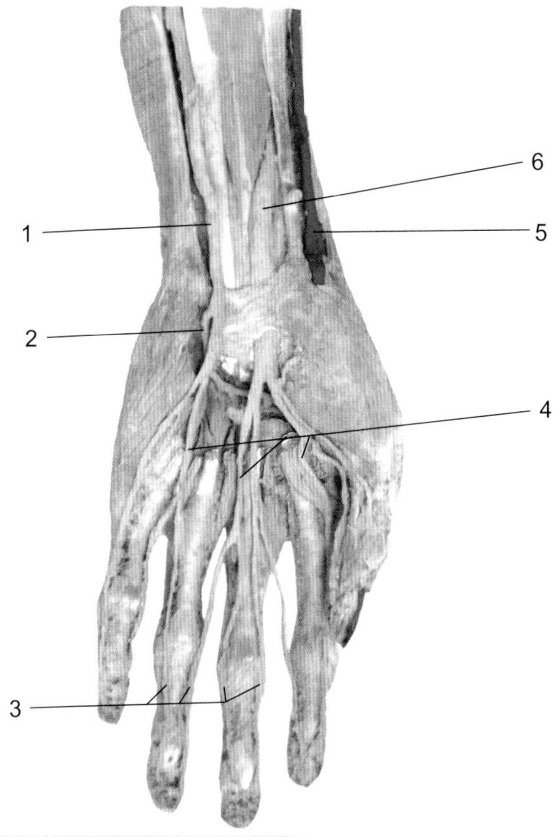

1 尺神经 ulnar nerve
자신경 尺骨神経
2 尺神经深支 deep branch of ulnar nerve
자신경깊은가지 尺骨神経深枝
3 指掌侧固有神经 proper palmar digital nerve
고유바닥쪽손가락신경 固有掌側指神経
4 指掌侧总神经 common palmar digital nerve
온바닥쪽손가락신경 総掌側指神経
5 桡动脉 radial artery
노동맥 橈骨動脈
6 正中神经 median nerve
정중신경 正中神経

312 胸部神经（1）

The nerves of the chest（1）

가슴（1）

胸部（1）

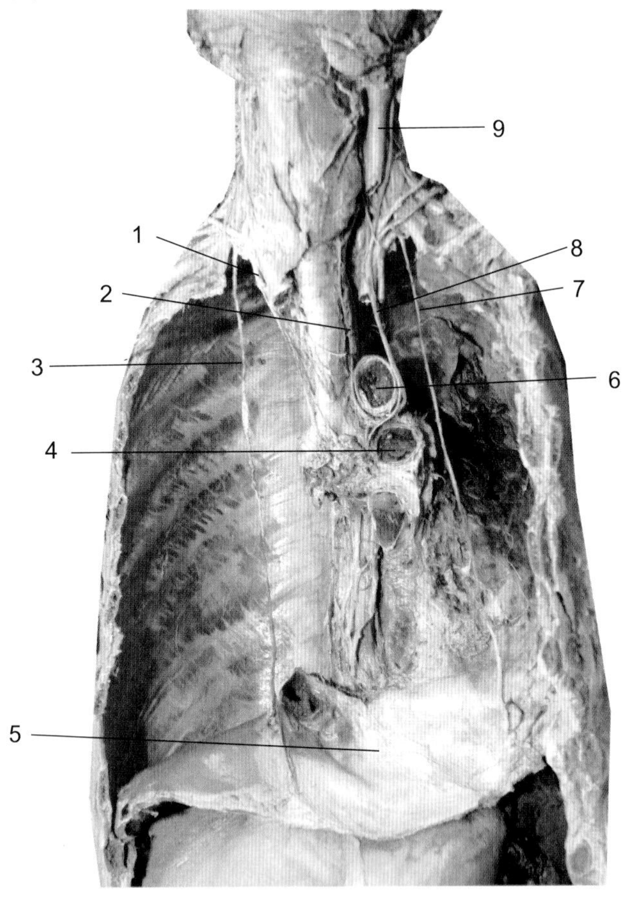

1 迷走神经 vagus nerve　미주신경　迷走神経
2 喉返神经 recurrent laryngeal nerve　되돌이후두신경　反回神経
3 膈神经 phrenic nerve　가로막신경　横隔神経
4 肺动脉 pulmonary artery　허파동맥　肺動脈
5 膈肌 diaphragm　가로막　横隔膜
6 主动脉 aorta　가슴대동맥　胸部大動脈
7 膈神经 phrenic nerve　가로막신경　横隔神経
8 迷走神经 vagus nerve　미주신경　迷走神経
9 颈总动脉 common carotid artery　온목동맥　総頸動脈

313 胸部神经（2）

The nerves of the chest（2）

가슴의 국소해부（2）

胸部の神経（2）

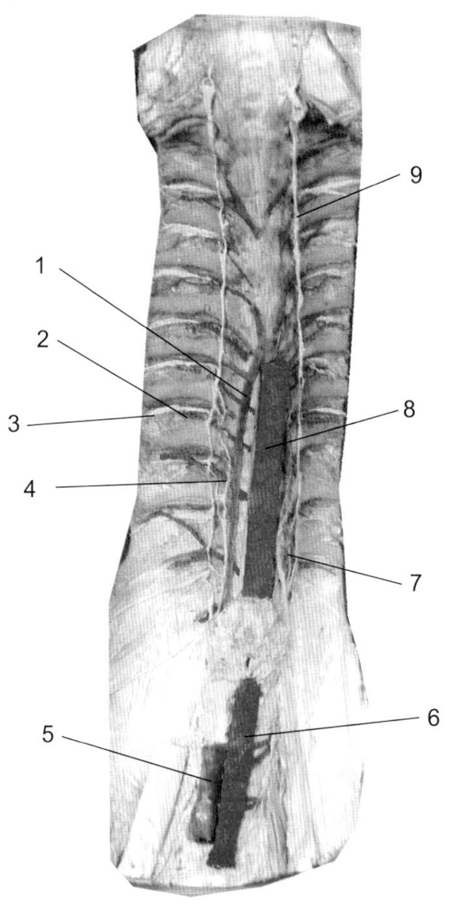

1 奇静脉 azygous vein　홀정맥　奇静脈
2 肋间后动脉 intercostal artery　뒤갈비사이동맥　後肋間動脈
3 肋间神经 intercostal nerve　갈비사이신경　肋間神経
4 内脏大神经 greater splanchnic nerve　큰내장신경　大内臓神経
5 下腔静脉 inferior vena cava　아래대정맥　下大静脈
6 腹主动脉 abdominal aorta　배대동맥　腹大動脈
7 内脏小神经 lesser splanchnic nerve　작은내장신경　小内臓神経
8 胸主动脉 thoracic aorta　가슴대동맥　胸部大動脈
9 交感干 sympathetic trunk　교감신경줄기　交感神経幹

314 右侧纵隔

Right mediastinum

세로칸(오른쪽)

縦隔（右側）

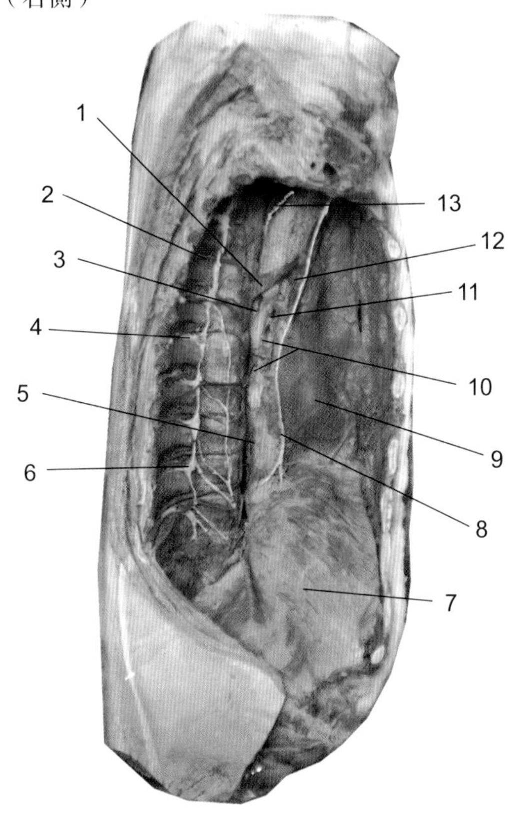

1 奇静脉弓 arch of azygos vein 홀정맥활 奇静脈弓
2 肋间后动脉 posterior intercostal artery 뒤갈비사이동맥 後肋間動脈
3 右主支气管 right principal bronchus 오른기관지 右主気管支
4 肋间神经 intercostal nerve 갈비사이신경 肋間神経
5 食管 esophagus 식도 食道
6 交感干 sympathetic trunk 교감신경줄기 交感神経幹
7 膈 diaphragm 가로막 横隔膜
8 膈神经 phrenic nerve 가로막신경 横隔神経
9 心包 pericardium 심장막 心膜
10 右肺静脉 right pulmonary vein 오른허파정맥 右肺静脈
11 右肺动脉 right pulmonary artery 오른허파동맥 右肺動脈
12 上腔静脉 superior vena cava 위대정맥 上大静脈
13 迷走神经 vagus nerve 미주신경 迷走神経

315 左侧纵隔

Left mediastinum

세로칸(왼쪽)

縦隔（左側）

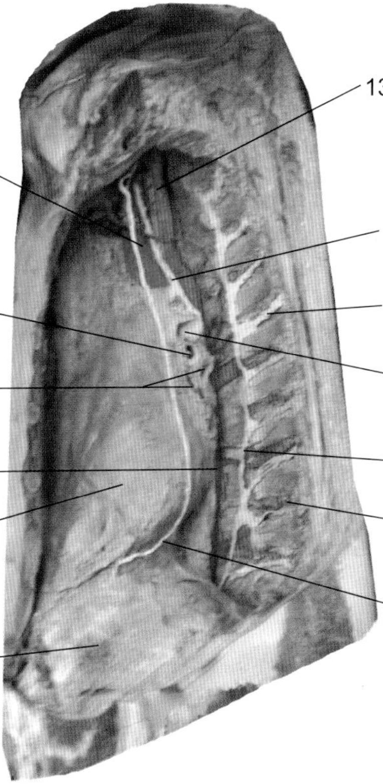

1 颈总动脉 common carotid artery　온목동맥　総頸動脈
2 左主支气管 left principal bronchus　왼기관지　左主気管支
3 左肺静脉 left pulmonary vein　왼허파정맥　左肺静脈
4 胸主动脉 thoracic aorta　가슴대동맥　胸部大動脈
5 心包 pericardium　심장막　心膜
6 膈 diaphragm　가로막　横隔膜
7 膈神经 phrenic nerve　가로막신경　横隔神経
8 肋间后动脉 posterior intercostal artery　뒤갈비사이동맥　後肋間動脈
9 交感干 sympathetic trunk　교감신경줄기　交感神経幹
10 左肺动脉 left pulmonary artery　왼허파동맥　左肺動脈
11 肋间神经 intercostal nerve　갈비사이신경　肋間神経
12 迷走神经 vagus nerve　미주신경　迷走神経
13 锁骨下动脉 subclavian artery　빗장밑동맥　鎖骨下動脈

316 阴部内神经

Internal pudendal nerves
내음부신경
内陰部神経

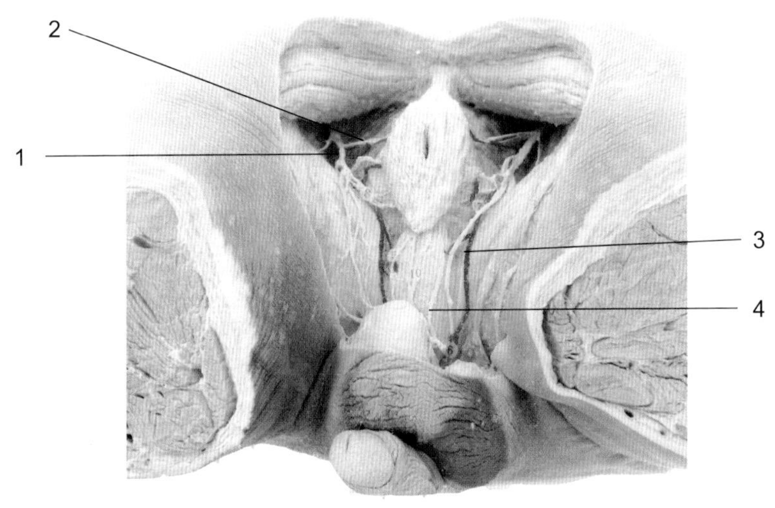

1 阴部神经 pudendal nerve　음부신경　陰部神経
2 肛神经 anal nerve　항문신경　肛門神経
3 会阴动脉 perineal artery　샅동맥　会陰動脈
4 阴囊后神经 nervi scrotales posteriores　뒤음낭신경　後陰嚢神経

317 大腿前内侧区

The anteromedial region of the thigh

앞넓적다리 안쪽

大腿の前内側部

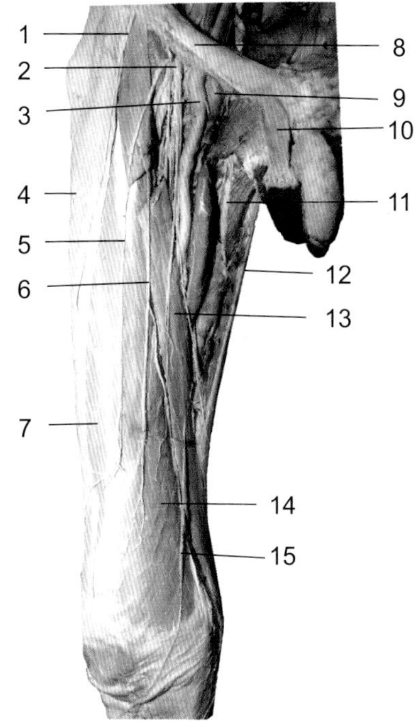

1 股外侧皮神经
lateral femoral cutaneous nerve
가쪽넓다리피부신경
外側大腿皮神経

2 股神经 femoral nerve
넙다리신경　大腿神経

3 股动脉 femoral artery
넙다리동맥　大腿動脈

4 髂胫束 iliotibial tract
엉덩정강근막띠　腸脛靭帯

5 前皮支 anterior cutaneous branch
앞피부가지　前皮枝

6 前皮支 anterior cutaneous branch
앞피부가지　前皮枝

7 股外侧肌 vastus lateralis
가쪽넓은근　大腿外側広筋

8 腹股沟韧带 inguinal ligament
샅고랑인대　鼠径靱帯

9 股静脉 femoral vein
넙다리정맥　大腿静脈

10 精索 spermatic cord　정삭　精索

11 闭孔神经 obturator nerve
폐쇄신경　閉鎖神経

12 股薄肌 gracilis muscle
두덩정강근　大腿薄筋

13 缝匠肌 sartorius muscle
넙다리빗근　縫工筋

14 股内侧肌 vastus medialis
안쪽넓은근　大腿内側広筋

15 隐神经髌下支
the inferior patellar branch of saphenous nerve
두렁신경슬개아래가지　伏在神経膝蓋下枝

318 大腿前面

The anterior aspect of the thigh
앞넓적다리 안쪽
大腿前面

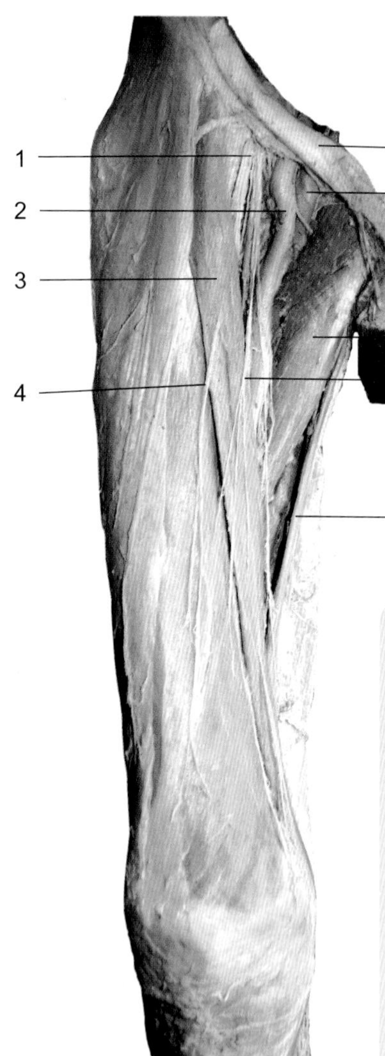

1 股神经 femoral nerve
넙다리신경 大腿神经
2 股动脉 femoral artery
넙다리동맥 大腿動脈
3 缝匠肌 sartorius
넙다리빗근 縫工筋
4 前皮支 anterior cutaneous branch
앞피부가지 前皮枝
5 腹股沟韧带 inguinal ligament
샅고랑인대 鼠径靱帯
6 股静脉 femoral vein
넙다리정맥 大腿静脈
7 长收肌 adductor longus
긴모음근 長内転筋
8 前皮支 anterior cutaneous branch
앞피부가지 前皮枝
9 股薄肌 gracilis muscle
두덩정강근 大腿薄筋

319 大腿前面深层

The deep layer of the anterior aspect of the thigh
앞넓적다리 깊은층
大腿前面の深層

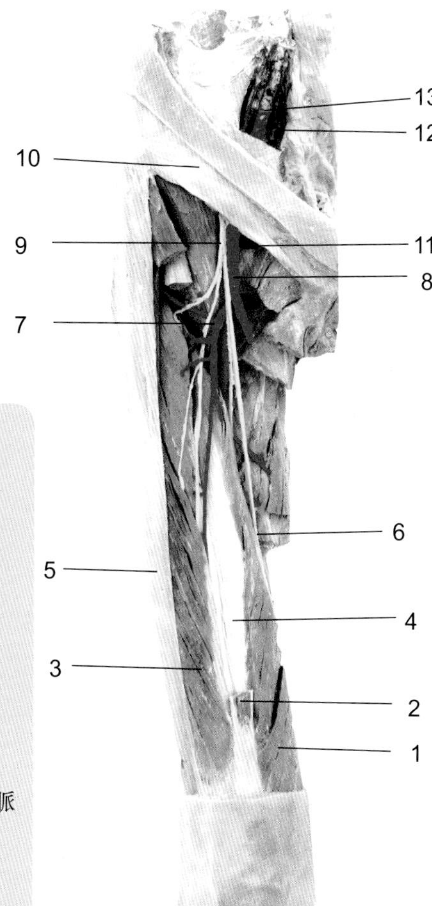

1 股内侧肌 vastus medialis
안쪽넓은근 大腿内側広筋
2 股直肌 rectus femoris
내측곧은근 大腿直筋
3 股外侧肌 vastus lateralis
가쪽넓은근 大腿外側広筋
4 股中间肌 vastus intermedius
중간넓은근 大腿中間広筋
5 髂胫束 iliotibial tract
엉덩정강근막띠 腸脛靱帯
6 隐神经 saphenous nerve
두렁신경 伏在神経
7 股深动脉 deep femoral artery
깊은넙다리동맥 大腿深動脈
8 股动脉 femoral artery
넙다리동맥 大腿動脈
9 股神经 femoral nerve
넙다리신경 大腿神経
10 腹股沟韧带 inguinal ligament
샅고랑인대 鼠径靱帯
11 股静脉 femoral vein
넙다리정맥 大腿静脈
12 髂外动脉 external iliac artery
바깥엉덩동맥 外腸骨動脈
13 髂外静脉 external iliac vein
바깥엉덩정맥 外腸骨静脈

320 下肢神经

The nerves of the lower limb
다리신경
下肢神経

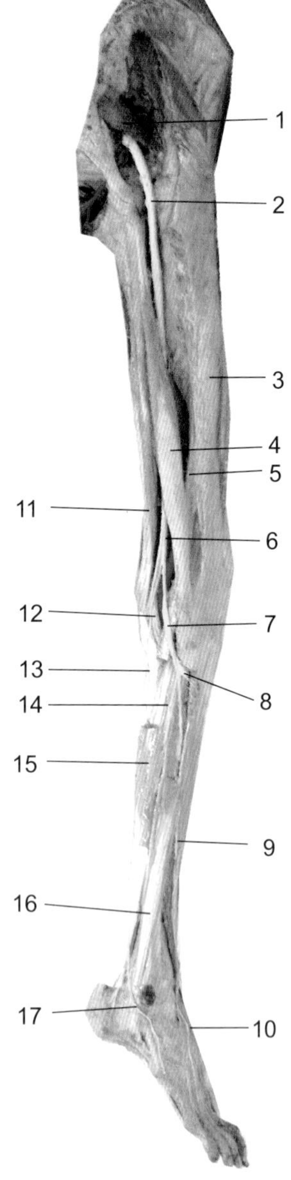

1 梨状肌 piriformis
궁둥구멍근　梨状筋
2 坐骨神经 sciatic nerve
궁둥신경　坐骨神経
3 髂胫束 iliotibial tract
엉덩정강근막띠　腸脛靭帯
4 股二头肌长头
long head of the biceps femoris
넙다리두갈래근긴갈래　大腿二頭筋長頭
5 股二头肌短头
short head of the biceps femoris
넙다리두갈래근짧은갈래　大腿二頭筋短頭
6 坐骨神经 sciatic nerve
궁둥신경　坐骨神経
7 腓总神经 common peroneal nerve
온종아리신경　総腓骨神経
8 腓深神经 deep peroneal nerve
깊은종아리신경　深腓骨神経
9 腓浅神经 superficial peroneal nerve
얕은종아리신경　浅腓骨神経
10 足背中间皮神经
intermediate dorsal cutaneous nerve of foot
중간발등피부신경　中間足背皮神経
11 半腱肌 semitendinosus
반힘줄근　半腱様筋
12 胫神经 tibial nerve
정강신경　脛骨神経
13 腓肠内侧皮神经
medial sural cutaneous nerve
안쪽장딴지피부신경　内側腓腹皮神経
14 胫骨后肌 tibialis posterior
뒤정강근　後脛骨筋
15 腓肠肌 gastrocnemius
장딴지근　腓腹筋
16 腓骨长肌 peroneus longus
긴종아리근　長腓骨筋
17 足背外侧皮神经
lateral dorsal cutaneous nerve of foot
가쪽발등피부신경　外側足背皮神経

321 足背神经

The nerves of the dorsum of foot

발등신경

足背神経

1 腓浅神经 superficial peroneal nerve
얕은종아리신경 浅腓骨神経

2 胫骨前肌 tibialis anterior
앞정강근 前脛骨筋

3 足背内侧皮神经 medial dorsal cutaneous nerve of foot
안쪽발등피부신경 内側足背皮神経

4 踇长伸肌 extensor pollicis longus
긴엄지폄근 長母指伸筋

5 趾背神经 dorsal digital nerve of foot
등쪽발가락신경 足背指神経

6 趾长伸肌 extensor digitorum longus
긴발가락폄근 長指伸筋

7 足背中间皮神经 intermediate dorsal cutaneous nerve of foot
중간발등피부신경 中間足背皮神経

322 足底神经（1）

The nerves of the sole of foot（1）

발바닥신경（1）

足底の神経（1）

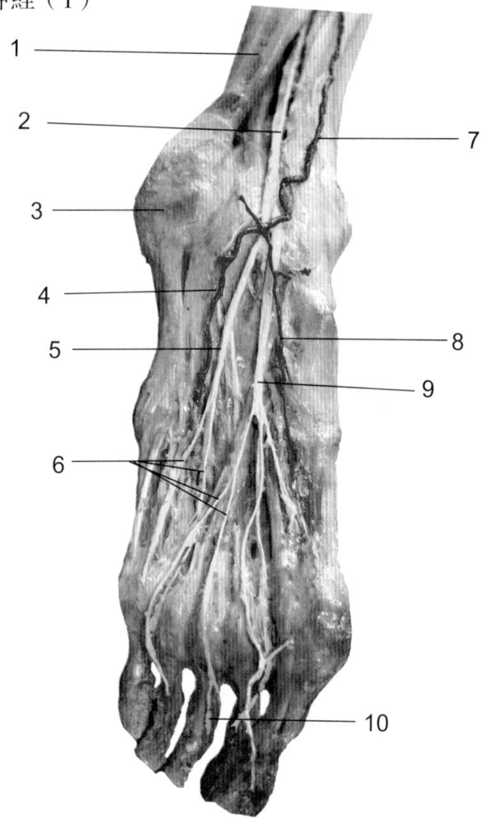

1 跟腱 tendo calcaneus　발꿈치힘줄　踵骨腱
2 胫神经 tibial nerve　정강신경　脛骨神経
3 跟骨 calcaneus 발꿈치뼈　踵骨
4 足底外侧动脉 lateral plantar artery　가쪽발바닥동맥　外側足底動脈
5 足底外侧神经 lateral plantar nerves　가쪽발바닥신경　外側足底神経
6 趾足底总神经 common plantar digital nerve
온바닥쪽발가락신경　足の総底側指神経
7 胫后动脉 posterior tibial artery　뒤정강동맥　後脛骨動脈
8 足底内侧动脉 medial plantar artery　안쪽발바닥동맥　内側足底動脈
9 足底内侧神经 medial plantar nerve　안쪽발바닥신경　内側足底神経
10 趾足底固有神经 proper plantar digital nerve
고유바닥쪽발가락신경　足の固有底側指神経

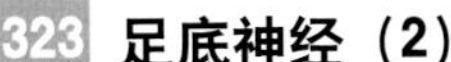

足底神经（2）

The nerves of the sole of foot（2）

발바닥신경（2）

足底の神経（2）

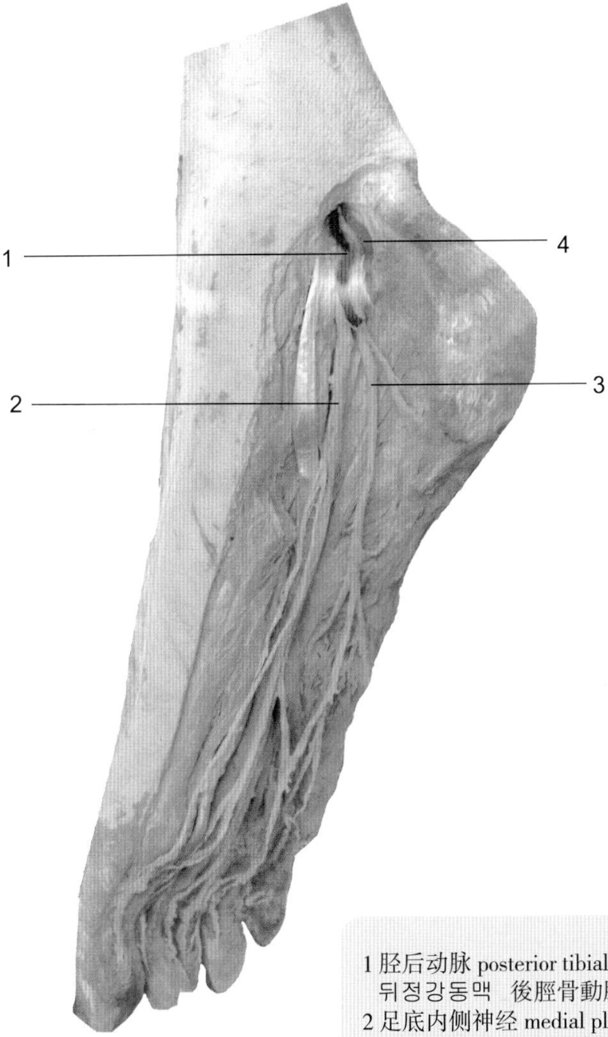

1 胫后动脉 posterior tibial artery
뒤정강동맥　後脛骨動脈

2 足底内侧神经 medial plantar nerves
안쪽발바닥신경　内側足底神経

3 足底外侧神经 lateral plantar nerves
가쪽발바닥신경　外側足底神経

4 胫后静脉 posterior tibial vein
뒤정강정맥　後脛骨静脈

324 足底神经（3）

The nerves of the sole of foot（3）

발바닥신경（3）

足底の神経（3）

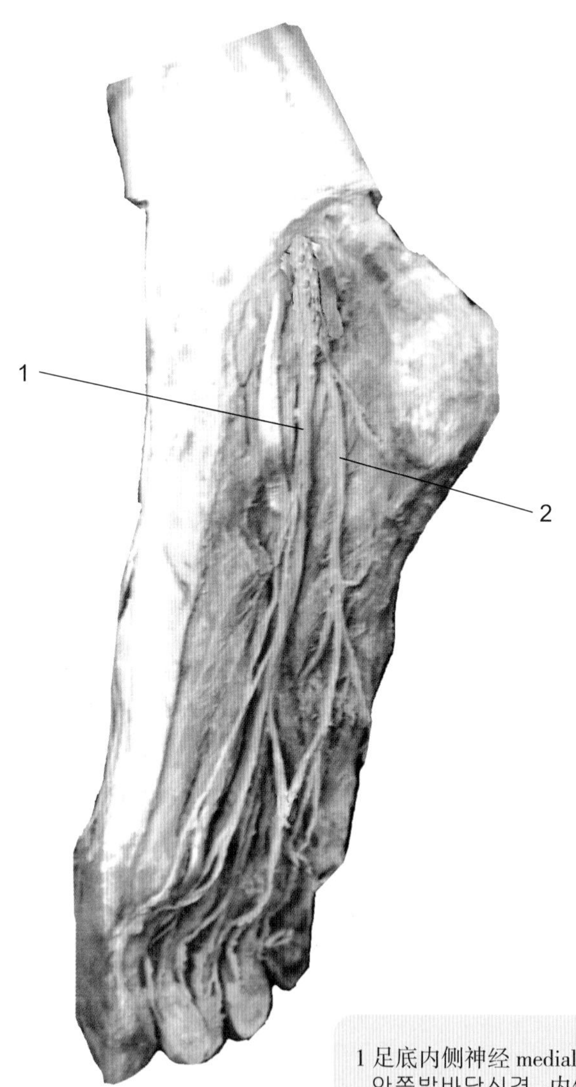

1 足底内侧神经 medial plantar nerves
안쪽발바닥신경　内側足底神経
2 足底外侧神经 lateral plantar nerves
가쪽발바닥신경　外側足底神経

第九章　血管铸型

Blood vessels mold
햘관주형
血管鑄型

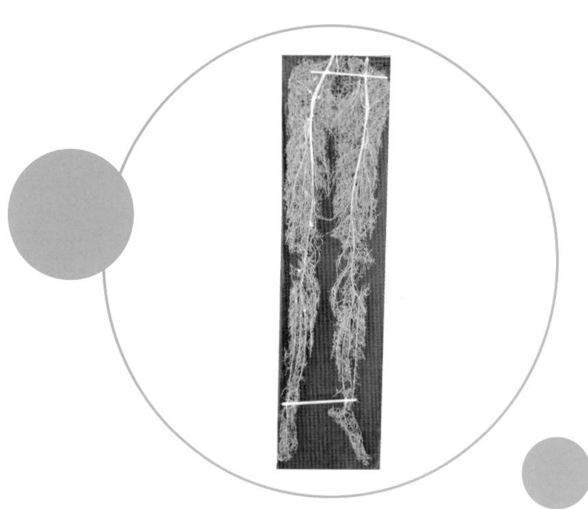

325 下肢铸型

The mold of the lower limb

하지주형

下肢鑄型

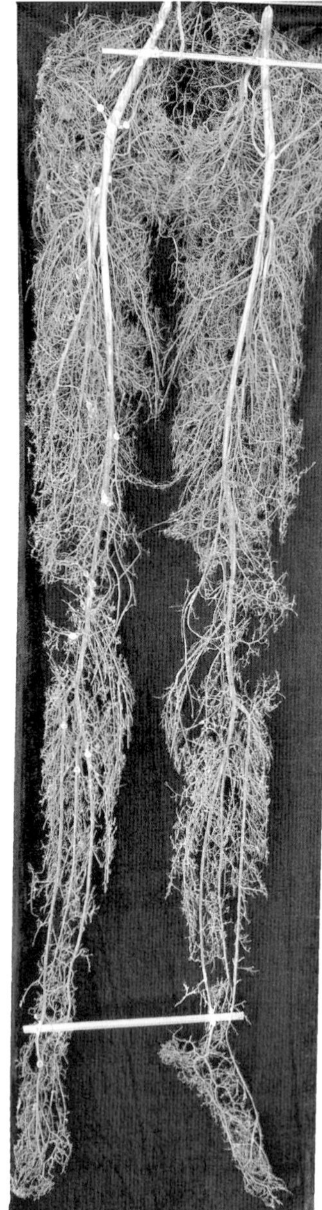

326 上肢铸型

The mold of the upper limb

상지주형

上肢鑄型

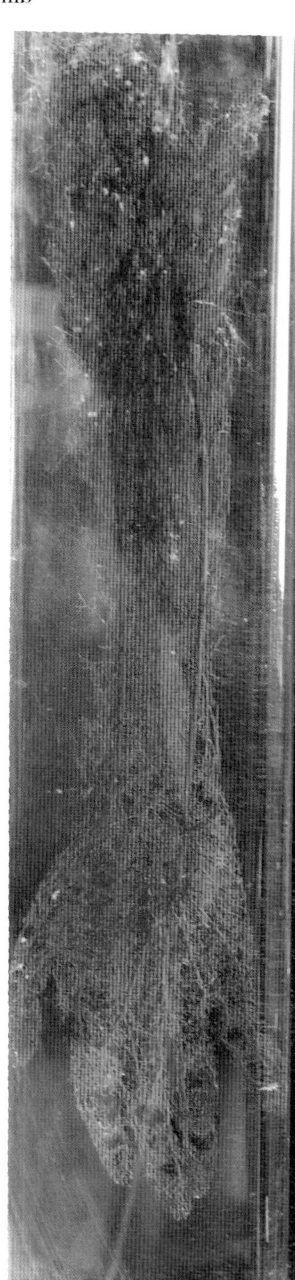

327 肝脏铸型

The mold of the liver

간장주형

肝臟鑄型

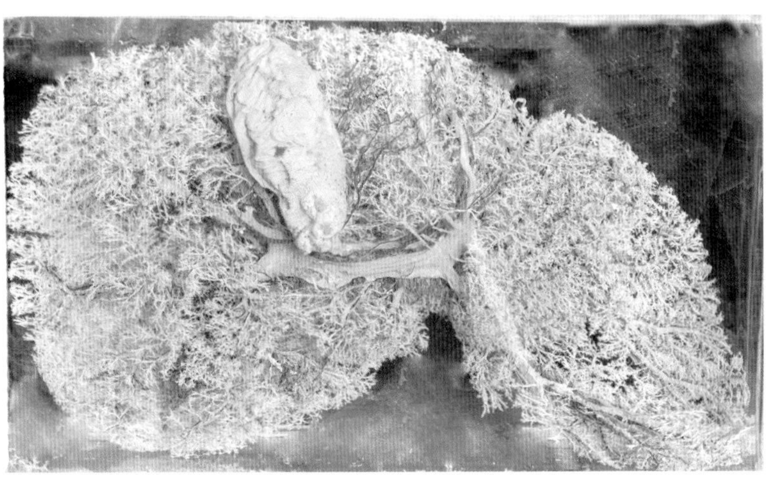

328 肾脏铸型

The mold of the kidney

신장주형

腎臟鑄型

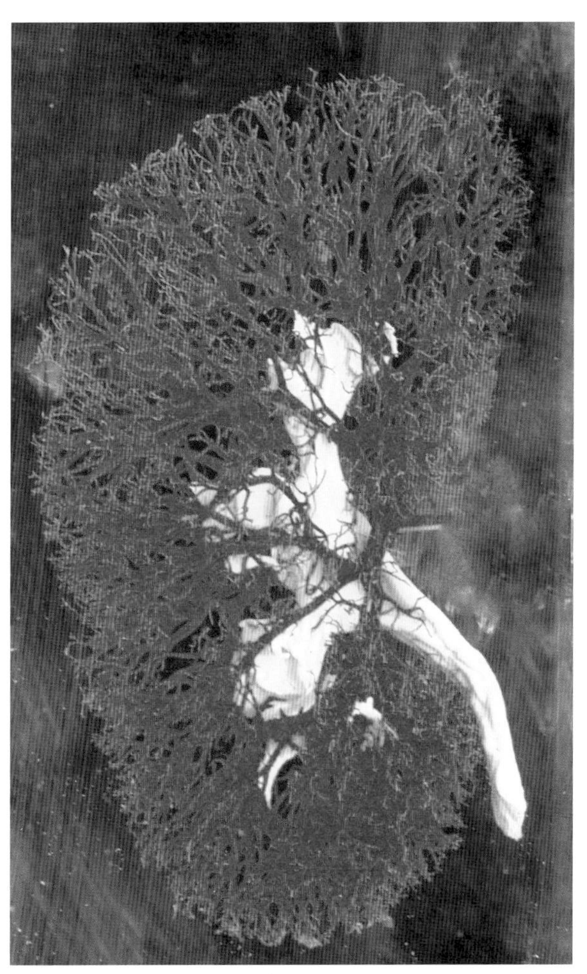

329 心脏铸型

The mold of the heart

심장주형

心臟鑄型

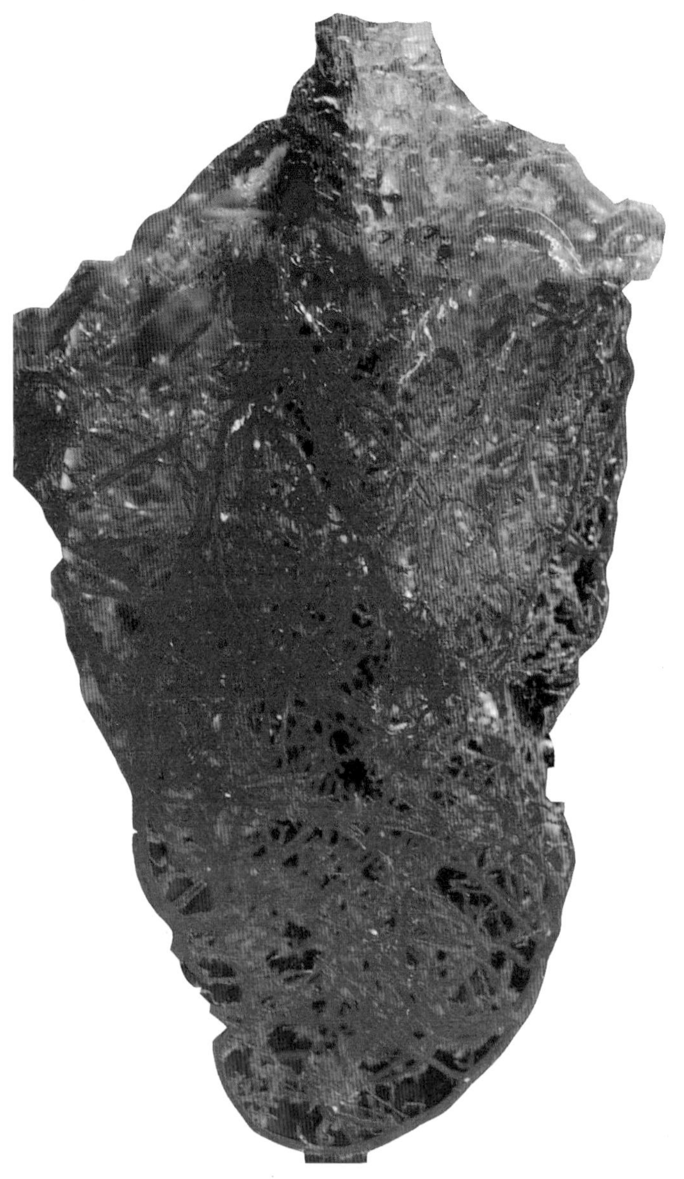

330 **肺脏铸型**

The mold of the lung

폐주형

肺臟鑄型

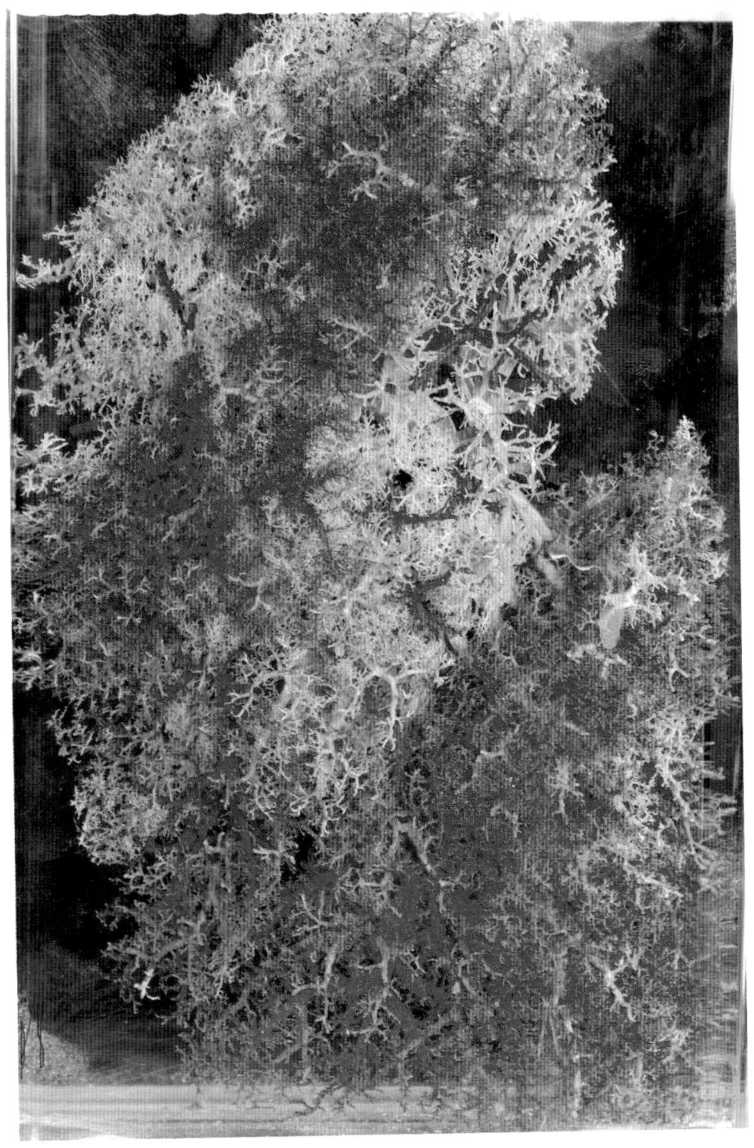

331 脾脏铸型

The mold of the spleen

비장주형

脾臟鑄型

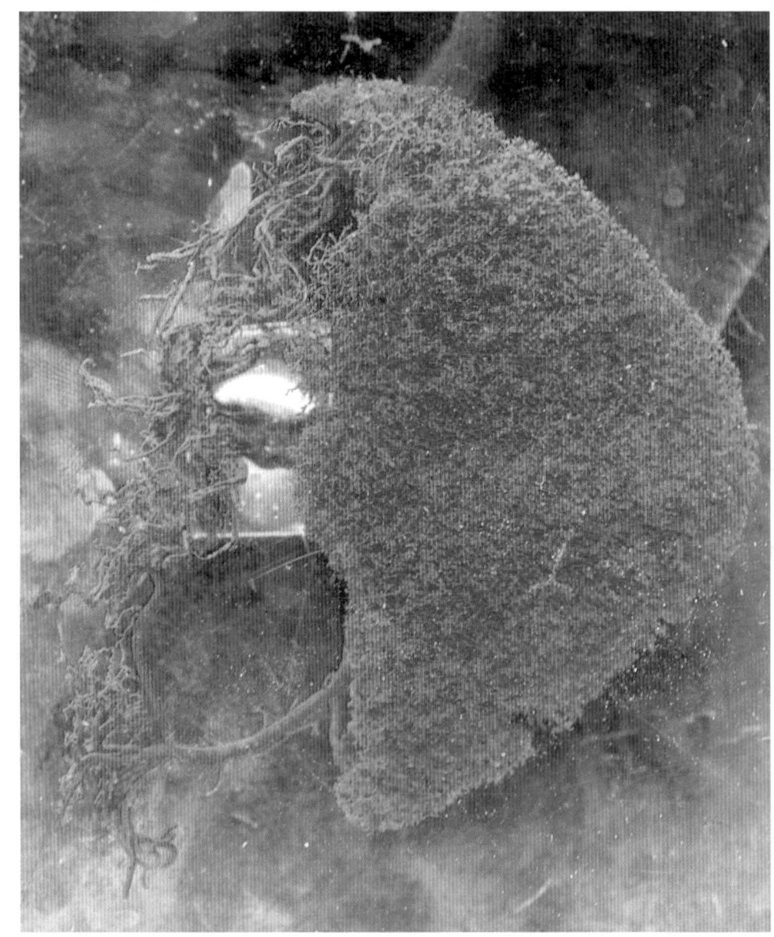